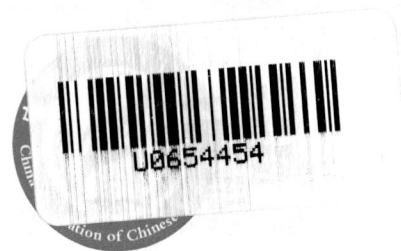

团 体 标 准

中医内科临床诊疗指南
（第一册）

2019-01-30 发布　　　　　　　　　　2020-01-01 实施

中 华 中 医 药 学 会 发布

图书在版编目（CIP）数据

中医内科临床诊疗指南 . 第一册 / 中华中医药学会
编 . —北京：中国中医药出版社，2020.6（2024.7重印）
ISBN 978 - 7 - 5132 - 5814 - 2

Ⅰ . ①中… Ⅱ . ①中… Ⅲ . ①中医内科 - 疾病 - 诊疗 -
指南 Ⅳ . ①R25 - 62

中国版本图书馆 CIP 数据核字（2019）第 246170 号

中华中医药学会
中医内科临床诊疗指南（第一册）

*

中 国 中 医 药 出 版 社 出 版
北京经济技术开发区科创十三街 31 号院二区 8 号楼
邮政编码 100176
网址 www. cptcm. com
传真 010 - 64405721
北京盛通印刷股份有限公司印刷
各地新华书店经销

*

开本 880 × 1230 1/16 印张 17 字数 492 千字
2020 年 6 月第 1 版 2024 年 7 月第 2 次印刷

*

书号 ISBN 978 - 7 - 5132 - 5814 - 2 定价 90. 00 元

*

服务热线 010 - 64405510
购书热线 010 - 89535836
维权打假 010 - 64405753

微信服务号 zgzyycbs
微商城网址 https：//kdt. im/LIdUGr
官方微博 http：//e. weibo. com/cptcm
天猫旗舰店网址 https：//zgzyycbs. tmall. com

如有印装质量问题请与本社出版部联系（010 - 64405510）

序　言

　　为落实好 2014 年中医药部门公共卫生服务补助资金中医药标准制修订项目工作任务，受国家中医药管理局政策法规与监督司委托，中华中医药学会开展对中医临床诊疗指南制修订项目进行技术指导和质量考核评价、审查和发布等工作。此次中医临床诊疗指南制修订项目共计 240 项，根据学科分为内科、外科、妇科、儿科、眼科、骨伤科、肛肠科、皮肤科、糖尿病、肿瘤科、整脊科、耳鼻喉科 12 个专业领域，分别承担部分中医临床诊疗指南制修订任务。根据《2015 年中医临床诊疗指南制修订项目工作方案》（国中医药法监法标便函〔2015〕3 号）文件要求，中华中医药学会成立中医临床诊疗指南制修订专家总指导组和 12 个学科领域专家指导组，指导项目组按照双组长制开展中医临床诊疗指南制修订工作（其中有 8 个项目未按期开展）。在中医临床诊疗指南制修订专家总指导组的指导下，中华中医药学会组织专家起草印发了《中医临床诊疗指南制修订技术要求（试行）》《中医临床诊疗指南制修订评价方案（试行）》《中医临床诊疗指南（草案）格式说明及规范（试行）》等文件，召开中医临床诊疗指南制修订培训会及论证会 20 余次，组织专家 280 余人次召开 25 次中医临床诊疗指南制修订项目审查会，经 2 次中医临床诊疗指南制修订专家总指导组审议，完成中医临床诊疗指南制修订工作。其中，有 171 项作为中医临床诊疗指南发布，56 项以中医临床诊疗专家共识结题，5 项以中医临床诊疗专家建议结题。按照中医临床诊疗指南制修订审议结果，结合各项目组实际情况，对中医临床诊疗指南进行编辑出版，供行业内参考使用。

　　附：中医临床诊疗指南制修订专家总指导组和中医内科临床诊疗指南制修订专家指导组名单

中医临床诊疗指南制修订专家总指导组

顾　　问：王永炎　李振吉　晁恩祥

组　　长：张伯礼

副组长：桑滨生　蒋　健　曹正逵　洪　净　孙塑伦　汪受传
　　　　　唐旭东　高　颖

成　　员：谢雁鸣　李曰庆　裴晓华　罗颂平　杜惠兰　金　明
　　　　　刘大新　杨志波　田振国　朱立国　花宝金　韦以宗
　　　　　毛树松　卢传坚　赵永厚　刘建平　王映辉　徐春波
　　　　　郭　义　何丽云　高　云　李钟军　郭宇博　李　慧

秘　　书：苏祥飞　李　慧

中医内科临床诊疗指南制修订专家指导组

学术委员会：王永炎　张伯礼　吴以岭　孙伟正　李乾构　沈绍功
　　　　　　张学文　胡荫奇　涂晋文　姜良铎　沈庆法　姚乃礼
　　　　　　晁恩祥　钱　英　陈绍宏

组　　　　长：孙塑伦

副　组　长：唐旭东　高　颖

成　　　　员：李建生　冼绍祥　周亚滨　刘建平　张洪春　何立群

秘　书　组：赵宜军　赵进喜　常静玲　林芳冰

目　次

ICS 11.120
C 05

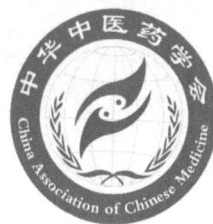

团 体 标 准

T/CACM 1176—2019

代替 ZYYXH/T130—2008

中医内科临床诊疗指南
重症肌无力

Clinical guidelines for diagnosis and treatment of internal diseases in TCM
Myasthenia gravis

2019-01-30 发布

2020-01-01 实施

中华中医药学会 发布

前　言

本指南按照 GB/T 1.1—2009 给出的规则起草。

本指南替代了 ZYYXH/T130—2008 中医内科常见病诊疗指南中医病证部分·重症肌无力，与 ZYYXH/T130—2008 相比，主要技术变化如下：

——修改了关于重症肌无力的中医治疗原则（见引言）；

——增加了重症肌无力中医学的病证范畴（见 2）；

——修改了先前版本中关于重症肌无力的西医诊断（见 3.1）；

——增加了重症肌无力中医病名诊断（见 3.2.1）；

——修改了关于重症肌无力的中医证候诊断及分类（见 3.2.2）；

——修改了中医证候名称、顺序以及推荐方药的内容（见 4）；

——修改了关于重症肌无力的分证论治（见 4.1）；

——增加了重症肌无力分期——"波动期"（见 4.1.1）；

——增加了重症肌无力分期——"危象期"（见 4.1.2）；

——增加了重症肌无力"兼证"（见 4.1.1.5）；

——增加了重症肌无力辨证论治方剂循证医学证据等级（见 4.1.1.1～4.1.1.4）；

——删除了先前版本中"单方验方"（见 2008 版中 3.1）；

——删除了先前版本中"中成药"（见 2008 版中 3.2）；

——删除了先前版本中"耳针"（见 2008 版中 3.3.2）；

——修改了关于"其他疗法"的"体针"（见 4.2.1）；

——增加了重症肌无力预防与调护（见 5）。

本指南由中华中医药学会提出并归口。

本指南主要起草单位：长春中医药大学附属医院、广东省中医院、北京中医药大学东方医院、石家庄市第一医院（河北省重症肌无力医院）、河北以岭医院、广东江门五邑中医院、辽宁中医药大学附属医院、贵州中医药大学第二附属医院、安徽中医药大学第一附属医院、云南文山壮族苗族自治州中医医院（排名不分先后）。

本标准主要起草人：王健、雒晓东、陈志刚、李广文、乞国艳、况时祥、胡军勇、乔文军、石青、汪瀚、吕志国、徐鹏。

引　言

　　本指南为国家中医药管理局立项的"2014 年中医药部门公共卫生服务补助资金中医药标准制修订项目"之一，项目负责部门为中华中医药学会，在中医临床诊疗指南制修订专家总指导组和中医内科临床诊疗指南专家指导组的指导、监督下实施。修订过程与任何单位、个人无利益关系。

　　重症肌无力（myasthenia gravis，MG）是一种抗体介导的、细胞免疫依赖性、补体参与的神经－肌肉接头间传递障碍的获得性自身免疫性疾病。病变主要累及神经－肌肉接头处突触后膜上的烟碱型乙酰胆碱受体（acylcholine receptor，AChR）。本病的年平均发病率为（8.0～20.0）/10 万人[1]。MG 在各个年龄阶段均可发病，成为严重危害人类健康和生命的重大慢性病、疑难病之一，也给社会、家庭带来沉重的经济负担。中医药辨证论治具有明显优势，临床疗效可靠，但在中医药临床诊疗规范方面尚未达到统一标准。

　　重症肌无力是一种慢性虚损性疾病，以虚为主，除病程中可暂时出现痰浊阻滞或湿热蕴结为盛外，一般为正气虚衰。据其临床表现，可辨其属脾、属肾、属肝。脾胃虚损、五脏相关是本病的主要病理基础，临床证候复杂，应分清病势缓急、标本虚实及脏腑主次。治疗应遵循以下原则：辨病论治和辨证论治相结合；中西医结合；分期论治；补益脾肾贯穿始终；避免燥热伤阴。重症肌无力病情时有反复，多由伏痰、伏瘀、毒浊等伏邪，遇诱因（外感邪气、劳累过度、情志过极等）而复发，伏邪与正虚交织所致。其治疗原则：急则治其标，先治其实，后补其虚，或标本兼治。

　　本指南由中华中医药学会组织，在中医临床诊疗指南制修订专家总指导组和中医内科临床诊疗指南专家指导组的指导、监督下实施。指南工作组采用共识会议法和德尔菲法，对中华中医药学会于 2008 年颁布 ZYYXH/T130—2008 中医内科常见病诊疗指南中医病证部分·痿病中医证候分类及名称进行进一步修订，同时运用循证医学方法，经过严格文献质量评价，推荐有循证医学证据的重症肌无力的中医药诊断与治疗方法，从而指导临床医生、护理人员规范使用中医药，加强对重症肌无力患者的管理。

中医内科临床诊疗指南　重症肌无力

1　范围

本指南指出了重症肌无力的诊断、辨证、治疗、预防和调护建议。

本指南适用于 18 周岁以上重症肌无力患者的诊断和防治。

本指南适用于中医科、神经内科、中医基层单位等相关临床医师使用。

2　术语及定义

下列术语和定义适用于本指南。

2.1

重症肌无力　Myasthenia gravis

是一种抗体介导的、细胞免疫依赖性、补体参与的神经－肌肉接头间传递障碍的获得性自身免疫性疾病。病变主要累及神经－肌肉接头处突触后膜上的烟碱型乙酰胆碱受体（Acylcholine receptor，AChR）。

重症肌无力属于中医学"痿病"等病证范畴。但根据本病的临床表现和疾病的不同阶段，可属于中医不同病证。单纯眼肌型中的单纯上睑下垂，属中医"睑废"或"上胞下垂"范畴；单纯眼肌型中出现复视者，属中医"视歧"范畴；全身肌无力型、脊髓肌型或延髓肌型中出现颈软、抬头无力者，属中医"头倾"范畴；西医各型中出现呼吸困难至呼吸肌麻痹者属中医"大气下陷"范畴[2]。

3　临床诊断

3.1　西医诊断

重症肌无力的诊断及西医的鉴别诊断参照《中国重症肌无力诊断和治疗指南（2015 年）》[3]。

3.2　中医诊断

3.2.1　中医病名诊断

痿病系由先天禀赋不足或外邪侵袭，情志刺激，劳倦内伤，导致脏气受损，肢体筋脉失养，以肢体筋脉弛缓、软弱无力、肌肉萎缩或瘫痪为主要临床表现的病证[4]。

3.2.2　证候诊断

3.2.2.1　脾胃虚损

眼睑下垂，朝轻暮重，少气懒言，肢体无力，或吞咽困难，纳差便溏，面色萎黄，舌质淡胖，边有齿痕，苔薄白，脉细弱。

3.2.2.2　脾肾两虚

四肢倦怠无力，畏寒肢冷，吞咽困难，口齿不清，腰膝酸软，腹部冷痛，小便清长，或浮肿少尿，或便溏，或完谷不化，舌淡胖，苔薄白或白滑，脉沉迟无力或脉沉细。

3.2.2.3　气阴两虚

神疲乏力，四肢软弱无力，行动困难，潮热盗汗，午后颧红，五心烦热，口燥咽干，舌质红，少苔，脉细数。

3.2.2.4　湿邪困脾

眼睑下垂，眼胞肿胀，肢体困重，倦怠无力，胸膈痞闷，脘腹胀满，或纳呆便溏，或面晦污垢，舌胖大，边有齿痕，苔白腻，脉濡缓或滑。

3.2.2.5　元气虚脱

突然面色苍白，口唇青紫，呼吸微弱，汗出肢冷，四肢松懈瘫软，舌质淡，脉微欲绝。

注1：指南工作小组以中华中医药学会 2008 年发布的 ZYYXH/T130—2008 中医内科常见病诊疗指南中医病证部分·重症肌无力与 ZYYXH/T48—2008 中医内科常见病诊疗指南西医疾病部分·痿病为蓝本，基于专家共识结果，参照中医内科常见病诊疗指南、GB/T 16751.2—1997 中医临床诊疗术语国家标准·证候部分，对证候分类及诊断进行了修订。

3.3 中医鉴别诊断

3.3.1 痹证

痹证后期，由于肢体关节疼痛，不能运动，肢体长期废用，亦有类似痿病之瘦削枯萎者，但痿病关节一般不痛，痹证则关节均有疼痛[4]。

3.3.2 偏枯

又称半身不遂。中风病人，由于长期肢体关节不用，导致肢体肌肉出现废用性萎缩，也有关节疼痛等表现，但多为偏侧肢体；或由于中风病引起，起病急骤，可伴有言语謇涩、口舌歪斜。而痿病多表现为四肢痿弱不用，尤以双下肢多见[4]。

注2：基于 ZYYXH/T48—2008 中医内科常见病诊疗指南·痿病。

4 临床治疗及推荐建议

4.1 分证论治

4.1.1 波动期

4.1.1.1 脾胃虚损证

病机：脾胃不健，生化乏源，气血亏虚，筋脉失养。

治法：益气升阳，调补脾胃。

推荐方药：补中益气汤（《内外伤辨惑论》）（推荐强度：有选择性地推荐；证据级别：Ⅳ）加减。

常用药：黄芪、党参、白术、炙甘草、当归、陈皮、升麻、柴胡、生姜、大枣等。

4.1.1.2 脾肾两虚证

病机：脾肾阳虚，筋脉失养。

治法：温补脾肾。

推荐方药：补中益气汤（《内外伤辨惑论》）合右归丸（《景岳全书》）（推荐强度：有选择性地推荐；证据级别：Ⅴ）加减。

常用药：黄芪、党参、白术、炙甘草、当归、陈皮、升麻、柴胡、生姜、大枣、熟地黄、炮附片、肉桂、山药、山茱萸、菟丝子、鹿角胶、枸杞子、盐杜仲。

4.1.1.3 气阴两虚证

病机：脾胃气虚，肾精亏损，气血乏源，筋脉失养。

治法：益气养阴。

推荐方药：生脉散（《医学启源》）合补中益气汤（《内外伤辨惑论》）（推荐强度：有选择性地推荐；证据级别：Ⅴ）加减。

常用药：人参、麦冬、五味子、黄芪、党参、白术、炙甘草、当归、陈皮、升麻、柴胡、生姜、大枣等。

4.1.1.4 湿邪困脾证

病机：脾气虚弱，湿浊内停。

治法：醒脾化湿。

推荐方药：藿朴夏苓汤（《医源》）（推荐强度：有选择性地推荐；证据级别：Ⅴ）加减。

常用药：防风、白芷、广藿香、厚朴、半夏、茯苓、豆蔻、薏苡仁、陈皮、泽泻等。

4.1.1.5 兼证

——如兼见声音嘶哑，咀嚼、吞咽困难或呼吸困难，胸闷痰多，胸脘痞闷，头昏重，全身酸困，口腻，大便稀溏，舌淡胖嫩，舌苔白或厚腻，脉濡或滑，为痰湿内阻证。

治法：化痰利湿，通利经脉。

推荐方药：温胆汤（《三因极一病证方论》）（推荐强度：有选择性地推荐；证据级别：Ⅴ）加减。

常用药：半夏、竹茹、枳实、陈皮、甘草、茯苓等。

——如兼见四肢痿软无力，吞咽困难，饮水呛咳，目睛转动不灵、复视严重，口唇青紫，局部出现青紫肿块、疼痛拒按，舌质紫暗，或舌下脉络曲张，脉细涩，为血瘀证。

治法：养血活血，行气祛瘀。

推荐方药：桃红四物汤（《医宗金鉴》）（推荐强度：有选择性地推荐；证据级别：Ⅴ）加减。

常用药：当归、白芍、熟地黄、川芎、桃仁、红花等。

——如兼见眩晕耳鸣，五心烦热，低热颧红，胁痛，腰膝酸软，舌红少苔，脉细数，为肝肾阴虚证。

治法：滋补肝肾。

推荐方药：六味地黄丸（《小儿药证直诀》）合二至丸（《医方集解》）（推荐强度：有选择性地推荐；证据级别：Ⅴ）加减。

常用药：熟地黄、山茱萸、牡丹皮、山药、茯苓、泽泻、女贞子、墨旱莲，酌加黄芪。

——如兼见咳嗽无力，气短而喘，动则尤甚，吐痰清稀，声低，或有自汗，畏风，舌淡，脉弱等，为肺气亏虚证。

治法：益气温阳。

推荐方药：保元汤（《博爱心鉴》）（推荐强度：有选择性地推荐；证据级别：Ⅴ）加减。

常用药：人参、黄芪、甘草、肉桂，酌加五味子。

4.1.2 危象期

肌无力危象：临床表现为心动过速，肌肉无力，瞳孔正常或变大，吞咽困难，皮肤苍白可伴发凉。并且根据临床症状、胆碱酯酶抑制剂用药史、腾喜龙或新斯的明试验而排除胆碱能危象和反拗性危象。应确保呼吸道通畅，当经早期处理病情无好转时，应立即进行气管插管或气管切开，应用人工呼吸器辅助呼吸，具体参照《中国重症肌无力诊断和治疗指南》（2015年版）[3]。

肌无力危象属于中医元气虚脱证范畴。

病机：脾肾衰微，元气虚脱。

治法：益气回阳固脱。

推荐方药：补中益气汤（《内外伤辨惑论》）合升陷汤（《医学衷中参西录》）（推荐强度：有选择性地推荐；证据级别：Ⅳ）加减。

常用药：黄芪、党参、白术、炙甘草、当归、陈皮、升麻、柴胡、生姜、大枣、知母、桔梗。

推荐中成药：黄芪注射液，每次10～20mL，加入5%葡萄糖注射液250mL，1日1次，静脉滴注[5-6]（推荐强度：有选择性地推荐；证据级别：Ⅳ）。使用范围：重症肌无力危象期。适应证：重症肌无力危象出现面色苍白，口唇青紫，汗出肢冷，呼吸微弱，舌淡脉细数者。使用疗程：2～3周。

4.2 其他疗法
4.2.1 体针

主穴中脘、血海、气海、脾俞、肾俞、足三里、三阴交、太渊。眼肌型，加攒竹、鱼腰、太阳、四白；单纯上睑下垂者，加阳辅、申脉；延髓型，加风池、哑门、天突、廉泉；咀嚼乏力者，加合谷、下关；全身型，加肩髃、曲池、外关、合谷、环跳、风市、阳陵泉、太冲；抬头无力者，加风池、天柱、列缺[7]。实证针用泻法，虚证针用补法[4]（推荐强度：有选择性地推荐；证据级别：Ⅳ）。

5 预防与调护

痿病的发生常与久居湿地、感受湿邪、热邪有关。因此，避居湿地，防御外邪侵袭，有助于痿病的预防和康复。

病情稳定期或慢性期，注意生活调摄，避免疲劳；适寒温，避免外感；调畅情志，避免精神刺激；饮食清淡，营养均衡，提高机体免疫力。

根据疾病的临床类型，加强护理。双下肢乏力，行走困难者，应注意避免发生意外；吞咽困难者，注意饮食护理，避免误吸，必要时给予留置胃管；勤拍背，帮助排痰，或吸痰，预防肺部感染；瘫痪不能随意活动的病人，应勤翻身以防褥疮，被动活动肢体以预防肌肉废用性萎缩。

本病是慢性疾病，病情迁延，病人长期不能坚持正常的工作、学习和生活。因此，对病人和家属应进行健康教育，给予耐心、细致的心理治疗，要关心、体贴病人，帮助病人和家属树立战胜疾病的信念，争取病人积极配合是治疗疾病的关键。

附录 A

（资料性附录）

指南修订方法学说明

A.1 证候分类及名称的修订

工作组检索 CNKI、CBM、维普、万方、MEDLINE 等文献数据库，检索文献 32670 篇，符合涉及中医证候、症状、治则、用药、针刺为主要内容的文献共 483 篇，所有文献题录导入 Note Express 软件。提取本病的中医证候分型，采用中华人民共和国国家标准【中医临床诊疗术语国家标准（证候部分）】（GB/T 16751.2—1997）对其进行名称的标准化，分别计算各个证候文献提及率（提及此证候名称的概率，证候提及篇数/符合要求的文献数 483 篇），为专家共识会议提供文献证据。最后经共识会议讨论及文献研究中各证候的提及率统计结果确定了本指南的中医证候分型及名称。

A.2 临床证据的检索

项目工作组分别依据病名、针对重症肌无力的干预措施或暴露因素、结局等方面提取关键词。某些传统方药、治法、特色诊疗技术等均可作为检索词，如"补中益气汤""升阳举陷"等；本领域或本行业某些造诣深厚的知名专家姓名也可作为检索词，如"邓铁涛""吴以岭""况时祥"等；检索中医病名时应包括古往今来该疾病的所有病名，尤其针对中西医病名不完全对应而历代中医病名较多的疾病，如"重症肌无力""痿证""睑废"等。检索年限近 10 年。检索的电子数据库主要包括 MEDLINE、COCHRANE 图书馆、Clinical Trial、美国国立指南库（The National Guideline Clearing-house，NGC）、中国期刊全文数据库（CNKI）、中文科技期刊数据库（维普）、中国生物医学文献数据库（CBM）、中国中医药文献数据库、万方全文数据库、中国优秀博硕士学位论文全文数据库等。手工检索时，主要检索教科书、重要的期刊、重要的学术会议论文集以及发布的标准化文件和出版的相关专著等。

检索文献 32670 篇，所有文献题录导入 Note Express 软件，剔重并经过筛选后最终纳入 372 篇文献，均为中文文献：系统评价或 Meta 分析 2 篇，随机对照试验文献 61 篇，病例系列 112 篇，病例报告 197 篇。

A.3 质量评价和证据强度

A.3.1 文献质量评价

对于检索到的每篇临床文献均按以下方法分别作出文献评价。

a）Meta 分析的评价：采用 AMSTAR 量表进行文献质量评价。每个条目评价结果可以分为"是""否""不清楚"或"未提及"三种，并计分，如"是"为 1 分，"否""不清楚"或"未提及"为 0分，共 11 分。AMSTAR 量表得分 0～4 分为低质量，5～8 分为中等质量，9～11 分为高质量，选择 5分以上文献为证据。2 篇 Meta 分析质量评分在 5～8 分之间，属中等评分，详见表 A.1。但结果均说明目前中医药治疗重症肌无力临床研究文献质量较低。

表 A.1 系统评级或 Meta 分析类文献质量评价

文献分类	评价工具	评分（分）	数量（篇）
系统评价或 Meta 分析	AMSTAR 评价清单	7 8	1 1
总计			2

b）随机临床试验的评价：结合 Cochrane 偏倚风险评价工具评价，选出采用改良 Jadad 量表评分大于等于 3 分的文献作为指南的证据（Jadad 量表见附录 C）。文献总体质量较差，Jadad 评分大于 3 分的有 0 篇。详见表 A.2。

表 A.2　随机对照试验类文献质量评价结果

文献分类	评价工具	评分（分）	数量（篇）
随机对照试验	Jadad 评价量表	1 2 3	32 20 9
总计			61

c）非随机对照试验的评价：可采用 MINORS 条目评分。评价指标共 12 条，每一条分为 0~2 分。前 8 条针对无对照的研究，最高分为 16 分；后 4 条与前 8 条一起作为有对照组的研究，最高分为 24 分。0 分表示未报道；1 分表示报道了但是信息不充分；2 分表示报道且提供充分的信息。选择总分大于等于 13 分的文献作为治疗性建议证据。文献总体质量较差，MINORS 评分大于等于 13 分的文献 0 篇。详见表 A.3。

非随机临床试验的判定标准：指受试对象以非随机的方式进行了分组或者施以某种干预过程。对于分组方式为交替分组，即以生日、住院日、住院号等的末尾数字为奇数或偶数等情况进行分组的情况，定义为非随机。

表 A.3　非随机对照试验的文章质量评价结果

文献分类	评价工具	评分（分）	数量（篇）
非随机临床试验	MINORS 评价条目	8 9 10 11 12	95 94 74 21 25
总计			309

d）队列研究及病例系列的评价：采用 NOS 量表进行文献质量评价。该标准包括 3 个方面的评价：病例组与对照组选择方法、病例组与对照组的可比性、接触暴露评估方法。评价后星数越多质量越好，最好为 10 颗。本指南的制定选择评分大于 5 颗星的文献为证据。文献总体质量较差，NOS 评分均少于 5 颗星。

A.3.2　证据评价分级

临床证据分级及推荐强度方法按照刘建平教授在"传统医学证据体的构成及证据分级的建议"中提出的"基于证据体的临床研究证据分级参考建议"实施。

表 A.4　基于证据体的临床研究证据分级参考建议

证据级别	推荐级别
Ⅰa	由随机对照试验、队列研究、病例对照研究、病例系列这 4 种研究中至少 2 种不同类型的研究构成的证据体，且不同研究结果的效应一致
Ⅰb	具有足够把握度的单个随机对照试验
Ⅱa	半随机对照试验或队列研究
Ⅱb	病例对照研究

证据级别	推荐级别
Ⅲa	历史性对照的病例系列
Ⅲb	自身前后对照的病例系列
Ⅳ	长期在临床上广泛运用的病例报告和史料记载的疗法
Ⅴ	未经系统研究验证的专家观点和临床经验，以及没有长期在临床上广泛运用的病例报告和史料记载的疗法

推荐分级：

推荐使用：有充分的证据支持其治疗，应当使用（基于Ⅰ级证据）；

有选择性的推荐：有一定的证据支持，但不够充分，在一定条件下可以使用（基于Ⅱ、Ⅲ级证据）；

建议不要使用：大多数证据表明效果不良或弊大于利（基于Ⅱ、Ⅲ级证据）；

禁止使用：有充分的证据表明无效或明显地弊大于利（基于Ⅰ级证据）。

A.4 指南工具评价

临床指南研究与评估系统Ⅱ（AGREE Ⅱ）评测结果：课题组遴选评审人员均是指南制定小组以外的独立成员，包括临床领域和方法学方面的专家，无患者代表，共计8名：2位打分给了5分，5位打分给了6分，1位专家给了7分，认为指南的总体质量很高。

<h1 style="text-align:center">附录 B</h1>
（资料性目录）
<h2 style="text-align:center">CONSORT 2010 声明清单</h2>

论文章节/主题	条目号	对照检查的条目	报告页码
主题和摘要			
	1a	文题能识别是随机临床试验	_____
	1b	结构式摘要，包括试验设计、方法、结果、结论几个部分	_____
引言			
背景和目的	2a	科学背景和对试验理由的解释	_____
	2b	具体目的或假设	_____
方法			
试验设计	3a	描述试验设计（诸如平行设计、析因设计），包括受试者分配入各组的比例	
	3b	试验开始后对试验方法所作的重要改变（如合格受试者的挑选标准），并说明原因	_____
受试者	4a	受试者合格标准	
	4b	资料收集的场所和地点	_____
干预措施	5	详细描述各组干预措施的细节以使他人能够重复，包括它们实际上是在何时、如何实施的	_____
结局指标	6a	完整而确切地说明预先设定的主要和次要结局指标，包括它们是在何时、如何测评的	_____
	6b	试验开始后对结局指标是否有任何更改，并说明原因	_____
样本量	7a	如何确定样本量	_____
	7b	必要时，解释中期分析和试验中止原则	_____
随机方法			
序列的产生	8a	产生随机分配序列的方法	
	8b	随机方法的类型，任何限定的细节（如怎样分区组和各区组样本多少）	_____
分配隐藏机制	9	用于执行随机分配序列的机制（例如按序编码的封藏法），描述干预措施分配之前为隐藏序列号所采取的步骤	_____
实施	10	谁产生随机分配序列，谁招募受试者，谁给受试者分配干预措施	_____
盲法	11a	如果实施了盲法，分配干预措施之后对谁设盲（例如受试者、医护提供者、结局评估者），以及盲法是如何实施的	_____
	11b	如有必要，描述干预措施的相似之处	_____
统计学方法	12a	用于比较各组主要和次要结局指标的统计学方法	_____
	12b	附加分析的方法，诸如亚组分析和校正分析	_____
结果			
受试者流程	13a	随机分配到各组的受试者例数，接受已分配治疗的例数，以及纳入主要结局分析的例数	_____
	13b	随机分组后，各组脱落和被剔除的例数，并说明原因	

论文章节/主题	条目号	对照检查的条目	报告页码
招募受试者	14a	招募期和随访时间的长短，并说明具体日期	_____
	14b	为什么试验中断或停止	_____
基线资料	15	用一张表格列出每一组受试者的基线数据，包括人口学资料和临床特征	_____
	16	各组纳入每一种分析的受试者数目（分母），以及是否按最初的分组分析	_____
结局和估计值	17a	各组每一项主要和次要结局指标的结果，效应估计值及其精确性（如95%可信区间）	_____
	17b	对于二分类结局，建议同时提供相对效应值和绝对效应值	_____
辅助分析	18	所做的其他分析的结果，包括亚组分析和校正分析，指出哪些是预先设定的分析，哪些是新尝试的分析	_____
危害	19	各组出现的所有严重危害或意外效应	_____
讨论			
局限性	20	试验的局限性，报告潜在偏倚和不精确的原因，以及出现多种分析结果的原因（如果有这种情况的话）	_____
可推广性	21	试验结果被推广的可能性（外部可靠性，实用性）	_____
解释	22	与结果相对应的解释，权衡试验结果的利弊，并且考虑其他相关证据	_____
其他信息			
试验注册	23	临床试验注册号和注册机构名称	_____
试验方案	24	如果有的话，在哪里可以获取完整的试验方案	_____
资助	25	资助和其他支持（如提供药品）的来源，提供资助者所起的作用	

附录 C
（资料性附录）
改良的 Jadad 评分量表

项目（item）	评分（score）	依据（reasons）
随机序列的产生（random squence production）		
恰当（adequate）	2	计算机产生的随机数字或类似方法
不清楚（unclear）	1	随机试验但未描述随机分配的方法
不恰当（inadequate）	0	采用交替分配的方法如单双号
分配隐藏（allocation concealment）		
恰当（adequate）	2	中心或药房控制分配方案、或用序列编号一致的容器、现场计算机控制、密封不透光的信封或其他使临床医生和受试者无法预知分配序列的方法
不清楚（unclear）	1	只表明使用随机数字表或其他随机分配方案
不恰当（inadequate）	0	交替分配、病例号、星期日数、开放式随机号码表、系列编码信封以及任何不能防止分组的可预测性的措施
盲法（blind method）		
恰当（adequate）	2	采用了完全一致的安慰剂片或类似方法
不清楚（unclear）	1	试验陈述为盲法，但未描述方法
不恰当（inadequate）	0	未采用双盲或盲的方法不恰当，如片剂和注射剂比较
撤出或退出（withdrawal）		
描述了（description）	1	描述了撤出或退出的数目和理由
未描述（undescribed）	0	未描述撤出或退出的数目或理由

注：改良后 Jadad 量表（1~3 分视为低质量，4~7 分视为高质量）

附录 D
（资料性附录）
AMSTAR 量表

条目	描述及说明
1	是否提供了前期设计方案 ● 在系统评价开展以前，应该确定研究问题及纳入排除标准
2	纳入研究的选择和数据提取是否具有可重复性 ● 至少要有两名独立的数据提取员，而且采用合理的不同意见达成一致的方法过程
3	是否实施广泛全面的文献检索 ● 至少检索 2 种电子数据库。检索报告必须包括年份以及数据库，如 Central、EMbase 和 MEDLINE。必须说明采用的关键词/主题词，如果可能应提供检索策略 ● 应咨询最新信息的目录、综述、教科书、专业注册库，或特定领域的专家，进行额外检索，同时还可检索文献后的参考文献
4	发表情况是否已考虑在纳入标准中，如灰色文献 ● 应该说明评价者的检索是不受发表类型的限制 ● 应该说明评价者是否根据文献的发表情况排除文献，如语言
5	是否提供了纳入和排除的研究文献清单 ● 应该提供纳入和排除的研究文献清单
6	是否描述纳入研究的特征 ● 原始研究提取的数据应包括受试者、干预措施和结局指标等信息，并以诸如表格的形式进行总结 ● 应该报告纳入研究的一系列特征，如年龄、种族、性别、相关社会经济学数据、疾病情况、病程、严重程度等
7	是否评价和报道纳入研究的科学性 ● 应提供预先设计的评价方法，如治疗性研究，评价者是否把随机、双盲、安慰剂对照、分配隐藏作为评价标准，其他类型研究的相关标准条目一样要交代
8	纳入研究的科学性是否恰当地运用在结论的推导上 ● 在分析结果和推导结论中，应考虑方法学的严格性和科学性。在形成推荐意见时，同样需要明确说明
9	合成纳入研究结果的方法是否恰当 ● 对于合成结果，应采用一定的统计检验方法确定纳入研究是可合并的，以及评估它们的异质性（如 Chi-squared test）。如果存在异质性，应采用随机效应模型，和/或考虑合成结果的临床适宜程度，如合并结果是否敏感？
10	是否评估了发表偏倚的可能性 ● 发表偏倚评估应含有某一种图表的辅助，如漏斗图、以及其他可行的检测方法和/或统计学检验方法，如 Egger 回归
11	是否说明相关利益冲突 ● 应清楚交代系统评价及纳入研究中潜在的资助来源

附录 E

（资料性附录）

Newcastle-OttawaScale（NOS）评价标准量表

D.1 NOS评价标准（队列研究）

D.1.1 队列的选择

D.1.1.1 暴露队列的代表性

　　a）很好的代表性＊；

　　b）较好的代表性＊；

　　c）代表性差，如选择志愿者、护士等；

　　d）未描述队列的来源。

D.1.1.2 非暴露队列的选择

　　a）与暴露队列来自同一人群，如同一社区＊；

　　b）与暴露队列来自不同的人群；

　　c）未描述来源。

D.1.1.3 暴露的确定

　　a）严格确定的记录（如外科的记录）＊；

　　b）结构式问卷调查＊；

　　c）自己的记录；

　　d）未描述。

D.1.1.4 研究开始时没有研究对象已经发生研究的疾病

　　a）是＊；

　　b）否。

D.1.2 可比性

D.1.2.1 暴露队列和非暴露队列的可比性（设计和分析阶段）

　　a）根据最重要的因素选择和分析对照＊；

　　b）根据其他的重要因素（例如第二重要因素）选择和分析对照＊。

　　注1：可以理解为是否对重要的混杂因素进行了校正

D.1.3 结果

D.1.3.1 结果的测定方法

　　a）独立的、盲法测定或评估＊；

　　b）根据可靠的记录＊；

　　c）自己的记录；

　　d）未描述。

D.1.3.2 对于所研究的疾病，随访时间是否足够长

　　a）是的＊；

　　b）否（时间太短，多数未发生所研究的疾病）。

D.1.3.3 随访的完整性

　　a）随访完整，对所有的研究对象均随访到＊；

b）随访率>80%（评价者自己可以确定一个合适的随访率），少数失访，失访小并对失访者进行了描述分析＊；

c）随访率<80%，对失访者没有进行描述。

d）未描述

注2：＊为给分点。NOS量表满分9颗"＊"，5颗"＊"及以上为相对高质量文献。每一项研究在"选择"和"暴露"上的每一个条目最多可以有一个，而在"可比性"上的条目最多可以有两个

D.2　NOS评价标准（病例对照研究）

D.2.1　病例组和对照组的选择

D.2.1.1　病例的定义和诊断是否恰当

a）是的，疾病的定义和诊断是正确、独立和有效的（如至少2名医生共同对病例做出诊断，或至少依据2种或2次的诊断结果；或者查阅了原始记录，如X线、医院病历＊；

b）是的，并有联动数据（如根据肿瘤登记数据中的ICD编码来判断是否为病例）或基于自我报告，但无原始记录；

c）没有描述。

D.2.1.2　病例的代表性

a）连续收集且有代表性的病例（如规定时间内患有目标疾病的所有合格病例；或特定饮水供应区的所有病例；或特定医院或诊所、一组医院、健康管理机构的所有病例；或从这些病例中得到的一个合适的样本，如随机样本＊；

b）存在潜在的选择性偏倚或者没有阐明。

D.2.1.3　对照的选择

a）社区对照＊；

b）医院对照；

c）没有描述。

D.2.1.4　对照的定义

a）没有疾病史（或未发生终点事件＊；

b）没有说明来源；

D.2.2　可比性

a）研究控制了＿＿＿＿＿＿＿＿＿（选择最重要的因素，如年龄）（如设计时，病例和对照按年龄匹配；或两组人群的年龄比较无统计学差异）＊；

b）2.2.2研究控制了其他重要的混杂因素（如设计时，病例和对照除按年龄匹配以外，还匹配了其他因素；或两组人群的其他重要混杂因素之间的比较无统计学差异＊。

注3：基于设计或分析所得的病例与对照的可比性

D.2.3　暴露

D.2.3.1　暴露的调查和评估方法

a）可靠的记录（例如手术记录）＊；

b）在盲法（不清楚谁是病例、谁是对照）的情况下，采用结构化调查获得＊；

c）在非盲（已清楚谁是病例、谁是对照）的情况下进行的调查；

d）书面的自我报告或病历记录；

e）无描述。

D.2.3.2　病例和对照的暴露是否采用了相同的确定方法

a）是＊；

b）没有。

D.2.3.3 无应答率

a) 两组的无应答相同 * ；

b) 无描述；

c) 两组的无应答率不同且没有说明原因。

注 4：* 为给分点。NOS 量表满分 9 颗 " * "，5 颗 " * " 及以上为相对高质量文献。每一项研究在 "选择" 和 "暴露" 上的每一个条目最多可以有一个，而在 "可比性" 上的条目最多可以有两个

参 考 文 献

[1] Conti-FineBM, Milani M, Kaminski HJ. Myasthenia gravis：past，present，and future ［J］. J Clin Invest，2006，116（11）：2843－2854.

[2] 李广文．重症肌无力中医实践录［M］. 北京：人民卫生出版社，2009：1.

[3] 中华医学会神经病学分会神经免疫学组，中国免疫学会神经免疫学分会．中国重症肌无力诊断和治疗指南2015［J］，中华神经科杂志，2015，48（11）：939.

[4] 中华中医药学会．中医内科常见疾病诊疗指南中医病证部分［M］. 北京：中国中医药出版社，2008：141.

[5] 刘小斌，刘友章．邓铁涛教授救治重症肌无力危象的方法与思路［J］. 河南中医，2004，24（1）：18－19.

[6] 董秀娟，刘小斌，刘凤斌，等．中西医结合诊治重症肌无力危象临床经验介绍［J］. 中华中医药杂志（原中国医药学报），2013，28（2）：426－430.

[7] 中华中医药学会．中医内科常见疾病诊疗指南西医疾病部分［M］，北京：中国中医药出版社，2008.

———————————

ICS 11.120
C 05

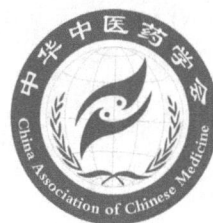

团 体 标 准

T/CACM 1180—2019
代替 ZYYXH/T49—2008

中医内科临床诊疗指南
抑郁症

Clinical guidelines for diagnosis and treatment of internal diseases in TCM
Depression

2019-01-30 发布
2020-01-01 实施

中华中医药学会 发布

前　　言

本指南参照 GB/T 1.1—2009 给出的规则起草。

本指南代替了 ZYYXH/T49—2008 中医内科常见病诊疗指南·抑郁症，与 ZYYXH/T49—2008 相比，主要变化如下：

——删除了诊断依据（见 2008 年版的 1）；

——删除了其他疗法中的单方验方（见 2008 年版的 3.1）；

——修改了西医诊断（见 3.1）、中医诊断（见 3.2）、分证论治（见 4.1）；分证论治以急性期、巩固期、维持期三期论治，每期中注明了主要证型；

——增加了中医鉴别诊断（见 3.3）、中成药内容（见 4.2）、其他疗法（见 4.3）、疾病管理（见 4.4）、预防和调护（见 4.5）。

本指南由中华中医药学会提出并归口。

本指南主要起草单位：上海中医药大学附属曙光医院、上海交通大学附属精神卫生中心、上海中医药大学附属岳阳医院、上海中医药大学附属龙华医院、上海中医药大学附属普陀医院、北京中医药大学第三附属医院、河北省人民医院、河南省中医学院第一附属医院、首都医科大学附属北京中医医院、中国中医科学院西苑医院、浙江大学医学院附属第二医院、成都中医药大学附属医院、广州中医药大学附属第一医院、浙江同德医院。

本标准主要起草人：蔡定芳、唐启盛、孙燕、陆峥、袁灿兴、白宇、俞晓飞、王新志、张捷、李跃华、冯斌、林兴栋、汪涛、宋水江、杨东东、吕佩源。

本标准于 2008 年 7 月首次发布，2019 年 1 月第一次修订。

引　言

　　本指南为国家中医药管理局立项的"2014年中医药部门公共卫生服务补助基金中医药标准制修订项目"之一，项目负责部门为中华中医药学会，在中医临床诊疗指南修订专家总指导组和内科临床诊疗指南专家指导组的指导、监督下实施。修订过程与任何单位、个人无利益冲突。

　　近年来，抑郁症已成为临床常见疾病之一，但并未得到患者、家属及医生的足够重视，大多数躯体疾病伴发的抑郁症被忽视。抑郁症具有高复发的特性，及时予以识别和处理，并得到正确的诊断和治疗，可改善或消除抑郁的核心症状，恢复社会功能，减少复发可能，降低经济损失。

　　中医药在缓解躯体症状方面有较好疗效。无论单用中医药或中西医联合治疗均能起到缓解躯体症状、减少西药副作用、增加依从性的效果。因此，规范化的抑郁症诊治对于抑郁症的防治及复发具有重要指导作用。根据循证医学原则，本指南针对抑郁症推荐了中医药的诊断和治疗建议，可以指导临床医生规范使用中医药。同时建议临床医生加强对抑郁症患者的识别与管理，提高抑郁症患者及家属对该病的知晓率。对于重度抑郁症特别是有自杀倾向的患者，建议在精神科规范治疗下，可参考本指南进行中医药辨证治疗。

　　本指南工作小组成员包括中医学、神经内科、精神科等专家。本指南编制过程包括专家组对抑郁症中医辨证内容的确定与治疗方案以及中医临床研究证据的评价等。

　　本次指南编写小组在2008年出版的中医内科常见病西医疾病部分·抑郁症的基础上，通过分析其发布以后临床实践过程中出现的问题和反馈意见，重点探讨指南的实用性、可理解性、适用性及其在临床应用中存在的问题。并检索了2008年以后近7年来抑郁症中医药诊疗相关的文献资料，包括中医药在症候规范化、症候演变规律以及综合防治方案的优化、中医药有效药物的研究等方面取得的证据，通过文献研究和循证医学方法，选择出高质量的证据，形成新的推荐意见；在上述工作基础上更新形成了本指南。

中医内科临床诊疗指南　抑郁症

1　范围

本指南提出了抑郁症的诊断、辨证、治疗、疾病管理、预防和调护的建议。

本指南适用于首发或复发的轻、中度抑郁症或疾病伴发抑郁障碍的人群，对于重度抑郁症特别是有自杀倾向的患者，建议在精神科规范治疗下，参考本指南进行中医药辨证治疗。

本指南适用于临床各科医师使用。

2　术语和定义

下列术语和定义适用于本指南。

2.1

抑郁症　Depression

又称抑郁障碍、抑郁发作。以显著而持久的心境低落为主要临床特征。临床可见心境低落与其处境不相称，情绪的消沉可以从闷闷不乐到悲痛欲绝，自卑抑郁，甚至悲观厌世，可有自杀企图或行为；甚至发生木僵；部分病例有明显的焦虑和运动性激越；严重者可出现幻觉、妄想等精神病性症状。每次发作持续至少2周以上、长者甚或数年，多数病例有反复发作的倾向，每次发作大多数可以缓解，部分可有残留症状或转为慢性[1]。抑郁症的终生患病率高达15%，有15%的重度抑郁症可因自杀而导致死亡[2]。抑郁症属于中医"郁证""梅核气""百合病""脏躁"等范畴。

3　临床诊断

3.1　西医诊断

抑郁症的诊断参考国际疾病与分类第10版（ICD-10，第5章精神与行为障碍分类，WHO，1992）[3]、美国精神障碍诊断与统计手册第5版（DSM-5，2013）[4]和中国抑郁障碍防治指南（第二版）（2015）抑郁发作的诊断标准[1]。其诊断标准如下：

发作须持续至少2周。

核心症状：

——抑郁心境；

——兴趣丧失或缺乏乐趣；

——精力不足或过度疲劳。

附加症状：

——自信心丧失和自卑；

——无理由的自责或过分和不适当的负罪感；

——反复出现想死或自杀念头，或自杀行为；

——思维或注意力降低，如犹豫不决或踌躇；

——精神运动性改变，激越或迟滞；

——任何类型的睡眠障碍；

——食欲改变（减少或增加），伴体重变化。

躯体综合症：

——兴趣丧失或失去乐趣；

——情感反应缺乏；

——比通常早醒2小时以上；

——早晨抑郁加重；

——明显的精神运动性抑制或激越的客观证据；

——食欲明显丧失；

——体重减轻（过去一个月里体重的5%以上）；

——性欲明显丧失。

严重程度分级：

——轻度：至少2条核心症状，核心+附加症状至少4条；

——中度：至少2条核心症状，核心+附加症状至少6条；或不伴躯体综合症；或伴躯体综合症（至少4条）；

——重度：全部3条核心症状，核心+附加症状至少8条；或伴精神病性症状：幻觉和妄想；抑郁性木僵；或不伴精神病性症状。

3.2 中医诊断

3.2.1 中医病名诊断

是以心情抑郁、情绪不宁、胸部满闷、胁肋胀痛，或易怒易哭，或咽中如有异物梗塞等症为主要临床表现特征的一类病证。

3.2.2 证候诊断

3.2.2.1 肝郁气滞证

精神抑郁，失眠，健忘，胸胁胀满，多疑善虑，喜太息。舌质淡红，苔薄白，脉弦细或弦滑。

3.2.2.2 肝郁脾虚证

除肝郁气滞症状外，还有纳呆，消瘦，稍事活动便觉倦怠，脘痞嗳气，大便时溏时干，咽喉有异物感。舌质淡，苔薄白，脉弦细或弦滑。

3.2.2.3 肝郁化火证

除肝郁气滞症状外，还有头痛，头晕，惊悸，胸闷，烦躁、易怒，口干、口苦。舌质红，苔黄，脉弦。

3.2.2.4 心脾两虚证

多思善虑，头晕神疲，心悸胆怯，失眠健忘，纳差，倦怠乏力，面色不华。舌质淡，苔薄白，脉细缓。

3.2.2.5 心肾不交证

情绪低落，心绪不宁，形体消瘦，足膝酸软，手足心热，口干津少，盗汗，入睡困难，早醒多梦，心悸，健忘。舌红，苔薄，脉细数。

3.2.2.6 肾虚肝郁证

情绪低落，烦躁，兴趣索然，神思不聚，善忘，忧愁善感，胁肋胀痛，喜太息，腰酸背痛，性欲低下，舌质淡，苔薄白，脉沉细弱或沉弦。

注：以上症候根据《中医药科学》[5]、《中医内科常见病诊疗指南·西医疾病部分》（2008年版）、抑郁症临床症候研究[6-7]及抑郁症的临床表现，分辨脏腑、气血、寒热虚实而制订。

3.3 中医鉴别诊断

3.3.1 癫狂

为精神失常疾病。表现为精神抑郁，表情淡漠，沉默痴呆，语无伦次，或精神亢奋，狂躁不安，喧扰不宁，骂詈毁物。

3.3.2 痴呆

以呆傻愚笨，智能低下，善忘为主要表现。轻者可见神情淡漠，寡言少语，反应迟钝；重者终日不语，口中喃喃，言辞颠倒，行为失常，忽笑忽哭等。

4 临床治疗与推荐建议

4.1 分证论治

4.1.1 急性期治疗

急性期治疗是针对符合抑郁发作诊断标准患者的起始治疗。其目的是尽量达到临床治愈与促进功

能恢复到病前水平，提高生活质量。疗程一般 2~3 个月，但对于治疗效果不充分的患者，急性期治疗不宜过早结束。[1,4]

此期以肝郁气滞证和肝郁脾虚证为主。

4.1.1.1 肝郁气滞证

病机：肝失疏泄，气机失调，脑腑气机紊乱。

治法：疏肝理气，解郁安神。

推荐方药：柴胡疏肝散（《医学统旨》）[8,9]加减（推荐强度：推荐使用；证据级别：Ⅰb）。

常用药：柴胡、白芍、枳实、甘草、香附、陈皮、川芎、紫苏、厚朴、石菖蒲、郁金等。

加减：湿郁重者加佛手、苍术；胀痛明显加木香、青皮、川楝子；食滞者加神曲。

4.1.1.2 肝郁脾虚证

病机：肝气郁滞，横逆犯脾，气机郁结。

治法：疏肝解郁，健脾理气。

推荐方药：逍遥散（《太平惠民和剂局方》）[10]加减（推荐强度：推荐使用；证据级别：Ⅰb 级）。

常用药：柴胡、当归、白芍、白术、茯苓、炙甘草、生姜、薄荷等。

加减：咽喉异物感加厚朴、生姜、半夏、紫苏[11]。

4.1.1.3 肝郁化火证

病机：肝郁气滞，日久气郁化火。

治法：清肝泻火，解郁和胃。

推荐方药：丹栀逍遥散（《太平惠民和剂局方》）[12]加减（推荐强度：推荐使用；证据级别：Ⅰb）。

常用药：柴胡、当归、白术、茯苓、芍药、牡丹皮、山栀、甘草等。

加减：焦虑明显者合用柴胡龙骨牡蛎汤（柴胡、龙骨、牡蛎、黄芩、生姜、人参、桂枝、茯苓、半夏、大黄、大枣）[13]。

4.1.1.4 心脾两虚证

病机：心脾两虚，气血不足，血不养心，心神失养。

治法：养心健脾，补益气血。

推荐方药：甘麦大枣汤（《金匮要略》）[14]合归脾汤（《正体类要》）[15]加减（推荐强度：有选择性地推荐；证据级别：Ⅱa）。

常用药：小麦、大枣、人参、黄芪、白术、茯苓、酸枣仁、龙眼肉、木香、当归、远志、生姜、炙甘草等。

加减：心胸郁闷，加郁金、佛手；少气懒言，自汗盗汗，加五味子、浮小麦、熟地黄、白芍；眩晕耳鸣，加牡蛎、龟甲。

4.1.1.5 心肾不交证

病机：心火旺于上，肾阴亏于下，水火不济。

治法：滋阴降火，交通心肾。

推荐方药：黄连阿胶汤（《伤寒论》）[16]合交泰丸（《韩氏医通》）[17,18]加减（推荐强度：有选择性地推荐；证据级别：Ⅳ）。

常用药：黄连、阿胶、黄芩、白芍、磁石、鸡子黄、肉桂、黄柏、陈皮、白术、柏子仁、酸枣仁等。

4.1.2 巩固期治疗

巩固期治疗：经急性期治疗获得临床治愈[1]，但还没达到痊愈[1]的患者，进入巩固治疗期，在此期间患者病情不稳定，复燃风险较大，原则上应继续使用急性期治疗有效的药物，并强调治疗方案、药物剂量、使用方法保持不变。疗程一般 4~9 个月。[1,4]

此期以肾虚肝郁证为主，亦可出现上述其它证型，治疗可参考急性期。

巩固期也可改用中成药口服以巩固疗效（专家观点）。

4.1.2.1 肾虚肝郁证

病机：肝郁日久，肾阴亏虚，水不涵木，肝气失疏。

治法：补肾固本，疏肝理气。

推荐方药：滋水清肝饮（《医宗己任编》）[19]加减（推荐强度：推荐使用；证据级别：Ⅰb）。

常用药：生地黄、牡丹皮、茯苓、山药、山茱萸、泽泻、柴胡、白术、当归、白芍、栀子、刺五加、甘草等。

4.1.3 维持期治疗

抑郁症慢性化和/或反复发作的患者，完成了巩固治疗期并且病情没有复燃，进入维持治疗期。维持期治疗目的是防止敏感患者再次出现抑郁症发作。疗程建议为2~3年。对于那些有过多次复发（3次或以上）以及有明显残留症状者，主张长期维持治疗。[1,4]

此期以心脾两虚证为主，亦可出现上述其它证型，治疗参考急性期和巩固期。

维持期也可改用中成药口服以长期维持治疗（专家观点）。

4.1.3.1 心脾两虚证

病机：心脾两虚，气血不足，血不养心，心神失养。

治法：养心健脾，补益气血。

推荐方药：甘麦大枣汤（《金匮要略》）[14]合归脾汤（《正体类要》）[15]加减（推荐强度：有选择性地推荐；证据级别：Ⅱa）。

常用药：小麦、大枣、人参、黄芪、白术、茯苓、酸枣仁、龙眼肉、木香、当归、远志、生姜、炙甘草等。

加减：心胸郁闷，加郁金、佛手；少气懒言，自汗盗汗，加五味子、浮小麦；眩晕耳鸣，加牡蛎、龟甲。

4.2 中成药

4.2.1 舒肝解郁胶囊[20-22]（推荐强度：推荐使用；证据级别：Ⅰb级）

主治：舒肝解郁，健脾安神。

适用范围：用于轻、中度单相抑郁症属肝郁脾虚证者。

服药方法：1次2粒，1日2次，口服。

4.2.2 解郁丸[23-27]（推荐强度：推荐使用；证据级别：Ⅰb级）

主治：舒肝解郁，养心安神。

适用范围：用于肝郁气滞、心神不安所致胸肋胀满、郁闷不舒、心烦心悸、易怒、失眠多梦者。

服药方法：1次4g，1日3次，口服。

4.2.3 乌灵胶囊[28,29]（推荐强度：推荐使用；证据级别：Ⅰb级）

主治：补肾健脑，养心安神。

适用范围：用于心肾不交所致的失眠、健忘、心悸心烦、神疲乏力、腰膝酸软、头晕耳鸣、少气懒言、脉细或沉无力者；神经衰弱见上述证候者。

服药方法：1次3粒，1日3次，口服。

4.2.4 越鞠丸[30]（推荐强度：有选择性地推荐；证据级别：Ⅱb级）

主治：理气解郁，宽中除满。

适用范围：用于胸脘痞闷、腹中胀满、饮食停滞、嗳气吞酸者。

服药方法：1次6~9g，1日2次，口服。

4.2.5 天王补心丸[18]（推荐强度：有选择性地推荐；证据级别：Ⅳ）

主治：滋阴养血，补血安神。

适用范围：用于心阴不足所致心悸健忘、失眠多梦、大便干燥者。

服药方法：1次6g，1日2次，口服。

4.2.6 加味逍遥丸[31]（推荐强度：有选择性的推荐；证据级别：Ⅱb级）

主治：舒肝清热，健脾养血。

适用范围：用于肝郁血虚，肝脾不和所致两胁胀痛、头晕目眩、倦怠食少、月经不调、脐腹胀痛者。

服药方法：1次6g，1日2次，口服。

4.3 其他疗法

4.3.1 针灸疗法

主穴：百会、印堂。配穴：神门、内关、风池、合谷、太冲。肝郁气滞证，加肝俞、三阴交、膻中；肝郁脾虚证，加太冲、三阴交；肝郁化火证，加风池、肝俞、大陵；心脾两虚证，加三阴交、足三里、心俞、脾俞。留针20～30分钟，每周3～5次，4～6周为1个疗程[32-40]。参阅《循证针灸临床实践指南·抑郁症》[41]（证据级别：Ⅰa级；推荐级别：推荐使用）。

4.3.2 气功疗法

气功法松静功之一的拟异相睡眠催眠气功，每天1次，每次半小时[42]。

4.3.3 音乐疗法

是一种精神疗法，有助于释放和控制不良情绪，改变人的情绪体验和身体机能状态。患者可选择喜欢的音乐类型来激发心理、生理上的变化[43,44]。

4.3.4 重复经颅磁刺激疗法

是一种神经电生理技术，可导致大脑皮质局部代谢水平增高，有明显抗抑郁作用。[45]

4.4 疾病管理

所有的抑郁症患者，都需要完成精神科评估、自杀风险性和暴力行为的风险评估。建立恰当的会诊联络[1]。如果患者表现出自杀或杀人的观念、意图或打算，建议转至精神专科就诊（专家观点）。

对于有必要使用西药但拒绝，而一味盲目寻求中医药疗效的患者，必须告知西药治疗的必要性和不使用的风险；对中医药或中西医结合治疗效果不佳者，建议转至精神专科就诊（专家观点）。

4.5 预防与调护

思想上保持清净，行事上心气平和，忌大悲大喜、多思多虑，调摄饮食，适度运动[46,47]。

附录 A

（资料性附录）

修订方法说明

A.1 临床证据的检索策略

本指南临床证据主要通过计算机和人工相结合的方法进行检索。

选用 MEDLINE、COCHRANE 图书馆、美国国立指南库（The National Guideline Clearinghouse，NGC）等，以"Depression""Traditional chinese medicine"为关键词，检索 2008 年 1 月至 2015 年 7 月的文献。

选用中国期刊全文数据库（CNKI）、CBM-DISK、中国中医药文献数据库、中国优秀博硕士学位论文全文数据库、中国医用信息资源系统（维普）和中文生物医学期刊文献数据库（CMCC）等数据库，分别以"抑郁症""抑郁障碍""抑郁状态""中医""中药""郁证""郁病"等为关键词，检索 2008 年 1 月至 2015 年 7 月的文献。

选用 2015 版《中华医典》。按照"医经类、诊法类、方书类、针灸推拿类、伤寒金匮类、温病类、综合医书类、临证各科类、其他类、中医辞典类"等类别，在"目录、正文"下，分别以"郁证、郁病、梅核气、百合病、脏躁"为检索词进行检索。

根据以上检索策略，项目工作组在文献检索阶段共搜集到与本病相关的文献：现代文献——465 篇；古代文献——415 条。

A.2 证据级别和质量评价

对所检索到的每篇临床文献均按照以下方法分别作出文献评价。

A.2.1 随机／非随机临床试验的评价：结合 Cochrane 偏倚风险工具评价，选出采用改良 Jadad 量表评分大于等于 3 分的文献作为指南的证据（Jadad 量表见附录 B）。Jadad 评分大于 3 分的文献有 21 篇。

A.2.2 Meta 分析的评价：可采用 AMSTAR 量表进行文献质量评价。每个条目评价结果可以分为"是""否""不清楚"或"未提及"三种，并给予计分，如"是"为 1 分，"否""不清楚"或"未提及"为 0 分，共 11 分，AMSTAR 量表得分 0~4 分为低质量，5~8 分为中等质量，9~11 分为高质量。选择 5 分以上的文献为证据（AMSTAR 量表见附录 C）。AMSTAR 评分大于 5 分的文献有 6 篇。

A.3 推荐分级

所有证据使用结构性摘要表并按照本指南选用的分级体系来进行评价。符合质量要求的临床建议，可成为指南的证据。

A.3.1 证据评价分级：采用刘建平的传统医学证据分级的建议[48]。（见附录 D）

A.3.2 证据推荐强度：目前较为公认和被普遍采用的是 GRADE 工作组 2004 年发表的推荐分级标准[49]。

a）推荐使用：有充分的证据支持其疗效，应当使用（基于 I 级证据）；

b）有选择性的推荐：有一定的证据支持，但不够充分，在一定条件下可以使用（基于 II、III 级证据）；

c）建议不要使用：大多数证据表明效果不良或弊大于利（基于 II、III 级证据）；

d）禁止使用：有充分的证据表明无效或明显地弊大于利（基于 I 级证据）。

A.4 指南工具的评价

AGREE 评测结果：包括临床领域和方法学方面的专家共计 8 位，运用 AGREE Ⅱ 对本指南进行评价。8 位专家对指南总体评价平均分为 6.72 分，并愿意推荐使用该指南。

附录 B

（资料性附录）

改良的 Jadad 评分量表

项目（item）	评分（score）	依据（reasons）
随机序列的产生（random squence production）		
恰当（adequate）	2	计算机产生的随机数字或类似方法
不清楚（unclear）	1	随机试验但未描述随机分配的方法
不恰当（inadequate）	0	采用交替分配的方法如单双号
分配隐藏（allocation concealment）		
恰当（adequate）	2	中心或药房控制分配方案、或用序列编号一致的容器、现场计算机控制、密封不透光的信封或其他使临床医生和受试者无法预知分配序列的方法
不清楚（unclear）	1	只表明使用随机数字表或其他随机分配方案
不恰当（inadequate）	0	交替分配、病例号、星期日数、开放式随机号码表、系列编码信封以及任何不能防止分组的可预测性的措施
盲法（blind method）		
恰当（adequate）	2	采用了完全一致的安慰剂片或类似方法
不清楚（unclear）	1	试验陈述为盲法，但未描述方法
不恰当（inadequate）	0	未采用双盲或盲的方法不恰当，如片剂和注射剂比较
撤出或退出（withdrawal）		
描述了（description）	1	描述了撤出或退出的数目和理由
未描述（undescribed）	0	未描述撤出或退出的数目或理由

注：改良后 Jadad 量表（1~3 分视为低质量，4~7 分视为高质量）

附录 C

（资料性附录）

AMSTAR 量表

条目	描述及说明
1	是否提供了前期设计方案 ● 在系统评价开展以前，应该确定研究问题及纳入排除标准
2	纳入研究的选择和数据提取是否具有可重复性 ● 至少要有两名独立的数据提取员，而且采用合理的不同意见达成一致的方法过程
3	是否实施广泛全面的文献检索 ● 至少检索 2 种电子数据库。检索报告必须包括年份以及数据库，如 Central、EMbase 和 MEDLINE。必须说明采用的关键词/主题词，如果可能应提供检索策略 ● 应咨询最新信息的目录、综述、教科书、专业注册库，或特定领域的专家，进行额外检索，同时还可检索文献后的参考文献
4	发表情况是否已考虑在纳入标准中，如灰色文献 ● 应该说明评价者的检索是不受发表类型的限制 ● 应该说明评价者是否根据文献的发表情况排除文献，如语言
5	是否提供了纳入和排除的研究文献清单 ● 应该提供纳入和排除的研究文献清单
6	是否描述纳入研究的特征 ● 原始研究提取的数据应包括受试者、干预措施和结局指标等信息，并以诸如表格的形式进行总结 ● 应该报告纳入研究的一系列特征，如年龄、种族、性别、相关社会经济学数据、疾病情况、病程、严重程度等
7	是否评价和报道纳入研究的科学性 ● 应提供预先设计的评价方法，如治疗性研究，评价者是否把随机、双盲、安慰剂对照、分配隐藏作为评价标准，其他类型研究的相关标准条目一样要交代
8	纳入研究的科学性是否恰当地运用在结论的推导上 ● 在分析结果和推导结论中，应考虑方法学的严格性和科学性。在形成推荐意见时，同样需要明确说明
9	合成纳入研究结果的方法是否恰当 ● 对于合成结果，应采用一定的统计检验方法确定纳入研究是可合并的，以及评估它们的异质性（如 Chi-squared test）。如果存在异质性，应采用随机效应模型，和/或考虑合成结果的临床适宜程度，如合并结果是否敏感？
10	是否评估了发表偏倚的可能性 ● 发表偏倚评估应含有某一种图表的辅助，如漏斗图、以及其他可行的检测方法和/或统计学检验方法，如 Egger 回归
11	是否说明相关利益冲突 ● 应清楚交代系统评价及纳入研究中潜在的资助来源

附录 D
（资料性附录）
基于证据体的临床研究证据分级参考建议

证据级别	分级依据
Ⅰa	由随机对照试验、队列研究、病例对照研究、病例系列这4种研究中至少2种不同类型的研究构成的证据体，且不同研究结果的效应一致。
Ⅰb	具有足够把握度的单个随机对照试验
Ⅱa	半随机对照试验或队列研究
Ⅱb	病例对照研究
Ⅲa	历史性对照的病例系列
Ⅲb	自身前后对照的病例系列
Ⅳ	宜长期在临床上广泛运用的病例报告和史料记载的疗法
Ⅴ	未经系统研究验证的专家观点和临床经验，以及没有长期在临床上广泛运用的病例报告和史料记载的疗法

参 考 文 献

[1] 李凌江，马辛．中国抑郁障碍防治指南［M］．2版．北京：中华医学电子音像出版社，2015.

[2] Mao RR, Tian M, Xu L. Depressed Brain：The neurobiology of depression and new approaches to anti-depressant［J］. Chin J Nature, 2009, 31（3）：148－152.

[3] Organization WH. The ICD-10 Classification of Mental and Behavioural Disorders：Clinical descriptions and diagnostic guidelines. 1992.

[4] Jeffrey Akaka, M. D., Carol A., Brian C, etal. Diagnostic and Statistical Manual of Mental Disorders, Fifth Edition（DSM-5）［G］American Psychiatric Association, 2013.

[5] 陈相君．中医内科学［M］．2版．上海：上海科学技术出版社，2013：362－369.

[6] 胡随瑜，张宏耕，郑林，等．1977例抑郁症患者中医不同证候构成比分析［J］．中国医师杂志，2003, 5（10）：1312－1314.

[7] 唐启盛，曲淼，包祖晓，等．抑郁症中医证候的贝叶斯网络研究［J］．中医杂志，2008, 49（11）：1013－1015.

[8] 金卫东，邢葆平，王鹤秋，等．柴胡疏肝散治疗抑郁症对照研究临床疗效的Meta分析［J］．中华中医药学刊，2009, 27（7）：1397－1399.（AMSTAR量表评分：5分）

[9] 姚丽娟，顾钟忠，嵇冰，等．郁消Ⅰ号治疗肝气郁结型抑郁症的临床观察［J］．中国中医药科技，2014, 21（5）：546－547.（改良Jadad量表评分：4分）

[10] 金卫东，王鹤秋，陈炯，等．逍遥散治疗抑郁障碍对照研究临床疗效的Meta分析［J］．浙江中医杂志，2009, 44（10）：774－775.（AMSTAR量表评分：7分）

[11] 李楠．金匮要略［M］．辽宁：辽海出版社，2015：292.（古籍中出现8次）

[12] 张金钊．中西医结合治疗难治性抑郁症64例临床分析［J］．中国实用神经疾病杂志，2012, 15（10）：39－40.（改良Jadad量表评分：3分）

[13] 徐谦，沈耿，陈新林．柴胡龙骨牡蛎汤治疗抑郁证的meta分析［J］．时珍国医国药，2013, 24（12）：2874－2876.（AMSTAR量表评分：7分）

[14] 李楠．金匮要略［M］．辽宁：辽海出版社，2015：293.（古籍中出现95次）

[15] 朱晨军，李侠，曲淼．归脾汤治疗心脾两虚型抑郁症［J］．吉林中医药，2014, 37（7）：695－699.（改良Jadad量表评分：4分）

[16] 李楠．伤寒论［M］．辽宁：辽海出版社，2015：22.（古籍中出现406次）

[17] 韩懋．韩氏医通［M］．上海：上海卫生出版社，1958：9.（古籍中出现40次）

[18] 井慧如．周绍华治疗抑郁症经验［J］．辽宁中医杂志，2009, 36（10）：1660－1662.

[19] 刘欣．滋水清肝颗粒配合心理咨询治疗抑郁症临床观察［D］．长春，2012, 6：12－25.（改良Jadad量表评分：3分）

[20] 叶建飞，林勇，夏江明．舒肝解郁胶囊与舍曲林治疗老年抑郁症的对照研究［J］．中成药，2014, 36（5）：1104－1105.（改良Jadad量表评分：5分）

[21] 孙新宇，陈爱琴，许秀峰．舒肝解郁胶囊治疗轻中度抑郁症的随机双盲安慰剂对照研究［J］．中国新药杂志，2009, 18（5）：413－416.（改良Jadad量表评分：7分）

[22] 卢继萍. 舒肝解郁胶囊合舍曲林片治疗老年期抑郁症的疗效观察 [J]. 浙江中医药大学学报，2012，36（6）：648-650.（改良 Jadad 量表评分：4 分）

[23] 陈明，李静，郭雅明. 解郁丸与米安色林治疗抑郁症 90 例临床对照观察 [J]. 中国民康医学，2010，22（11）：1461-1462.（改良 Jadad 量表评分：3 分）

[24] 段建荣，严贵亮. 不同中药复方联合文拉法辛治疗抑郁症的疗效观察 [J]. 现代中药研究与实践，2013，27（5）：84-85.（改良 Jadad 量表评分：3 分）

[25] 王新法，刘璐，韩晓嫣. 解郁丸合用氟西汀治疗重性抑郁障碍的对照研究 [J]. 中国健康心理学杂志，2010，18（8）：911-913.（改良 Jadad 量表评分：4 分）

[26] 杨秋霞，王荣生，范红展. 解郁丸联合氢溴酸西酞普兰片治疗老年抑郁症 30 例 [J]. 中医研究，2012，25（4）：28-29.（改良 Jadad 量表评分：4 分）

[27] 李霞，谭洪华. 解郁丸与马普替林治疗老年抑郁症的临床研究 [J]. 辽宁中医药大学学报，2008，10（3）：80-81.（改良 Jadad 量表评分：3 分）

[28] 蒋慧，林海. 乌灵胶囊合盐酸帕罗西汀治疗抑郁症失眠 30 例 [J]. 现代中医药，2011，31（5）：32-33.（改良 Jadad 量表评分：3 分）

[29] 韩凯，杨加青. 乌灵胶囊联合帕罗西汀治疗抑郁症临床疗效观察 [J]. 中医临床研究，2014，6（34）：64-65.（改良 Jadad 量表评分：3 分）

[30] 李蓉. 越鞠丸加味治疗抑郁症 36 例. 河南中医，2014，34（5）：974-975.（改良 Jadad 量表评分：3 分）

[31] 芦新岩，赵龙. 加味逍遥丸联合草酸艾司西酞普兰治疗抑郁症的疗效 [J]. 世界最新医学信息文摘，2015，15（82）：88-89.（改良 Jadad 量表评分：3 分）

[32] 徐旭东，吴宇驹. 电针对抑郁症治疗效果的 Meta 分析 [J]. 临床精神医学杂志，2008，1（2）：111-112.（AMSTAR 量表评分：6 分）

[33] 钟宝亮，黄悦勤，李会娟. 针灸治疗抑郁症疗效和安全性的系统评价 [J]. 中国心理卫生杂志. 2008，22（9）：641-647.（AMSTAR 量表评分：8 分）

[34] 王珑，迟庆滨. 电针治疗抑郁症随机对照试验的系统评价 [J]. 上海针灸杂志，2008，27（3）：36-38.（AMSTAR 量表评分：7 分）

[35] 杨洁，李怡，任亚东，等. 基于数据挖掘分析现代针灸治疗抑郁症的经穴运用特点 [J]. 成都中医药大学学报，2013，36（1）：4-7.

[36] 符文彬，樊莉，朱晓平，等. 针刺治疗抑郁性神经症：多中心随机对照研究 [J]. 中国针灸，2008，28（1）：3-6.（改良 Jadad 量表评分：7 分）

[37] 马琴，周德安，王麟鹏. 针刺治疗抑郁症的临床疗效观察及因子分析 [J]. 中国针灸，2011，31（10）：875-878.（改良 Jadad 量表评分：6 分）

[38] 邢凯. 醒神解郁针法治疗抑郁症 120 例 [J]. 辽宁中医杂志，2011，38（10）：2060-2062.（改良 Jadad 量表评分：4 分）

[39] 张丹莉. 针刺在抑郁患者中的应用 [J]. 中国临床康复，2005，9（20）：217.（改良 Jadad 量表评分：4 分）

[40] 段冬梅，图娅，陈利平. 电针与百忧解对伴躯体症状抑郁症有效性的评价 [J]. 中国针灸，2008，28（3）：167-170.（改良 Jadad 量表评分：4 分）

［41］中国针灸学会．循证针灸临床实践指南：抑郁症（修订版）［M］．北京：中国中医药出版社，2014．

［42］邵洪琪，张爱霞，胡燕燕，等．气功配合音乐疗法治疗抑郁症的研究［J］．中国中医药信息杂志，1998，5（5）：47－48．

［43］丁宁，刘国荣．音乐治疗对抑郁症患者抑郁情绪的影响［J］．中国民康医学，2014，26（18）：56－57．

［44］艾春启，陈生梅，谢贵文．五行音乐疗法对抑郁症的疗效观察［J］．湖北中医杂志，2011，33（2）：15－16．

［45］Fitzgerald P B，Brown T L，Marston N A，et al. Transcranial magnetic stimulation in the treatment of depression：a double-blind，placebo-controlled trial［J］. Arch Gen Psychiatry，2003，60（10）：1002－1009.

［46］王一丹．从中医养生理论谈抑郁症的预防［J］．中国中医药现代远程教育，2013，11（19）：138－139．

［47］但爱兰．运用运动处方治疗大学生心理障碍的研究［J］．咸宁学院学报，2005，25（3）：146－148．

［48］刘建平．传统医学证据体的构成及证据分级的建议［J］．中国中西医结合杂志，2007，27（12）：1061－1065．

［49］GRADE Working Group. Grading quality of evidence and strength of recommendations. BMJ 2004（328）：1490－1497.

ICS 11.120
C 05

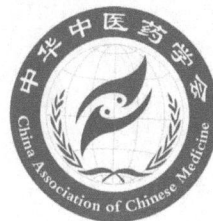

团 体 标 准

T/CACM 1208—2019
代替 ZYYXH/T127—2008

中医内科临床诊疗指南
癫 痫

Clinical guidelines for diagnosis and treatment of internal diseases in TCM
Epilepsy

2019-01-30 发布

2020-01-01 实施

中华中医药学会 发布

前　言

本指南按照 GB/T 1.1—2009 给出的规则起草。

本指南代替了 ZYYXH/T127—2008 中医内科临床诊疗指南·癫痫，与 ZYYXH/T127—2008 相比主要技术变化如下：

——增加了前言、引言内容（见前言及引言部分）；

——增加了指南适用范围（见 1）；

——增加了术语和定义部分（见 2）；

——修改了诊断依据，改为临床诊断（见 3，2008 年版本 1）；

——增加了病史部分内容（见 3）；

——修改了临床表现，改为症状体征（见 3.1.2，2008 年版本 1）；

——删除了癫痫发作的部分内容（见 2008 年版本 1）；

——增加了不能确定的发作类型（见 3.1.2.3）；

——增加了脑 CT 和 MRI 检查的内容（见 3.1.3.3）；

——增加了中医病名诊断（见 3.2.1）；

——修改了辨证论治（见 3.2.2，2008 年版本 2）；

——增加了治疗原则（见 4.1.1）；

——增加了缓解期分证论治（见 4.1.2）；

——增加了发作期治疗及其内容（见 4.1.3）；

——增加了中成药治疗的内容（见 4.2.1）；

——删除了体针治疗（见 2008 年版本的 3.1）；

——增加了醒脑开窍法（见 4.2.2）；

——增加了穴位埋线法（见 4.2.3）；

——修改了耳针治疗的内容（见 4.2.4）；

——删除了脐疗（见 2008 年版本 3.2）；

——增加了预防与调护内容（见 5）；

——增加了各种治疗方法的推荐级别。

本指南由中华中医药学会提出并归口。

本指南主要起草单位：安徽中医药大学第二附属医院、北京中医药大学第三附属医院、天津中医药大学第一附属医院、安徽中医药大学第一附属医院、滁州市中西医结合医院、芜湖市中医院、六安市中医院、太和县中医院、淮北市中医院、扬州市中医院。

本标准主要起草人李佩芳、刘金民、吴杰、张春红、汪美霞、陈伟、王允琴、杨雄杰、陈家平、谢先余、茆阿文、齐涛。

本标准于 2008 年 7 月首次发布，2019 年 1 月第一次修订。

引　言

2014 年，国家中医药管理局下达中医临床诊疗指南和治未病标准制修订项目任务，同时为落实好"2014 年中医药部门公共卫生服务补助资金中医药标准制修订项目"工作任务，国家中医药管理局、中华中医药学会、中华中医药学会内科分会委托安徽中医药大学第二附属医院积极开展中医常见病诊疗指南·癫痫的修订工作，以期为癫痫中医临床诊疗提供参考与规范，提高癫痫的中医临床诊疗水平，促进中医药进步与发展。

癫痫是一组由已知或未知病因所引起，脑部神经元高度同步化，且常具自限性的异常放电所导致的综合征。以反复性、发作性、短暂性、通常为刻板性的中枢神经系统功能失常为特征。由于脑内异常放电的部位和范围不同，临床可表现为反复发作的运动、感觉、意识、行为及自主神经功能等不同程度的障碍。癫痫可见于各个年龄段，儿童的发病率较成人高，随着年龄的增长，癫痫发病率有所降低，进入老年期由于脑血管病和神经系统退行性病变增多，癫痫发病率又见升高。癫痫的病因非常复杂，迄今尚未完全明白。目前认为导致癫痫发作的因素有：a）遗传性遗传性癫痫是指由已知或推测的基因缺陷直接导致，癫痫发作是其核心症状。认定遗传因素为疾病的基础并不排除环境因素（外因）影响疾病表现的可能。b）结构性和代谢性明确的结构性和代谢性病变或疾病可显著增加癫痫发病的风险。结构性病变包括获得性疾病，如卒中、外伤和感染。c）未知病因指根本病因是未知的。其可能有遗传缺陷的基础，也可能是某种尚未被认识的独立疾病的结果。

流行病学调查显示，癫痫的人群发病率为（50～70）/10 万，年发病率为5‰，在神经系统疾病中仅次于脑卒中，但是家庭及社会承受的负担显著大于卒中。约75%的癫痫患者应用一线抗癫痫药物可控制临床发作，约 25% 为药物难治性癫痫[1]。

因此，基于循证医学制定癫痫中医临床诊疗指南具有极其重要的临床意义，有利于循证医学的理论在临床医疗实践中得到贯彻和实施，规范中医临床诊疗技术，提高医疗服务质量，帮助临床医生和患者选择最佳的治疗方案和决策，以期取得更好的疗效。癫痫中医临床诊疗指南的制定体现了中医基础理论——辨证论治的特色和优势。本指南内容主要是基于循证医学原则和依据中医文献分级标准并结合专家共识、专家论证、同行征求意见、临床评价对原指南进行系统修订。

本指南从范围、术语和定义、诊断、辨证、治疗、预防与调护等方面对癫痫的诊疗流程进行了规范，旨在为脑病科、中医科、康复科、中医基层医师等相关科室的临床医生提供诊疗指导和参考。本指南内容基于循证医学原则及依据中医文献分级标准制定，具有较好的临床适用性、安全性及有效性。

中医内科临床诊疗指南　癫痫

1　范围
本指南提出了癫痫的诊断、鉴别诊断、辨证、治疗、预防与调护的建议。

本指南适用于18周岁以上成年人群癫痫患者的诊断与防治。

本指南适用于脑病科、中医科、康复科、中医基层等各相关科室临床医师使用。

2　术语和定义
下列术语和定义适用于本指南。

2.1
癫痫　Epilepsy

是一组由已知或未知病因所引起，脑部神经元高度同步化，且常具自限性的异常放电所导致的综合征。以反复性、发作性、短暂性、通常为刻板性的中枢神经系统功能失常为特征。由于脑内异常放电的部位和范围不同，临床可表现为反复发作的运动、感觉、意识、行为及自主神经功能等不同程度的障碍。癫痫与中医学的"痫证"相类似，可归属于"痫病""羊癫疯"等范畴。

2.2
痫性发作　Seizure

是指脑神经元异常和过度的超同步化放电所造成的临床现象。其特征是突然和一过性的症状，由于异常放电的神经元在大脑中的部位不同而有多种多样的表现，可以是运动、感觉、精神或自主神经的表现，伴有或不伴有意识或警觉程度的变化。正常人过度疲劳、饥饿、长期饮酒、情绪激动、过敏反应等也可有单次发作，但不能诊断为癫痫。

3　临床诊断
3.1　西医诊断
3.1.1　病史
患者有癫痫家族遗传性病史或脑部疾病史。

3.1.2　症状体征[2]
癫痫是一组疾病或综合征的总称，临床诊断主要依据患者是否有发作史。其有两个特征，即癫痫的临床发作和脑电图上的痫样放电。癫痫发作具有短暂性、发作性、重复性和刻板性。

3.1.2.1　部分性发作
单纯部分性发作（无意识障碍）：包括部分运动性发作、部分感觉性发作、自主神经性发作和精神性发作。

复杂部分性发作：发作时伴有不同程度的意识障碍（但不是意识丧失），同时有多种简单部分性发作的内容，往往有自主神经症状和精神症状发作。

部分性发作继发全面性发作：单纯部分性发作发展至全面性发作；复杂部分性发作发展至全面性发作；单纯部分性发作发展至复杂部分性发作和全面性发作。

3.1.2.2　全面性发作
强直—阵挛性发作：简称大发作，是最常见的发作类型之一，以意识丧失和全身对称性抽搐为特征。发作可分强直期、阵挛期和发作后期。

失神发作：a）典型失神（小发作）：表现意识短暂中断，大约3～15秒，患者停止当时的活动，呼之不应，两眼瞪视不动，状如"愣神"，无先兆和局部症状；可伴有简单的自动性动作，一般不会跌倒，手中持物可能坠落，事后对发作无记忆，一日可发作数次至数百次。主要见于儿童失神癫痫和青少年失神癫痫。b）不典型失神：有意识障碍发生及休止较典型者缓慢，肌张力改变较明显。

强直性发作：多见于儿童及少年期，睡眠中发作较多，表现为全身肌肉的强直性肌痉挛，使头、眼和肢体固定在特殊位置，伴有颜面青紫、呼吸暂停和瞳孔散大；躯干强直性发作可造成角弓反张，伴短暂意识丧失，持续30秒至1分钟以上，发作后立即清醒；常伴自主神经症状。

阵挛性发作：仅见于婴幼儿，表现为全身重复性阵挛性抽搐，伴或不伴意识丧失，而无强直表现。

肌阵挛发作：多为遗传性疾病，呈突然短暂的快速的某一肌肉或肌群触电样收缩，表现颜面或肢体肌肉突然地短暂跳动，可单个出现，亦可有规律地反复发生；发作时间短，间隔时间长，一般不伴有意识障碍，清晨欲觉醒或刚入睡时发作较频繁。

失张力性发作：部分或全身肌肉张力突然降低，造成颈垂、张口、肢体下垂或躯干失张力而跌倒，持续1~3秒，可有短暂意识丧失或不明显的意识障碍，发作后立即清醒和站起。

3.1.2.3 不能确定的发作

如果发作不能明确诊断为上述范畴的一种发作类型，在获得更多的信息明确诊断之前，应该考虑属于不能分类的发作。

3.1.3 影像检查[1-4]

3.1.3.1 脑电图

脑电图是诊断癫痫最重要的辅助检查方法。对癫痫诊断有特异性，也是癫痫分类的依据；尤其长时程视频脑电图可大幅提高癫痫诊断阳性率，并能鉴别癫痫的真假性发作。

3.1.3.2 动态脑电图

动态脑电图记录时间长，所记录的信息较为完善。可提高癫痫患者的阳性检出率。做动态脑电图的患者可自由活动，不受时间、地点的限制。

3.1.3.3 脑CT及MRI检查

脑CT及MRI检查可发现颞叶发育不良、颞叶皮质的软化灶、侧脑室颞角扩大或因多种原因受压移位、血管畸形及其他占位性病变等。MRI的特殊成像技术如Flair扫描，可为胶质增生、海马硬化等非特异性结构病变提供比较可靠的诊断依据。海马硬化被认为是颞叶内侧型癫痫常见的影像学改变，其诊断标准为：a）海马信号增高；b）海马体积减小；c）海马旁回侧白质萎缩；d）同侧颞叶灰质/白质分界降低；e）颞叶萎缩；f）颞角扩大。

3.1.3.4 SPECT、PET检查

SPECT、PET能提供极有价值的定位诊断依据。癫痫发作间期由于癫痫灶神经元功能低下而导致的局部血流降低和发作期由于局部脑组织耗氧增加而导致的血流增高，SPECT和PET检查能够非常有效地发现这些区域的代谢变化。

3.1.3.5 实验室检查

实验室检查有助于对癫痫发作的基础疾病做出诊断。在开始用抗癫痫药物之前，均应进行血常规、尿常规、肝肾功能等检查，以便于药物的选择和毒副作用的监测。

3.1.4 诊断要点[2]

根据典型的发作类型及至少2次以上的发作可初步诊断为癫痫，再结合脑电图即可确诊。除做出发作类型的分类诊断外，还应进一步明确癫痫或癫痫综合征的诊断，并尽可能做出病因诊断。

注1：西医病名诊断与诊断标准基于《神经病学》[1]及《中医内科常见疾病诊疗指南·西医疾病部分》[2]。

3.2 中医诊断

3.2.1 中医病名诊断[5]

痫病是一种发作性神志异常的病证。发时精神恍惚，甚则突然仆倒，昏不知人，两目上视，口吐涎沫，四肢抽搐，或口中怪叫；发作前可伴眩晕、胸闷等先兆；移时苏醒，醒后如常人，常伴疲乏无力等症状。

3.2.2 证候诊断[5,6,7,8,9,10,11]

3.2.2.1 风痰上扰证

卒然昏倒，目睛上视，手足抽搐，口吐白沫，喉中痰鸣，移时苏醒如常，平素易眩晕，头昏，胸闷乏力，痰多，舌质淡红，苔白腻，脉滑。

3.2.2.2 痰火扰神证

卒然昏倒，不省人事，四肢强直，口中有声，口吐白沫，烦躁不安，气高息粗，口臭便干，舌质红或暗红，苔黄腻，脉弦滑数。

3.2.2.3 瘀阻脑络证

卒然昏倒，四肢抽搐，颜面口唇青紫，舌质紫暗，舌有瘀点瘀斑，突然呆木，两眼瞪视，呼之不应，平素头晕头痛，痛有定处，脉弦或涩。

3.2.2.4 肝肾阴虚证

卒然昏倒，失神发作，语謇，四肢抽搐，头晕目眩，两目干涩，手足蠕动，健忘失眠，腰膝酸软，大便干结，舌质红绛，少苔或无苔，脉弦细数。

3.2.2.5 心脾两虚证

反复发痫，神疲乏力，心悸气短，失眠多梦，面色苍白，体瘦纳呆，大便溏薄，舌质淡，苔薄白，脉沉细而弱。

注2：以上为临床常见症候，基于《中医内科常见疾病诊疗指南·西医疾病部分》[2]《中医内科学》[5]及临床特征，分辨脏腑、阴阳、虚实、痰火制订。

3.3 中医鉴别诊断[5,12,13]

3.3.1 中风

典型癫痫发作与中风均有突然仆倒、昏不知人等症状，但癫痫有反复发作史，发时口吐涎沫，两目上视，四肢抽搐，或有异常叫声，可自行苏醒，醒后如常人等症，而中风以突然昏仆、不省人事、半身不遂、口舌歪斜、言语不利、偏身麻木，或不经昏仆而仅以半身不遂、口舌歪斜、言语不利为主症。

3.3.2 厥证

除见突然仆倒、昏不知人主症外，常有面色苍白、四肢厥冷，或见口噤、握拳、手指拘急，而无口吐涎沫、两目上视、四肢抽搐和异常叫声等症。

3.3.3 痉证

两者都具有四肢抽搐等症状，但癫痫时发时止，兼有口吐涎沫、异常叫声、醒后如常人，多无发热。而痉证多见持续发热，伴有角弓反张，身体强直，多不能自止，多有原发疾病的存在。

3.3.4 抽动症

是一种病因不明的神经精神障碍疾病，儿童和青少年起病，男性多见，主要表现反复快速的一个或多个部位的肌肉的不自主抽动和发音，如眨眼、挤眉、皱额、吸鼻、张口、伸颈、耸肩、清嗓子或喉中有各种发音，病人可伴有注意力不集中、多动、强迫行为，根据病程长短可分为短暂抽动症（病程不超过一年）和慢性抽动症，后者又称抽动秽语综合征。

4 临床治疗与推荐建议

4.1 辨证论治

4.1.1 治疗原则[7,8,9]

癫痫的辨证论治首先应辨明病性的虚实，其次要辨明病位。癫痫的实性病机以风、痰、火、瘀为主；虚性病机以阴虚、气虚为主。脏腑病位主要在心脑，但与肝、肾、脾等脏腑密切相关。而风、痰、火、瘀是癫痫的主要发病病机，气阴亏虚是诱发癫痫的潜在病因，因此在癫痫辨证治疗时，尤其要重视风、痰、火、瘀等因素，同时还需兼顾气、阴的不足。临证时，还要明辨发作期与缓解期，应做到分期论治。治疗癫痫的大法应为息风、化痰、清热、活血为主，兼滋阴、益气；同时辅以疏肝、补肾、养心、开窍。

4.1.2 缓解期分证论治

4.1.2.1 风痰上扰证

病机：痰随风动，上蒙清窍。

治法：涤痰息风，开窍定痫。

推荐方药：定痫丸（《医学心悟》）加减[9,14,15,16]（推荐级别：C；证据分级：Ⅱ；推荐强度：有选择性地推荐）。

常用药：石菖蒲、天竺黄、半夏、胆南星、酸枣仁、茯苓、僵蚕、天麻、全蝎、白芍、甘草等。

加减：痰多夜不宁者，加远志等；高热惊厥者，加蝉蜕等；抽搐无力，少气懒言，面色少华，形体消瘦者，加太子参、黄芪等；胸胁胀满者，加青皮、枳壳等；痰黏不利者，加瓜蒌等；痰涎清稀者，加干姜、细辛等；纳呆者，加白术、茯苓等。

4.1.2.2 痰火扰神证

病机：痰火上扰，神明昏乱。

治法：清热化痰，开窍醒神。

推荐方药：龙胆泻肝汤（《太平惠民合剂局方》）合涤痰汤（《济生方》）加减[16]（推荐级别：C；证据分级：Ⅱ；推荐强度：有选择性地推荐）。

常用药：龙胆草、黄芩、山栀、石菖蒲、胆南星、半夏、茯苓、竹茹等。

加减：抽搐严重者，加钩藤、石决明等；大便干结者，加大黄、枳实等；彻夜难眠者，加琥珀、远志等。

4.1.2.3 瘀阻脑络证

病机：瘀血阻窍，脑络闭塞。

治法：活血化瘀，通络开窍。

推荐方药：血府逐瘀汤（《医林改错》）合通窍活血汤（《医林改错》）加减[9,14,17,18,19,20]（推荐级别：C；证据分级：Ⅱ；推荐强度：有选择性地推荐）。

常用药：龙骨、钩藤、桃仁、天麻、胆南星、当归、牛膝、生地黄、红花、枳壳、赤芍、柴胡、川芎、桔梗、全蝎、甘草等。

加减：瘀血较重者，加三棱、莪术等；头部外伤者，加丹参、三七等。

4.1.2.4 肝肾阴虚证

病机：肝肾亏虚，髓海失养。

治法：滋养肝肾，健脑益髓。

推荐方药：大补元煎（《景岳全书》）加减[14,21,22]（推荐级别：C；证据分级：Ⅱ；推荐强度：有选择性地推荐）。

常用药：西洋参、山药、熟地黄、枸杞子、杜仲、当归、牡丹皮、山茱萸、女贞子、旱莲草、甘草等。

加减：痰热者，加天竺黄、竹茹等；腰膝酸软者，加桑寄生、续断等；大便干结者，加肉苁蓉、何首乌等。

4.1.2.5 心脾两虚证

病机：气血俱衰，心神失养。

治法：健脾益气，养心安神。

推荐方药：六君子汤合归脾汤（《世医得效方》）加减（推荐级别：E；证据分级：Ⅴ；推荐强度：有选择性地推荐）[5]。

常用药：人参、白术、茯苓、甘草、半夏、陈皮、远志、酸枣仁等。

加减：痰多者，加胆南星、瓜蒌等；呕恶者，加竹茹、旋覆花等；便溏者，加薏苡仁、扁豆、藿香等。

4.1.3 发作期治疗

按照"急则治其标"的原则，癫痫急性发作期以醒脑开窍止痉为大法。辨经取穴：以督脉、手厥阴经及足少阴经穴为主，选用百会、水沟、合谷、内关、涌泉、腰奇。针刺操作方法：水沟用雀啄手法，以眼眶流泪为度；合谷、内关行提插捻转手法，施泻法；百会、涌泉、腰奇行捻转平补平泻法。对于不伴有明显肢体抽搐的癫痫发作，若发作持续时间短暂，一般不需要特殊处理，只记录发作时的表现，随后及时就诊。

4.2 其他疗法

4.2.1 中成药治疗

医痫丸[23]：口服，1次3g，1日2~3次，国药准字 Z20013078（推荐级别：C；证据分级：Ⅱ；推荐强度：有选择性地推荐）。

癫痫宁[24]：口服，1次4片，1日3次，国药准字 Z53020771（推荐级别：B；证据分级：Ⅰ；推荐强度：有选择性地推荐）。

癫痫康胶囊[25]：口服，1次3粒，1日3次，国药准字 Z14020445（推荐级别：D；证据分级：Ⅲ；推荐强度：有选择性地推荐）。

癫痫平[26]：口服，1次5~7片，1日2次，国药准字 Z20025073（推荐级别：C；证据分级：Ⅱ；推荐强度：有选择性地推荐）。

4.2.2 醒脑开窍法[27-36]

主穴取百会、内关、四神聪、水沟穴；配穴取神庭、风池、曲池、上星、合谷、足三里、丰隆、三阴交、太冲等穴。留针30分钟，1日1次（推荐级别：C；证据分级：Ⅱ；推荐强度：有选择性地推荐）。

4.2.3 穴位埋线法[37,38]

主穴取厥阴俞透心俞、肝俞透胆俞、脾俞透胃俞、腰奇、癫痫等穴。配穴取风门、大椎、足三里、梁丘、丰隆、膈俞、血海、肾俞、命门等穴。羊肠线完全埋入皮肤组织内，敷盖消毒纱布3~5天，或敷以创可贴。每隔20天施治1次（推荐级别：C；证据分级：Ⅱ；推荐强度：有选择性地推荐）。

4.2.4 耳穴疗法[39]

主穴取癫痫点、脑干、皮质下、脑、神门、枕、肝、肾。治疗时对准穴位紧贴压其上，并轻轻揉按1~2分钟。每次以贴压5~7穴为宜，每日按压3~5次，隔1~3天换1次，两耳交替或同时贴（推荐级别：D；证据分级：Ⅲ；推荐强度：有选择性地推荐）。

5 预防与调护[5,40,41]

5.1 预防

癫痫是一种复杂的神经内科疾病，一般很难短期内治愈，即使经过治疗，也可能反复发作，需要患者长期坚持治疗，做好日常护理。患者与家属应注意以下几方面，以便减少癫痫的危害。

5.1.1 加强锻炼

癫痫患者每天坚持适当的体育锻炼以增强体质，提高自身免疫能力，促进血液循环，改善神经系统对全身器官的调节作用，使机体对外界环境的适应能力提高，从而有利于抑制癫痫的发作。但不建议参与过于激烈的体育运动，推荐选择比较温和的有氧运动，如瑜伽、慢跑、太极拳等，长期坚持锻炼不仅可以保持身体健康，还会对治疗的效果起到积极作用。

5.1.2 癫痫日记

建议患者或家属写癫痫日记，详细记录癫痫发作的次数、持续时间、自我感受、服药情况及不良反应等。有条件的情况下，可以用手机进行发作时的视频拍摄，为医生提供第一手资料，便于医生全面了解患者的疾病情况。

5.1.3 加强护理，预防意外

a）发作时注意观察神志的改变、抽搐的频率、瞳孔的大小、有无发绀及呕吐、二便是否失禁等情况，并详细记录。对于昏仆抽搐的病人，凡有义齿者均应取下，并将裹有纱布的压舌板放入病人口中，防止咬伤唇舌，同时加用床挡，以免翻坠下床。

b）休止期患者，不宜驾车、骑车，不宜高空、水上作业，避免发生意外。

5.1.4 加强休止期的治疗，预防再发

应针对患者病后的体质辨识加以调补，如调补脾胃、益气养血、健脑益髓、化痰息风、活血化瘀，但切忌不加辨证一概使用辛温大补之品。

5.1.5 避免诱因

癫痫病人各自有不同的发作诱因，如饮食过饱、异味刺激、闪光刺激、声音刺激等均可诱发癫痫。此外，过度疲劳和缺少睡眠也常为诱发因素。避免这些诱因可减少癫痫发作。

5.2 调护

注意调补。饮食宜清淡，多吃素菜，少食肥甘之品，切忌食过冷过热、辛温刺激的食物，以减少痰涎及火热的滋生。可选用山药、赤小豆、绿豆、薏苡仁、小米煮粥，可收健脾化湿之功效。保持精神愉快，避免精神刺激，怡养性情，起居有常，劳逸适度。保证充足的睡眠时间，保持大便通畅。

附录 A

（资料性附录）

指南质量方法学策略

A.1 临床证据检索策略

以"痫病、癫痫、痫证、羊癫疯、痰痫、风痫"等为检索词，全面系统检索中华医典、岭南医籍数据库、中医药古籍数据库等古籍数据库，初筛可得到关于痫病的古籍文献。

本着文献检索必须全面的原则选择数据库。检索的数据库主要包括：中国知网学术文献总库（CNKI）、中文科技期刊全文数据库（VIP）、万方数据库（Wanfangdata）、中国优秀博硕士学位论文全文数据库。英文数据库：Pubmed。检索词 epilepsy、herb、acupuncture。文献检索未设定语种限制及研究设计限制，截止日期为 2015 年 7 月 30 日，手工检索已找到文献的相关参考文献。中文检索词：痫病、癫痫、痫证、羊癫疯、痰痫、风痫等。根据不同资料库的特征分别进行主题词联合自由词、关键词进行综合检索。所有检索策略均通过多次预检索确定，在工作组检索审核后，由 2 位研究者同时独立进行。如遇分歧，工作组协商解决。

国内外数据库初检 7113 篇相关文献，剔除重复后，审阅全文，严格执行纳入标准与排除标准，可得到相关文献 1201 篇，根据阅读标题与摘要获得可能符合纳入标准的文献 548 篇，根据指南及全文内容，评价相关文献，最终为指南推荐提供循证证据支持。

A.2 证据评价及证据强度

A.2.1 证据分级

中医临床诊疗指南修订的文献分级方法按 ZYYXH/T473—2015 中华人民共和国中医药行业标准·中医临床诊疗指南编制通则（送审稿）"证据分级及推荐强度参考依据"中提出的"中医文献依据分级标准"实施。[42]

表 A.1 基于循证医学临床证据研究的分级标准

Ⅰ级：大样本，随机研究，结果清晰，假阳性或假阴性的错误很低
Ⅱ级：小样本，随机研究，结果不确定，假阳性和/或假阴性的错误很高
Ⅲ级：非随机，同期对照研究和古今中医专家共识
Ⅳ级：非随机，历史对照和当代专家共识
Ⅴ级：病例报道，非对照研究和专家经验

a）文献依据分级标准的有关说明：该标准的"研究课题分级"中，大样本、小样本定义：大样本≥100 例的高质量的单篇随机对照试验；小样本＜100 例的高质量的单篇随机对照试验。

b）Ⅲ级中"古今中医专家共识"是指古代医籍记载、历代沿用至今、当代专家调查意见达成共识者；Ⅳ级中"当代中医专家共识"是指当代专家调查意见达成共识者；Ⅴ级中的"专家意见"仅指个别专家意见。

c）推荐等级：分为 A、B、C、D、E 五级，强度以 A 级最高，并依次递减。

A 级：至少有 2 项 Ⅰ 级研究结果支持；

B 级：仅有 1 项 Ⅰ 级研究结果支持；

C 级：仅有 Ⅱ 级研究结果支持；

D 级：至少有 1 项Ⅲ级研究结果支持；

E 级：仅有Ⅳ级或Ⅴ级研究结果支持。

A.2.2 文献评价

对所检索到的每篇临床文献均按以下方法分别进行文献评价。

a）随机临床试验的评价：结合 Cochrane 偏倚风险评价，采用改良 Jadad 量表评分大于等于 1 分的文献作为指南的证据。

b）非随机临床试验的评价：采用 MINORS 条目评分。评价指标共 12 条，每一条分为 0～2 分，前 8 条针对无对照组的研究，最高为 16 分；后 4 条与前 8 条一起针对有对照组的研究，最高分共 24 分。很多文献标题是随机对照，然而内容实质是非随机对照，如按就诊顺序对照。此类应归入非随机试验。如果存在明显质量问题，如分类统计样本例数与该组总样本例数不符、理论分析低劣、作者为非临床医生的治疗报道等，应直接排除，不必用量表评估。

c）Meta 分析的评价：采用 AMSTAR 量表进行文献质量评价。每个条目结果可以分为"是""否""不清楚"或"未提及"三种，并给予计分，共 11 分。AMSTAR 量表得分 0～4 分为低质量，5～8 分为中等质量，9～11 分为高质量。

d）随机临床试验类文献评价采用改良 Jadad 评分量表进行评价，评分≥3 分的文献属于高质量文献，作为参考文献。

e）改良 Jadad 量表评分≥3 分的文献有 5 篇，评分为 2 分的文献有 3 篇，评分为 1 分的文献有 1 篇；AMSTAR 量表评分为 7 分的文献有 1 篇，评分为 8 分的文献有 1 篇；MINORS 条目评分为大于等于 10 分的文献有 9 篇，8 分的文献有 3 篇，8 分的文献有 1 篇，7 分的文献有 4 篇，6 分的文献有 3 篇。

成立文献评价小组对纳入的文献根据相关标准进行评价，并用结构性摘要表对资料进行收集。对每篇文献的评价至少由两人进行，如果意见不一，则由工作组负责人给予帮助解决。

A.3 指南工具的评价

包括临床领域和方法学方面的专家共计 4 位评估员，运用 AGREE 对本指南进行评价，4 位专家对本指南总评价平均分为 6.5 分，并愿意推荐使用本指南。

附录 B
（资料性附录）
改良的 Jadad 评分量表

项目（item）	评分（score）	依据（reasons）
随机序列的产生（random squence production）		
恰当（adequate）	2	计算机产生的随机数字或类似方法
不清楚（unclear）	1	随机试验但未描述随机分配的方法
不恰当（inadequate）	0	采用交替分配的方法如单双号
分配隐藏（allocation concealment）		
恰当（adequate）	2	中心或药房控制分配方案、或用序列编号一致的容器、现场计算机控制、密封不透光的信封或其他使临床医生和受试者无法预知分配序列的方法
不清楚（unclear）	1	只表明使用随机数字表或其他随机分配方案
不恰当（inadequate）	0	交替分配、病例号、星期日数、开放式随机号码表、系列编码信封以及任何不能防止分组的可预测性的措施
盲法（blind method）		
恰当（adequate）	2	采用了完全一致的安慰剂片或类似方法
不清楚（unclear）	1	试验陈述为盲法，但未描述方法
不恰当（inadequate）	0	未采用双盲或盲的方法不恰当，如片剂和注射剂比较
撤出或退出（withdrawal）		
描述了（description）	1	描述了撤出或退出的数目和理由
未描述（undescribed）	0	未描述撤出或退出的数目或理由

注：改良后 Jadad 量表（1~3 分视为低质量，4~7 分视为高质量）

附录 C
（资料性附录）
MINORS 评价条目（适用于非随机对照试验）

序号	条目	提示
1	明确地给出了研究目的	所定义的问题应该是精确的且与可获得文献有关
2	纳入患者的连贯性	所有具有潜在可能性的患者（满足纳入标准）都在研究期间被纳入了（无排除或给出了排除的理由）
3	预期数据的收集	收集了根据研究开始前制订的研究方案中设定的数据
4	终点指标能恰当地反映研究目的	明确地解释用来评价与所定义的问题一致的结局指标的标准。同时，应在意向性治疗分析的基础上对终点指标进行评估
5	终点指标评价的客观性	对客观终点指标的评价采用评价者单盲法，对主观终点指标的评价采用评价者双盲法。否则，应给出未行盲法评价的理由
6	随访时间是否充足	随访时间应足够长，以使得能对终点指标及可能的不良事件进行评估
7	失访率低于5%	应对所有的患者进行随访。否则，失访的比例不能超过反映主要终点指标的患者比例
8	是否估算了样本量	根据预期结局事件的发生率，计算了可检测出不同研究结局的样本量及其95%可信区间；且提供的信息能够从显著统计学差异及估算把握度水平对预期结果与实际结果进行比较
9~12 条适用于评价有对照组的研究的附加标准		
9	对照组的选择是否恰当	对于诊断性试验，应为诊断的"金标准"；对于治疗干预性试验，应是能从已发表研究中获取的最佳干预措施
10	对照组是否同步	对照组与试验组应该是同期进行的（非历史对照）
11	组间基线是否可比	不同于研究终点，对照组与试验组起点的基线标准应该具有相似性。没有可能导致使结果解释产生偏倚的混杂因素
12	统计分析是否恰当	用于计算可信区间或相对危险度（RR）的统计资料是否与研究类型相匹配

注：评价指标共12条，每一条分为0~2分。前8条针对无对照组的研究，最高分为16分；后4条与前8条一起针对有对照组的研究，最高分共24分。0分表示未报道；1分表示报道了但信息不充分；2分表示报道了且提供了充分的信息

附录 D
（资料性附录）
AMSTAR 量表

条目	描述及说明
1	是否提供了前期设计方案 ● 在系统评价开展以前，应该确定研究问题及纳入排除标准
2	纳入研究的选择和数据提取是否具有可重复性 ● 至少要有两名独立的数据提取员，而且采用合理的不同意见达成一致的方法过程
3	是否实施广泛全面的文献检索 ● 至少检索 2 种电子数据库。检索报告必须包括年份以及数据库，如 Central、EMbase 和 MEDLINE。必须说明采用的关键词/主题词，如果可能应提供检索策略 ● 应咨询最新信息的目录、综述、教科书、专业注册库，或特定领域的专家，进行额外检索，同时还可检索文献后的参考文献
4	发表情况是否已考虑在纳入标准中，如灰色文献 ● 应该说明评价者的检索是不受发表类型的限制 ● 应该说明评价者是否根据文献的发表情况排除文献，如语言
5	是否提供了纳入和排除的研究文献清单 ● 应该提供纳入和排除的研究文献清单
6	是否描述纳入研究的特征 ● 原始研究提取的数据应包括受试者、干预措施和结局指标等信息，并以诸如表格的形成进行总结 ● 应该报告纳入研究的一系列特征，如年龄、种族、性别、相关社会经济学数据、疾病情况、病程、严重程度等
7	是否评价和报道纳入研究的科学性 ● 应提供预先设计的评价方法，如治疗性研究，评价者是否把随机、双盲、安慰剂对照、分配隐藏作为评价标准，其它类型研究的相关标准条目一样要交代
8	纳入研究的科学性是否恰当地运用在结论的推导上 ● 在分析结果和推导结论中，应考虑方法学的严格性和科学性。在形成推荐意见时，同样需要明确说明
9	合成纳入研究结果的方法是否恰当 ● 对于合成结果，应采用一定的统计检验方法确定纳入研究是可合并的，以及评估它们的异质性（如 Chi-squared test）。如果存在异质性，应采用随机效应模型，和/或考虑合成结果的临床适宜程度，如合并结果是否敏感
10	是否评估了发表偏倚的可能性 ● 发表偏倚评估应含有某一种图表的辅助，如漏斗图、以及其他可行的检测方法和/或统计学检验方法，如 Egger 回归
11	是否说明相关利益冲突 ● 应清楚交待系统评价及纳入研究中潜在的资助来源

附录 E

（资料性附录）

质量评价表

偏倚类型		偏倚风险评估等级		
		低风险偏倚	高风险偏倚	不清楚
选择偏倚	随机序列的产生	研究者在随机序列产生过程中有随机成分的描述。例如：利用随机数字表；利用电脑随机数生成器；抛硬币；密封的卡片或信封；抛色子；抽签	奇偶数或出生日期；入院日期（或周几）等或者直接用非随机分类法对受试者分类，如依据如下因素分组：医生的判断；病人的表现等	无充足的信息判定为以上两种等级
	分配隐藏	中央随机（包括基于电话，网络，药房控制的随机）等	分配信封无合适的保障（如没有密封，透明，不是随机序列）；交替或循环等	无充足的信息判定为以上两种等级
实施偏倚	研究者和受试者施盲	无盲法或不完全盲法，但综述作者判定结局不太可能受盲法缺失的影响；对受试者、主要的研究人员设盲	结局可能受盲法缺失的影响；对受试者和负责招募的研究者设盲，但有可能破盲，且结局可能受盲法缺失的影响	无充足的信息判定为以上两种等级；未提及
测量偏倚	研究结局盲法评价	对结局进行盲法评价，但综述作者判定结局不太可能受盲法缺失的影响；保障了结局的盲法评价，且不太可能被破盲	综述作者判定结局可能受盲法缺乏的影响；进行结局的盲法评价，但可能已经破盲，且结局的测量可能受盲法缺失的影响	无充足的信息判定为以上两种等级；未提及
随访偏倚	结果数据的完整性	结局无缺失数据；结局指标缺失的原因不太可能与结局的真值相关；缺失的结局指标在组间平衡，且原因类似；对二分类结局指标，结局指标的缺失比例同观察到的事件的风险不足以确定其对干预效应的估计有临床相关的影响；对于连续结局指标，缺失结局的效应大小不足以确定其对观察到的效应大小有临床相关的影响；缺失数据用合适的方法作了填补	结局指标缺失的原因可能与结局的真值相关，且缺失数量或原因在组间不一致；对二分类结局指标，结局指标的缺失比例同观察到的事件的风险足以确定其对干预效应的估计有临床相关的影响；对于连续结局指标，缺失结局的效应大小足以对观察到的效应引入临床相关的偏倚；当有大量干预违背随机分配时，应用"当作治疗"策略来分析；缺失数据用了不合适的填补方法	报告里对随访或排除的信息不足以判定为以上两种等级；未提及
	报告偏倚	可获得研究方案，所有关注的预先申明的结局都已报告；研究方案不可得，但发表的报告包含了所有期望的结果，包括那些预先申明的	并非所有预先申明的主要结局都已报告；一个或多个主要结局指标使用了未事先申明的测量指标，方法或子数据集。一个或多个主要结局指标未事先申明；综述研究者关注的一个或多个主要结局指标报告不完全，无法纳入 Meta 分析；研究报告未报告期望的主要结局	无充足的信息判定为以上两种等级
	其他	没有明显的其他偏倚	存在着与特定的研究设计相关的潜在偏倚；有作假；其他问题	无足够的信息评价是否存在着重要的偏倚风险；无充分的理由或证据表明现有的问题会引入偏倚

参 考 文 献

[1] 王维治. 神经病学 [M]. 2 版. 北京：人民卫生出版社，2013：1258 - 1351.

[2] 刘金民，江涛. 中医内科常见疾病诊疗指南·西医疾病部分 [M]. 北京：中国中医药出版社，2008：271 - 274.

[3] 戴瑾. 46 例癫痫发作间期动态脑电图分析 [J]. 中国保健营养，2012，22 (1)：77.

[4] 孔峰，逯成音，赵娇. 癫痫患者长时程脑电图与 CT 检查的相关性研究 [J]. 现代电生理学杂志，2007，14 (1)：17 - 19.

[5] 张伯礼，薛博瑜. 中医内科学 [M]. 北京：人民卫生出版社，2013：133 - 140.

[6] 郑岩. 关于中医治疗痫病的探讨 [J]. 世界最新医学信息文摘，2013，13 (36)：394.

[7] 司富春，宋雪杰，李洁，等. 癫痫证候和方药分布规律文献分析 [J]. 中医杂志，2014，55 (6)：508 - 512.（证据分级：Ⅲ，AMSTAR 量表：7 分）

[8] 陈玉杰. 癫病的中医辨证论治 [J]. 中国现代药物应用，2014，8 (18)：224.

[9] 晏淑荣. 痫病的中医辨治分析 [J]. 世界最新医学信息文摘，2013，13 (36)：381.

[10] 牛志尊，黄密，马作峰，等. 癫痫中医病因病位的现代文献研究 [J]. 新中医，2014，46 (1)：193 - 196.

[11] 王越，刘金民，李淑芳. 癫痫中医证型及证候要素分布规律的文献研究 [J]. 环球中医药，2013，1 (6)：16 - 19.（证据分级：Ⅲ，AMSTAR：8 分）

[12] 吕振国，马玲梅，古丽娟，等. 抽动秽语综合征与癫痫的鉴别 [J]. 实用医技杂志，2005，12 (20)：3012.

[13] 李国芹. 脑电图在抽动症和癫痫鉴别诊断中的应用 [J]. 医疗装备，2010，23 (10)：33.

[14] 王中华. 中医药治疗癫痫的疗效分析 [J]. 医药前沿，2014 (31)：347 - 348.（证据分级：Ⅴ，MINORS 条目：8 分）

[15] 吴昇辰，陈少玫. 定痫丸临证应用探微 [J]. 中国中医急症，2013，22 (10)：1724 - 1725.（证据分级：Ⅴ，MINORS 条目：6 分）

[16] 庞增园，于征淼，吴智兵，等. 中西医结合综合方案治疗癫痫的临床观察 [J]. 湖南中医药大学学报，2011，31 (4)：42 - 44.（证据分级：Ⅱ，Jadad 量表评分：3 分）

[17] 李燕子. 加味通窍活血汤治疗脑外伤后癫痫疗效观察 [J]. 中国实用神经疾病杂志，2014，17 (14)：114 - 115.（证据分级：Ⅲ，MINORS 条目：7 分）

[18] 赵均峰，张宪坤，李闯，等. 中西医结合治疗外伤性癫痫 80 例疗效观察 [J]. 中国当代医药，2013，20 (7)：99 - 100.（证据分级：Ⅲ，MINORS 条目：14 分）

[19] 王景春，田佳新. 血府逐瘀汤在脑外伤所致难治性癫痫的疗效观察 [J]. 陕西中医，2015，36 (6)：653 - 654.（证据分级：Ⅱ，Jadad 量表评分：3 分）

[20] 谈宇樑. 中药联合单唾液酸四己糖神经节苷脂钠治疗脑外伤癫痫观察 [J]. 中国实用神经疾病杂志，2015，18 (3)：98 - 99.（证据分级：Ⅱ，Jadad 量表评分：3 分）

[21] 孙鸿飞，韩学祥. 探究脑外伤后癫痫的预防及治疗 [J]. 临床医药文献杂志，2005，2 (9)：1667 - 1668.（证据分级：Ⅱ，Jadad 量表评分：3 分）

[22] 金曦. 中西医结合治疗糖尿病伴发癫痫临床观察 [J]. 中国中医急症, 2009, 18 (11): 1784 - 1785. (证据分级: Ⅲ, MINORS 条目: 12 分)

[23] 曹勇, 郑慧军. 针刺联合医痫丸治疗颅脑外伤癫痫 (风痰上扰证) 疗效及对 NOX2/ROS 通路的影响 [J]. 中国中医基础医学杂志, 2016, 22 (5): 674 - 677. (证据分级: Ⅱ, Jadad 量表评分: 2 分)

[24] 何丽云, 李润今, 刘祖发, 等. 癫痫宁片作为添加治疗对癫痫发作严重程度的影响 [J]. 中医杂志, 2010, 51 (9): 797 - 800. (证据分级: Ⅰ, Jadad 量表评分: 7 分)

[25] 黄毅. 癫痫康胶囊治疗癫痫 56 例疗效分析 [J]. 中医中药, 2007, 4 (2): 81 - 82. (证据分级: Ⅲ, MINORS 条目: 8 分)

[26] 李作吉, 王春波, 隋忠国. 丙戊酸钠联合癫痫平序贯治疗癫痫的临床观察 [J]. 中国医药科学, 2014, 4 (16): 58 - 60. (证据分级: Ⅱ, Jadad 量表评分: 2 分)

[27] 罗卫平, 何宇峰, 王丽菊. 醒神开窍针刺法治疗难治性癫痫临床研究 [J]. 上海针灸杂志, 2010, 29 (8): 503 - 505. (证据分级: Ⅴ, MINORS 条目: 10 分)

[28] 李素文. 用中药方剂联合针刺疗法治疗癫痫的效果探析 [J]. 当代医药论丛, 2015, 13 (5): 22 - 23. (证据分级: Ⅲ, MINORS 条目: 10 分)

[29] 茆阿文, 李佩芳. 针灸配合西药治疗脑卒中后继发性癫痫临床观察 [J]. 实用中医药杂志, 2014, 30 (1): 36 - 37. (证据分级: Ⅲ, MINORS 条目: 12 分)

[30] 邵素菊. 通督健脑针刺法治疗癫痫 121 例 [J]. 山东中医杂志, 2005, 24 (2): 96 - 97. (证据分级: Ⅴ, MINORS 条目: 6 分)

[31] 杨凌莉. 针刺治疗癫证 87 例临床观察 [J]. 天津中医学院学报, 2000, 19 (3): 25 - 27. (证据分级: Ⅴ, MINORS 条目: 7 分)

[32] 牛学霞. 头体针结合治疗癫痫 30 例临床观察 [J]. 中医临床研究, 2014, 6 (4): 65 - 67. (证据分级: Ⅱ, Jadad 量表评分: 2 分)

[33] 苑丽敏, 王慧裕, 李金坡. 针刺控制中风后继发癫痫临床观察 [J]. 山西中医, 2012, 28 (6): 26 - 28. (证据分级: Ⅲ, MINORS 条目: 10 分)

[34] 杨白燕. 针刺治疗癫痫病的临床观察 [J]. 光明中医, 2007, 22 (1): 42 - 43. (证据分级: Ⅴ, MINORS 条目: 6 分)

[35] 邵小伟. 醒脑开窍针刺治疗脑梗塞并发癫痫 32 例 [J]. 针灸临床杂志, 2006, 22 (3): 32 - 33. (证据分级: Ⅲ, MINORS 条目: 10 分)

[36] 李淑红. 醒脑开窍法针药治疗脑梗塞并发癫痫临床观察 [J]. 中华中医药学刊, 2007, 25 (5): 1063 - 1064. (证据分级: Ⅲ, MINORS 条目: 10 分)

[37] 许云祥, 张家维, 邓倩帮. 穴位埋线疗法及其在癫痫治疗中的应用 [J]. 中医药信息, 2003, 20 (1): 35 - 37. (证据分级: Ⅰ, Jadad 量表评分: 1 分)

[38] 符冰, 李红. 辨证取穴药线埋植治疗癫痫的临床研究 [J]. 甘肃中医, 2004, 17 (9): 1 - 3. (证据分级: Ⅱ, Jadad 量表评分: 4 分)

[39] 唐贝, 王欢, 张勇, 等. 耳穴压豆治疗外伤性癫痫 40 例 [J]. 光明中医, 2013, 28 (2): 323 - 324. (证据分级: Ⅲ, MINORS 条目: 12 分)

[40] 孙欣, 叶鸿, 何晓滨. 成人癫痫患者的生活质量调查与护理 [J]. 中华临床医学杂志, 2003,

19（4）：62－63.

［41］夏静芳，朱玉敏，鲁艳艳．痫病患者的中医辨证施护［J］．内蒙古中医药，2014，33（22）：146－147.

［41］汪受传，虞舜，赵霞，等．循证性中医临床诊疗指南研究现状与策略［J］．中华中医药杂志，2012；27（11）：2759－2763.

ICS 11.120
C 05

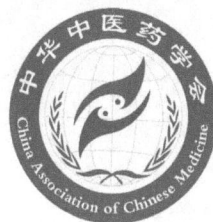

团 体 标 准

T/CACM 1220—2019

中医内科临床诊疗指南
老年衰弱

Clinical guidelines for diagnosis and treatment of internal diseases in TCM
Frailty in older adults

2019-01-30 发布

2020-01-01 实施

中华中医药学会 发布

前　言

本指南按照 GB/T 1.1—2009 给出的规则起草。

本指南由中华中医药学会提出并归口。

本指南主要起草单位：福建中医药大学附属人民医院、中国中医科学院广安门医院、湖北省中医院、安徽中医药大学第二附属医院、江西中医药大学附属医院、重庆市中医院、徐州市中医院、福州市第二医院、河北省中医院、福建中医药大学附属第二人民医院、福州市中医院、厦门大学附属第一医院、河南中医学院第一附属医院、新疆维吾尔自治区中医医院。

本标准主要起草人：衡先培、杨柳清、李军、肖万泽、蔡圣朝、刘中勇、路瑜、王智明、蒋小玲、戎士玲、朱敏、许祥云、李学军、冯志海、李凯利。

引　言

　　本指南为国家中医药管理局立项的"2014年中医药部门公共卫生服务补助资金中医药标准制修订项目"之一，项目负责部门为中华中医药学会，在中医临床诊疗指南制修订专家总指导组和中医内科临床诊疗指南专家指导组的指导、监督下实施。制订过程与任何单位、个人无利益关系。本指南主要针对以老年衰弱为主要表现的病证，提供中医药诊断和治疗建议，主要目的是推荐有循证医学证据的老年衰弱中医诊断与治疗，规范中医临床诊疗过程。

　　老年衰弱是指60岁以上老年人群在多种疾病情况下发生的以肌量减少、肌肉萎缩导致的肌力下降、机体易损性增加为主要共同表现的临床综合征。老年衰弱患者因生理储备下降导致机体易损性增加、抗应激能力减退的非特异性状态，其核心是老年人生理储备下降或多种异常，外界较小刺激即可引起临床事件的发生[1-8]。多数学者认为老年衰弱发病是多系统、多因素作用的结果，主要与神经内分泌失调、营养代谢、肌量减少、炎性因子和细胞因子增加等有关，其外延涉及具有显著肌力和耐力下降的各种疾病[9-13]。中医无老年衰弱病名，根据临床特点不同，老年衰弱可分属于中医"虚劳""虚损""痿证"等病症范围[14-15]。主要病因与先天不足、饮食不节、劳倦过度、病后失养、情志失调、药物所伤等有关，基本病机以虚为主，主要为脾肾不足，实证多因虚致实[16-18]。中医的辨证论治有较强的灵活性和针对性，疗效确切，具有一定的特色。目前国际上尚无中医药治疗老年衰弱的临床实践指南，因此，整合和吸纳国际中医药防治老年衰弱的研究成果和成功经验，借鉴临床流行病学的研究方法，形成具有循证医学证据的中医药防治老年衰弱的临床实践指南，对于规范使用中医药，提高中医药治疗老年衰弱的临床疗效具有重要的作用。

　　本指南由中华中医药学会组织，在中医临床诊疗指南制修订专家总指导组和中医内科临床诊疗指南专家指导组的指导、监督下实施，文献评价小组确定筛选证据的标准，并通过检索数据库，筛选出符合纳入标准的文献共128篇，并进行文献质量评价及证据分级，根据证据级别达成专家组共识，并提出推荐意见，初步制定出针对老年衰弱的中医临床实践指南。

　　本指南是根据中医对老年衰弱的中医药临床研究成果并结合专家经验制定。针对的群体是老年患者，提供以中医药为主要内容的诊断和治疗建议。

中医内科临床诊疗指南 老年衰弱

1 范围

本指南提出了老年衰弱的诊断、辨证论治、其他疗法、预防与调护的建议。

本指南适用于 60 周岁以上老年衰弱人群的诊断和防治。

本指南适用于中医内科医生、全科医生、保健医生等相关科室临床医师使用。

2 术语和定义

下列术语和定义适用于本指南。

2.1

老年衰弱 Frailty in older adults

是指老年人群在多种疾病情况下发生的以代谢内分泌障碍为主要机制，以肌量减少、肌肉萎缩导致肌力下降、机体易损性增加为主要共同表现的临床综合征。临床主要表现为体重下降、疲劳感、乏力、行走速度下降、躯体活动能力降低[19-23]。根据 2015 年颁布的《中华人民共和国老年人权益保护法》及世界卫生组织 2016 年发布《关于老龄化与健康的全球报告》，本指南中涉及的老年人是指 60 周岁以上的人群。

3 临床诊断

3.1 中医诊断

3.1.1 病名诊断

是指 60 岁以上老年人群发生的以肌量减少、肌肉萎缩导致肌力下降、机体易损性增加为主要共同表现的临床综合征。临床主要表现为体重下降、疲劳感、乏力、行走速度下降、躯体活动能力降低。

3.1.2 证候诊断

主要通过临床望、闻、问、切四诊，根据患者资料进行辨证，通过中医辨证体系中的八纲辨证、脏腑辨证、气血津液辨证、经络辨证，结合文献[24-30]及专家意见，临床常见的证候如下：

3.1.2.1 肾精亏虚证

体弱乏力，神疲，消瘦，腰膝酸软，健忘，失眠，食欲不振，头晕，耳鸣，耳聋，皮肤干燥，夜尿频多，舌质干瘦，苔薄，脉沉弱或细。

3.1.2.2 气血亏虚证

乏力，精神疲惫，消瘦，面色苍白，唇舌淡白，头晕，眼花，心悸，气短，失眠，舌淡，苔薄，脉细弱。

3.1.2.3 脾肾阳虚证

腰膝酸软，形寒肢冷，神疲乏力，消瘦，面色㿠白，五更泄泻，小便清长，肢体浮肿，腰腹冷痛，夜尿增多，舌质淡胖或有齿痕，舌苔白滑，脉沉细弱。

3.1.2.4 脾虚痰湿证

精神疲惫，肢体乏力，胸脘痞闷，纳呆，嗜睡，头重如裹，便溏，舌淡，苔腻，脉滑。

3.1.2.5 五脏虚弱证

乏力，精神疲惫，消瘦，心悸，失眠，气短，腰膝酸软，形寒肢冷，健忘，纳少，舌淡，苔薄，脉沉或细。

3.2 西医诊断

老年衰弱的西医诊断参照老年衰弱相关文献[1,31-33]，具备以下 5 条中 3 条或以上可诊断：

——体重：1 年内，体重下降 >4.5 公斤或 >5%；或当前体重比标准体重低 20%。

——6 米直线步行速度：<0.8 米/秒；或者不能独立行走。

——握力：男性<26 公斤，女性<18 公斤。

——体力活动（明达休闲活动问卷）

男性：<383 千卡/周

女性：<270 千卡/周

——疲乏（抑郁症流行病学研究中心（CES-D）的任一问题得分 2～3 分）

过去的 1 周之内有以下现象发生的天数：

a. 我感觉我做每一件事都需要经过努力

b. 我不能向前行走

0 分：<1d；1 分：1～2d；2 分：3～4d；3 分：>4d

3.3 西医鉴别诊断

3.3.1 充血性心力衰竭

由于心室泵血或充盈功能低下，心排血量不能满足机体代谢的需要，组织、器官血液灌注不足，同时出现肺循环和/或体循环淤血，是各种心脏病发展到严重阶段的临床综合征，可能伴有或不伴有其他器官功能储备的下降，也不伴肌少症及肌力下降。

3.3.2 甲状腺功能减退症

甲状腺功能减退症系甲状腺激素合成、分泌不足，或甲状腺激素生理效应降低而致的全身性疾病。其肌损伤改变与老年衰弱的肌少症引起的肌力下降明显不同。在甲状腺激素补充治疗后，临床表现可获得明显好转。

3.3.3 肾上腺皮质功能减退症

肾上腺皮质功能减退症按病因可分为原发性和继发性，按病程可分为急性和慢性。原发性肾上腺皮质功能减退症中最常见的是原发性慢性肾上腺皮质功能减退症（Addison 病）。典型的临床表现以及血尿常规和生化检查测定可为本病的诊断提供线索，但确诊该病需要依赖特殊的实验室和影像检查。患者往往伴有皮肤色素沉着、低血压、低血糖等症状，经皮质类固醇激素补充治疗后症状明显改善。

3.3.4 腺垂体功能减退症

多种原因引起的腺垂体激素分泌减少，部分患者可出现无力或肌损伤。但本病多于 60 岁之前起病，并且具有相应的垂体激素低水平及靶器官损伤，多不伴肌少症或肌萎缩。本病如延续到老年以后符合老年衰弱的诊断标准，也可参考本指南治疗。

3.3.5 电解质紊乱

电解质紊乱患者可出现无力、疲乏症状，但一般无肌损伤、肌力下降，电解质紊乱纠正后症状可缓解，与老年衰弱的肌少症引起的肌力下降不同。

4 临床治疗与推荐意见

4.1 分型论治

4.1.1 肾精亏虚证

病机：肾精不足，失于濡养。

治法：滋补肾精。

推荐方药：龟鹿二仙膏（《医便》）方加减[34]（证据分级：Ⅱ；推荐级别：C）。

常用药：鹿角、龟板、人参、枸杞子。

加减：腰膝酸软者，加杜仲、川牛膝补肾壮腰；失眠，健忘者，加阿胶、鸡子黄交通心肾，加酸枣仁养心安神；食欲不振者，佐砂仁、黄连运脾开胃。

4.1.2 气血亏虚证

病机：气血不足，肢体失养。

治法：益气养血。

推荐方药1：八珍汤（《瑞竹堂经验方》）加减（证据分级：Ⅲ；推荐级别：D）。

常用药：人参、白术、茯苓、当归、川芎、白芍、熟地黄、甘草等。

推荐方药2：消疲灵颗粒[35]（证据分级：Ⅱ；推荐级别：B）。

常用药：人参、麦冬、五味子、黄芪、当归、龙眼肉、肉桂、灵芝、鸡血藤、茯苓、山楂、丹参、酸枣仁、阿胶等。

推荐方药3：偏气阴两虚证者用生脉散（《医学启源》）加减（证据分级：Ⅲ；推荐级别：D）。

常用药：人参、麦门冬、五味子等。

推荐方药4：偏气虚血瘀证者用补阳还五汤（《医林改错》）加减（证据分级：Ⅲ；推荐级别：D）。

常用药：黄芪、当归尾、赤芍、地龙、川芎、红花、桃仁等。

加减：头晕眼花者加天麻、枸杞子养肝息风；心悸、失眠加五味子、酸枣仁养心安神。

4.1.3 脾肾阳虚证

病机：脾肾阳虚，失于温煦。

治法：温补脾肾。

推荐方药1：偏肾阳虚者用金匮肾气丸（《金匮要略》）加减（证据分级：Ⅲ；推荐级别：D）。

常用药：桂枝、附子（制）、地黄、山药、山茱萸（酒炙）、茯苓、牡丹皮、泽泻等。

推荐方药2：偏脾阳虚者用桂附理中丸加减（证据分级：Ⅲ；推荐级别：D）。

常用药：肉桂、附片、党参、白术（炒）、炮姜、炙甘草等。

推荐方药3：偏阴阳两虚证者用二仙汤（《妇产科学》）加减（证据分级：Ⅳ；推荐级别：E）。

常用药：仙茅、淫羊藿、当归、巴戟天、黄柏、知母等。

加减：五更泄泻者合四神丸加减；肢体浮肿者加桂枝、茯苓皮化气行水；夜尿增多者加益智仁、补骨脂温固下元。

4.1.4 脾虚痰湿证

病机：脾虚失运，痰湿内生。

治法：益气健脾、化痰祛湿。

推荐方药：六君子汤（《医学正传》）加减（证据分级：Ⅲ；推荐级别：D）。

常用药：人参、白术、茯苓、甘草、陈皮、半夏等。

加减：痰湿较盛而胸脘痞闷甚者，可加砂仁、厚朴、法半夏等加强运脾化痰之功效；纳呆可加白豆蔻、草果健脾化湿；嗜睡加石菖蒲芳化开闭；头重如裹者加滑石、薏苡仁利水通阳。

4.1.5 五脏虚弱证

病机：五脏虚弱，气血阴阳亏虚。

治法：益气补血、滋阴助阳。

推荐方药：十全大补汤（《宋·太平惠民和剂局方》）加减（证据分级：Ⅲ；推荐级别：D）。

常用药：人参、茯苓、白术、炙甘草、川芎、当归、白芍、熟地黄、黄芪、肉桂等。

加减：心悸不宁者，以炙甘草汤加麦冬、阿胶养心阴心血；失眠者，加酸枣仁、茯神安神促眠。肾不纳肺气者，加黄精、山药益肾纳气，并仿补肺汤加五味子助肺气。

4.2 运动治疗

4.2.1 治疗原则

本病患者应坚持日常家务或运动，循序渐进、量力而行、劳逸结合。适当进行轻体力家务活动对于本病患者有积极的治疗作用。传统养身调心的锻炼方式，如步行、五禽戏、易筋经、八段锦等适宜大部分患者，在每次练习前后做准备及放松运动，练习时动作应循序渐进，量力而行，不要刻意追求动作到位，防止幅度过大而受伤（证据分级：Ⅴ；推荐级别：E）。

4.2.2 五禽戏

包括虎戏、鹿戏、熊戏、猿戏、鸟戏五种仿生导引术。每周 3~5 次，每次 20~30 分钟[36]。（证据分级：Ⅴ；推荐级别：E）

4.2.3 易筋经

十二式包括韦驮献杵、摘星换斗、三盘落地、出爪亮翅、倒拽九牛尾、九鬼拔马刀、青龙探爪、卧虎扑食、打躬式、工尾式。大多数采取静止性用力，呼吸以舒适自然为宜，不可屏气。每周 3~5 次，每次 20~30 分钟。练功时要求做到"调身""调息""调心"[37-38]。（证据分级：Ⅴ；推荐级别：E）

4.2.4 坐式八段锦

包括叩齿集神法、撼天柱法、舌搅漱咽法、摩肾堂法、单关辘轳法、双关辘轳法、托天按顶法、钩攀法。每周 3~5 次，每次 20~30 分钟[39]。（证据分级：Ⅴ；推荐级别：E）

4.3 食疗

食疗的基本原则为：饮食有节、合理调配。营养充分，平衡膳食，结合体质与食物的性味，应时而施。不同食物通常具有不同的调整脏腑气血阴阳的作用，例如：a）具有补肾温阳作用的食物：刀豆、韭菜、葱白、大蒜、生姜、干姜、辣椒、龙眼、核桃仁、小茴香、胡椒、羊肉、狗肉、带鱼、虾、花椒、猪肚等。b）具有滋阴补肾作用的食物：小米、白豆、菠菜、卷心菜、山药、百合、梨、杏、猕猴桃、橘子、桑椹、芝麻、鸡蛋、鸭肉、鸭蛋、燕窝、猪肉、牛奶、黄花鱼、甲鱼、田螺、蚌等。c）具有利水渗湿作用的食物：玉米、薏苡仁、黑大豆、黄豆、绿豆、蚕豆、白菜、芹菜、荠菜、姜皮、葫芦、冬瓜、番茄、柠檬、槟榔、枳椇子、鲫鱼、泥鳅等。d）具有益气健脾作用的食物：粳米、糯米、山芋、山药、南瓜、木耳、桃子、樱桃、荔枝、草莓、大枣、松子、板栗、鸡肉、鹅肉、鹌鹑肉、鹌鹑蛋、牛肉、鲫鱼、鲢鱼、桂鱼、鲳鱼、鲈鱼等。e）具有健脾消食作用的食物：萝卜、莱菔子、柚子、山楂、木瓜、荸荠、醋。f）具有清热、泻火、解毒作用的食物：如淡豆豉、蟹、紫菜、西瓜、甜瓜、猪肠、茄子、白萝卜、绿豆、豆腐等[40-44]。（证据分级：Ⅴ；推荐级别：E）

4.4 膏方

4.4.1 龟鹿二仙膏（《医便》）[34]（证据分级：Ⅱ；推荐级别：C）

组成：鹿角、龟板、枸杞子、人参。

功效：滋阴填精，益气壮阳。

适应证：适用于肾虚精亏证患者。

用法用量：一次 20g，1 日 2 次，用温开水调服。

4.4.2 琼玉膏（《仁斋直指》）（证据分级：Ⅲ；推荐级别：D）

组成：人参、白蜜、生地黄、茯苓。

功效：益气养阴。

适应证：适用于气阴不足证患者。

用法用量：一次 15g，1 日 2 次，用温开水调服。

4.5 其他疗法

4.5.1 灸法

在大椎、中脘、关元、足三里 4 个穴位用米粒大艾炷行直接灸，每日 1 次[45]。（证据分级：Ⅴ；推荐级别：E）

4.5.2 体针

主穴选择足三里、肾俞穴等，每日 1 次[46]。（证据分级：Ⅴ；推荐级别：E）

4.5.3 穴位贴敷

主穴选择足三里，每日1次，每次4小时[47]。（证据分级：C；推荐级别：B）

4.6 预防与调护

4.6.1 积极预防和治疗慢性疾病

如消渴、眩晕、咳嗽、喘证、哮病、中风、胸痹等[48-51]。

4.6.2 体力锻炼

每天保持足够的体力活动，如步行、慢跑、登山、打羽毛球、打乒乓球、打排球等。活动时间半小时至1小时为宜。适当的日常生活活动也有助于增强体质，如买菜、做卫生、做饭等。体力活动量力而行。活动量既要充足，又不宜勉强或太过，运动时需注意避免跌倒损伤。一般情况下，运动时稍出汗，轻度心率、呼吸加快，但不影响对话，早晨起床时感觉舒适，无持续的疲劳感和其他不适感即可。

4.6.3 饮食调养

清淡饮食为主，少食肥甘厚味及辛辣、生冷之品，常宜食低盐低糖之品。脾主肌肉，常食健脾运脾食物有助于维持良好的营养状态，如香菇、山药、薏米、莲子、粟米、芹菜等。同时保持充足的营养，并注意营养均衡，适当进食血肉有情之品。如每日摄入适量牛奶、鱼肉、瘦肉等。

4.6.4 其他

社会和家庭对老人的关护是必要的。避风寒，适寒温。遵从四时养生法则，保持充足睡眠。冬春季宜晚出门、早休息，夏秋季宜早睡早起。老人通常对气温变化不敏感，结合天气预报及时做好保暖措施。注意护肩、护背、护腰、护膝。调畅情志，保持情绪稳定，勿大喜大悲大怒。劳逸结合。保持二便通畅，宜每天1~2次大便。

参 考 文 献

[1] 中华医学会老年医学分会. 老年患者衰弱评估与干预中国专家共识 [J]. 中华老年医学杂志, 2017, 36 (3): 251 - 256.

[2] 卫尹, 曹艳佩, 杨晓莉, 等. 老年住院患者衰弱综合征现状及影响因素 [J]. 复旦学报 (医学版), 2018, 45 (4): 496 - 502.

[3] 余洋, 吕洋. 衰弱研究进展 [J]. 实用老年医学, 2018, 32 (5): 492 - 496.

[4] 关欣, 黄飞, 闫小光, 等. 《中西医结合老年衰弱评估量表》 的构建研究 [J]. 北京中医药, 2018, 37 (3): 202 - 205 + 211.

[5] 李建华, 范利, 赵婷, 等. 老年高血压患者发生衰弱对预后的影响 [J]. 中华老年多器官疾病杂志, 2018, 17 (5): 324 - 328.

[6] 宋维, 王家杰, 刘佳文. 老年衰弱综合征的研究 [J]. 脑与神经疾病杂志, 2018, 26 (9): 579 - 582.

[7] 范亚坤, 梁芳, 张世阳, 等. 炎症及相关因子对老年人衰弱的影响 [J]. 河北医药, 2018, 40 (14): 2175 - 2178.

[8] 陶晓春, 胡安梅, 鲁新萍, 等. 社区老人衰弱综合征与肌少症的相关性 [J]. 中国老年学杂志, 2017, 37 (23): 5966 - 5967.

[9] 杨影红, 曾幸坤, 褚娇娇, 等. 门诊老年患者衰弱现状调查及相关影响因素分析 [J]. 浙江医学, 2018, 40 (10): 1050 - 1053.

[10] 李智, 胡秀英. 老年肿瘤患者衰弱筛查工具及其应用研究进展 [J]. 中国老年学杂志, 2018, 38 (7): 1786 - 1789.

[11] 刘长虎, 胡松, 毛拥军, 等. 老年人衰弱的研究进展 [J]. 中国全科医学, 2017, 20 (16): 2025 - 2033.

[12] 范利. 老年高血压合并衰弱的管理任重道远 [J]. 中华老年多器官疾病杂志, 2018, 17 (5): 321 - 323.

[13] 符琳琳, 王青, 吕卫华, 等. 老年住院患者衰弱与估算肾小球滤过率降低对再住院风险的影响 [J]. 中华老年多器官疾病杂志, 2018, 17 (5): 334 - 338.

[14] 李晔, 乔琳琳, 李怡. 老年衰弱的中医评估与干预 [J]. 北京中医药, 2018, 37 (3): 195 - 198.

[15] 李金辉, 刘海华, 李永杰, 等. 老年衰弱的中医证候探讨 [J]. 北京中医药, 2018, 37 (3): 199 - 201.

[16] 李方玲, 李金辉. 老年衰弱综合征中医理论初探 [J]. 中国中医药现代远程教育, 2015, 13 (24): 1 - 3.

[17] 乔琳琳, 闫小光, 黄飞, 等. 《中西医结合老年衰弱评估量表》 的临床应用 [J]. 北京中医药, 2018, 37 (3): 206 - 208.

[18] 赵俊男, 徐凤芹. 中医药在老年衰弱多学科干预中的特点和优势 [J]. 北京中医药, 2018, 37 (3): 212 - 214.

[19] 郝秋奎，董碧蓉. 老年人衰弱综合征的国际研究现状 [J]. 中华老年医学杂志，2013，32
（6）：685 - 688.

[20] 庞乐，张绍敏，吴锦晖. 老年衰弱综合征的相关研究进展 [J]. 实用老年医学，2016，30
（5）：356 - 360.

[21] 薛祺，王云. 老年衰弱综合征的研究进展 [J]. 北京医学，2018，40（1）：59 - 62.

[22] 吴永华，杨丽君，张俐. 老年衰弱、肌少症与营养 [J]. 实用老年医学，2017，31（4）：
403 - 407.

[23] 欧阳敏，蹇在金. 老年衰弱评估研究进展 [J]. 中国实用内科杂志，2017，37（4）：317 - 321.

[24] 赵聚山.《何氏虚劳心传》论虚劳 [J]. 南京中医药大学学报，2003，19（2）：76 - 77.

[25] 吕中.《何氏虚劳心传》治疗虚劳方法初探 [J]. 浙江中医学院学报，1995，19（3）：32 - 33.

[26] 姜德友，周雪明，郭加利. 基于古今医案数据分析的虚劳病证治规律研究 [J]. 中华中医药学
刊，2011，29（1）：21 - 23.

[27] 刘超，王志宏，季旭明，等. 基于中医传承辅助系统的治疗虚劳方剂组方规律分析 [J]. 中国
实验方剂学杂志，2012，18（17）：1 - 4.

[28] 王兵，侯炜. 基于中医传承辅助系统分析《临证指南医案》治疗虚劳用药经验 [J]. 中国实验
方剂学杂志，2013，19（3）：310 - 314.

[29] 韦薇，郑玉琴，李海燕，等. 清代《虚损启微》对"虚劳"治疗的用药规律分析 [J]. 世界中
西医结合杂志，2015，10（2）：275 - 277.

[30] 王宝，肖军财，闫小光，等. 基于中医古籍的老年衰弱中医干预方法述要 [J]. 北京中医药，
2018，37（3）：209 - 211.

[31] Fried L P, Tangen C M, Walston J, et al. Frailty in older adults：evidence for a phenotype [J]. J
Gerontol of Gerontology Series A：Biological Sciences & Medical, 2001, 56 (3)：M146 - 156.

[32] 王秋梅，陈亮恭. 肌少症的亚洲诊断共识：未来的发展与挑战 [J]. 中华老年医学杂志，2015，
34（5）：461 - 462.

[33] 刘永兵，孙凯旋，薛谨，等. 老年衰弱综合征干预措施及效果的研究进展 [J]. 中国老年学杂
志，2018，38（14）：3578 - 3581.

[34] 谢伟. 加味龟鹿二仙膏治疗虚劳的临床疗效观察 [J]. 中国实用医药，2013，8（6）：153 - 154.

[35] 张丽萍，陈眉，魏辉，等. 消疲灵颗粒治疗虚劳气血亏虚证 360 例疗效观察 [J]. 中国中医药
科技，2009，16（6）：482 - 483.

[36] 孙珂. 论五禽戏对老年人群生活质量的影响 [J]. 安阳工学院学报，2018，17（4）：118 - 119.

[37] 刘玉超，方磊，严隽陶，等. 易筋经对老年骨骼肌减少症者生活质量的影响 [J]. 上海中医药
大学学报，2012，26（5）：58 - 60.

[38] 王宾，马士荣，胡莺. 健身气功·易筋经锻炼对老年骨骼肌衰弱的延缓作用 [J]. 中国老年学
杂志，2015，35（1）：28 - 30.

[39] 王松涛，朱寒笑，张禹，等. 新编健身气功八段锦锻炼对中老年人生存质量的影响 [J]. 北京
体育大学学报，2007，30（2）：204 - 205.

[40] 吕卫华，王青，赵清华，等. 住院老年病人营养状况与衰弱相关性研究 [J]. 首都医科大学学
报，2017，38（3）：377 - 380.

[41] 胡安梅，陶晓春，魏书侠，等．营养及康复干预对衰弱与衰弱前期老人的作用［J］．中国老年学杂志，2017，37（14）：3613 – 3615．

[42] 杨帆，陈庆伟．老年住院患者衰弱状态及其影响因素分析研究［J］．中国全科医学，2018，21（2）：173 – 179．

[43] 贺恋词，高静，向玉萍，等．健脾益肾药膳雌鸡粥对社区老年衰弱患者衰弱状态及营养状况的干预效果评价［J/OL］．中国全科医学：1 – 7［2018—10—17］．http：//kns. cnki. net/kcms/detail/13. 1222. R. 20180905. 1854. 002. html．

[44] 李晓乾，刘蕾，孔新兴，等．老年衰弱人群的膳食结构与体重指数分析［J］．沈阳医学院学报，2015，17（4）：224 – 226 + 228．

[45] 文云星．老年虚劳宜灸、药齐施调补脾胃为要［J］．光明中医，2014，29（4）：803 – 804．

[46] 国兰琴，陈汉平，吴焕淦，等．肾俞穴延缓衰老的应用与研究［J］．辽宁中医杂志，2007，34（6）：732 – 734．

[47] 王钧，孙奇华，张铮森，等．托玛琳粉足三里穴敷贴对老年衰弱患者免疫功能与衰弱指数的影响．浙江中西医结合杂志，2017，27（8）：669 – 671．

[48] 庞乐，张绍敏，郑融融，等．衰弱量表在老年冠心病患者衰弱评估中的应用及其影响因素分析［J］．现代生物医学进展，2017，17（25）：4860 – 4863．

[49] 李婷，沈静．衰弱与2型糖尿病的研究进展［J］．实用老年医学，2017，31（4）：494 – 496．

[50] 赵清华，吕卫华，王青，等．衰弱指数对老年住院患者血压与预后相关性的影响［J］．中华老年心脑血管病杂志，2018，20（8）：806 – 811．

[51] 刘莉，叶鹏，Bromfield SG，等．接受治疗的老年高血压患者的血压、抗高血压药物应用、衰弱指标与严重摔伤风险的关系［J］．中华高血压杂志，2017，25（8）：702．

ICS 11.120
C 05

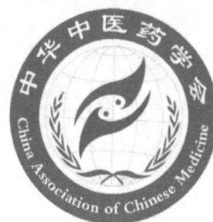

团 体 标 准

T/CACM 1224—2019

中医内科临床诊疗指南
缺血性心肌病

Clinical guidelines for diagnosis and treatment of internal diseases in TCM
Ischemic cardiomyopathy

2019-01-30 发布

2020-01-01 实施

中华中医药学会 发布

前　言

本指南按照 GB/T 1.1—2009 给出的规则起草。

本指南由中华中医药学会提出并归口。

本指南主要起草单位：福建中医药大学附属人民医院、北京中医药大学附属东直门医院、上海长征医院、广东省中医院、云南省中医医院、吉林省中医院、江西中医药大学附属医院、河南中医学院附属第一医院、天津中医药大学附属医院、安徽中医药大学第一附属医院、新疆医科大学附属中医医院。

本标准主要起草人：熊尚全、王显、吴宗贵、刘中勇、安冬青、万启南、戴小华、朱明军、朱翠玲、邓悦、吴焕林、毛静远、陈泽涛、郑峰、李翠云、林超。

本标准于 2018 年 3 月首次发布，2019 年 1 月第一次修订。

引　言

本指南由中华中医药学会组织，在中医临床诊疗指南制修订专家总指导组和中医、中西医结合内科心血管病专家指导组的指导、监督下实施。修订过程与任何单位、个人无利益关系。

本指南主要针对长期心肌缺血导致心肌局限性或弥漫性纤维化，从而产生心脏收缩和（或）舒张功能受损，引起心脏扩大或僵硬、心力衰竭、心律失常等一系列临床表现的临床综合征，为临床提供中医药诊断和治疗建议。主要目的是推荐有循证医学证据的缺血性心肌病中医诊断与治疗，规范中医临床诊疗过程。

目前国内尚无缺血性心肌病相关中医临床诊疗指南，本次指南制修订旨在对缺血性心肌病的诊断及治疗做一次梳理，明确缺血性心肌病的病名诊断、证候诊断、鉴别诊断及治疗规范。

本指南由中华中医药学会组织，在中医临床诊疗指南制修订专家总指导组和中医、中西医结合内科心血管病专家指导组的指导、监督下实施，文献评价小组确定筛选证据的标准，并通过检索 CNKI 数据库，筛选出符合纳入标准的文献共 1272 篇，进行文献质量评价及证据分级，根据证据级别达成专家组共识，并提出推荐意见，初步制定出针对缺血性心肌病的中医临床实践指南。

本指南根据中医对缺血性心肌病的中医药临床研究成果并结合专家经验而制定。针对心血管系统相关的缺血性心肌病患者，提供以中医药为主要内容的诊断和治疗建议。

本指南形成推荐治疗方案过程中，工作组成员及参与论证的有关专家通过医保政策、临床经验、随访调研等考虑了患者及其家属的观点和选择意愿，兼顾有效性、安全性和经济性。

本指南通过审评后，将通过发布会、指南应用推广培训班、继续教育学习班、学术会议、学术期刊等多种渠道宣传、贯彻、实施，在行业推广应用，并编制《缺血性心肌病中医临床诊疗指南临床应用参考手册》供推广实施用。

中医内科临床诊疗指南　缺血性心肌病

1　范围

本指南提出了缺血性心肌病（慢性稳定期）的诊断、辨证、治疗、预防和调护建议。

本指南适用于 30 岁以上人群缺血性心肌病的诊断和治疗。

本指南适用于心血管科、中西医结合科医生参考使用。

2　术语和定义

下列术语和定义适用于本指南。

2.1

缺血性心肌病　Ischemic cardiomyopathy

是指心肌长期缺血导致心肌局限性或弥漫性纤维化，从而产生心脏收缩和（或）舒张功能受损，引起心脏扩大或僵硬、心力衰竭、心律失常等一系列临床表现的临床综合征。其临床表现与扩张型心肌病相似，但在本质上 ICM 是一种由冠状动脉供血减少引起的严重心肌功能失常。缺血性心肌病病理生理主要由冠状动脉粥样硬化性狭窄、闭塞、痉挛和冠脉微循环的病变所引起。心肌细胞的减少和坏死可以是心肌梗死的直接后果，也可因慢性累积性心肌缺血而造成。心肌细胞坏死、残存的心肌细胞肥大、纤维化或瘢痕形成以及心肌间质胶原沉积增加等均可发生，几乎成为缺血性心肌病的一种结构模式，可导致室壁张力增加及室壁硬度异常、心脏扩大及心力衰竭等。病变主要累及左心室肌和乳头肌，也累及起搏和传导系统[1]。

中医无缺血性心肌病病名，根据临床特点不同，可分属于中医"心衰病""胸痹""心痛""心悸""怔忡"范畴。本病是由于久病耗伤、饮食不当、年迈体虚、情志失调等各种原因所致，其病位在心，与肺、脾、肾、肝关系密切。病性为本虚标实，其本虚为气、阴、阳虚，标实为血瘀、痰浊、水饮，可以二者或者三者并存，或者交互为患。

3　诊断

3.1　病史

早期有心悸、心绞痛发作，逐渐出现气短、胸闷和水肿，可有各种心律失常。

3.2　临床表现

3.2.1　心力衰竭：心力衰竭的表现多逐渐发生，大多出现左心衰竭。在心肌肥厚阶段，心脏顺应性降低，引起舒张功能不全。随着病情发展，收缩功能衰竭，然后右心也发生衰竭，出现相应的症状和体征。

3.2.2　心绞痛：缺血性心肌病多有明确的冠心病病史。心绞痛是缺血性心肌病患者常见的临床症状之一，但并不是必备症状，部分患者可无明显的心绞痛或心肌梗死病史。随着心力衰竭症状的日渐突出，心绞痛发作逐渐减轻甚至消失，仅表现为胸闷、乏力、眩晕或呼吸困难等症状。

3.2.3　心脏增大：心脏逐渐增大，以左心室增大为主，早期肥厚，以后扩大，后期则两侧心室均扩大。

3.2.4　心律失常：长期、慢性的心肌缺血导致心肌坏死、心肌顿抑、心肌冬眠以及局灶性或弥漫性纤维化直至瘢痕形成，导致心肌电活动障碍，包括冲动的形成、发放及传导均可产生异常。在缺血性心肌病的病程中可以出现各种类型的心律失常，尤以室性期前收缩、心房颤动和束支传导阻滞多见。在同一个缺血性心肌病病人身上，心律失常可表现复杂多变。有些患者在心脏还未明显增大前已发生心律失常。

3.2.5　血栓和栓塞：发生心力衰竭时血栓和栓塞较常见，主要见于：心脏腔室明显扩大者；心房颤动而未抗凝治疗者，血栓脱落后可发生脑栓塞；心排出量明显降低者；长期卧床而未进行肢体活动的患者易并发形成下肢静脉血栓，脱落后可发生肺栓塞。

3.3 辅助检查

心电图：ST 段压低，T 波改变，陈旧性心肌梗死图形和各种心律失常如窦性心动过速、房性或室性期前收缩和心房颤动等。可提示是否存在心脏不同步，包括房室、室间和（或）室内运动不同步。

X 射线：心脏 X 射线片可无异常发现或见主动脉增宽、心影增大、肺淤血等。

生物学标志物：a）血浆 N 末端 B 型利钠肽原（NT-pro BNP）和血浆 B 型利钠肽（BNP）对诊断心衰的敏感性和特异性有一定指导性，有很高的阴性预测价值，故可用于排除诊断，BNP < 35pg/mL，NT-pro BNP < 125 pg/mL 时不支持慢性心衰诊断。可用来评估心衰的严重程度和预后。b）心肌损伤标志物：心脏肌钙蛋白（cTn）、肌酸激酶（CK）、肌酸激酶同工酶（CK-MB）可用于诊断原发病如急性心肌梗死，也可对心衰患者作进一步的危险分层。

超声心动图及多普勒超声：心脏扩大，表现为心房和（或）心室扩大，心室壁出现节段性或弥漫性运动异常，整体收缩功能降低，左室射血分数值降低。

冠状动脉造影：冠状动脉造影可进一步明确冠状动脉病变的范围、程度，选择治疗方案。缺血性心肌病常可发现多支冠状动脉狭窄病变。

冠脉 CTA：是经静脉注射造影剂后利用螺旋 CT 扫描再经过计算机处理重建得出的心脏冠状动脉成像的一种检查方法。缺血性心肌病常可见多支冠状动脉狭窄病变。

磁共振显像：可同时获得心脏解剖、心肌灌注与代谢、心室功能及冠状动脉成像的信息。

放射性核素心脏显像：包括心肌灌注显像、心室腔显像、心肌代谢显像等有助于判断心肌缺血或坏死。心肌灌注显像 ^{201}Tl 或 ^{99m}Tc-MIBI 静脉注射使正常心肌显像而缺血区不显像的"冷点"显像法，结合运动或药物负荷试验，还可查出静息时心肌无明显缺血的患者。用 ^{113m}In 或 ^{99m}Tc 标记红细胞或白蛋白行心室血池显影有助于了解室壁运动、心室的射血分数等。

6 分钟步行试验：6 分钟步行距离（6MWD）用于评定患者的运动耐力。在平坦的地面划出一段长达 30 米（100 英尺）的直线距离，两端各置一椅作为标志。患者在其间往返走动，步履缓急由患者根据自己的体能决定，可根据体力短暂休息或中止试验。6 分钟后试验结束，监护人员统计患者步行距离进行结果评估。<150m 为重度心衰；150~450m 为中度心衰；>450m 为轻度心衰。

3.4 诊断标准[2,3]：

a）诊断主要依靠动脉粥样硬化的证据和排除可引起心脏扩大、心力衰竭和心律失常的其他器质性心脏病：

有明确的冠心病诊断证据（冠脉造影检查阳性或反复的心绞痛发作史、心肌梗塞半年以上）；

显著的心脏扩大（左室舒张期末内径（LVEDd）>5.0cm（女性）和 5.5cm（男性））；

存在心功能不全的表现（美国纽约心功能分级 NYHA Ⅱ—Ⅳ级）和（或）心律失常（如窦性心动过速、房性或室性期前收缩和心房颤动等）；

排除急性心肌梗塞并发症引起的左室扩大，如室壁瘤、乳头肌功能不全、室间隔穿孔、快速心律失常等；排除其他原因或不明原因引起的左室扩大、心力衰竭，如特发性扩张型心肌病及其他继发性、家族遗传性扩张型心肌病等。

b）纽约心脏病协会（NYHA）心功能分级：

Ⅰ级：患者患有心脏病，但是活动量不受限制，平时一般活动不引起疲乏，心悸，呼吸困难或心绞痛。

Ⅱ级：心脏病患者的体力活动受到轻度的限制，休息时无自觉症状，但平时一般活动时可出现疲乏，心悸，呼吸困难或心绞痛。

Ⅲ级：心脏病患者体力活动明显受限，小于平时活动即引起上述症状。

Ⅳ级：心脏病患者不能从事任何体力活动，休息状态下出现心衰的症状，体力活动后加重。

3.5 鉴别诊断[2]

3.5.1 扩张型心肌病（Dilated Cardiomyopathy，DCM）是以左心室（多数）或右心室有明显扩大，且均伴有不同程度的心肌肥厚，心室收缩功能减退，伴或不伴充血性心力衰竭，常有心律失常，可发生栓塞或猝死。

3.5.2 酒精性心肌病（Alcoholic Cardiomyopathy，ACM）是因为长期大量饮酒导致的心肌病变，呈现酷似扩张型心肌病的表现。本病起病隐匿，多发生于30～55岁的男性，通常有10年以上过度嗜酒史，临床表现多样化，主要表现为心脏扩大、心功能不全和心律失常。病情较轻者戒酒后常可好转，但重复饮酒时病情可再次加重。常见血压偏高，特别是舒张压增高，而收缩压正常或偏低。长期大量饮酒可同时累及脑、神经系统、肝脏、骨骼肌等器官，出现相应症状。

4 中医辨证

4.1 证候诊断

缺血性心肌病的中医辨证，主要通过临床望、闻、问、切四诊得到的信息进行辨证，并将中医辨证体系中的八纲辨证、脏腑辨证、气血辨证相结合。本病是由于久病耗伤、饮食不当、劳倦内伤、七情所伤等各种原因所致，病机为本虚标实，其本虚为气、阴、阳虚，标实为血瘀、痰浊、水饮。其病位在心，与肺、脾、肾、肝关系密切。结合文献[4-11]及专家意见，临床常见的证候如下：

4.1.1 气虚血瘀证

气短喘促，胸闷心悸，活动后诱发或加剧，神疲乏力，自汗，面色㿠白，口唇发绀，或胸部闷痛；舌淡胖或淡暗有瘀斑，脉沉细或涩、结、代。

4.1.2 痰瘀互结证

胸闷气短，心悸，肢体沉重，体胖多痰，或有咳嗽，呕恶痰涎，或口淡不渴，或面色萎黄，或倦怠懒言，或四肢无力，舌暗淡或边有齿印或舌底脉络曲张，苔浊腻脉弦滑。

4.1.3 气阴两虚血瘀证

气短喘促，胸闷心悸，动则加剧，神疲乏力，口干，五心烦热，两颧潮红，或胸痛，入夜尤甚，或伴腰膝酸软，头晕耳鸣，或尿少肢肿；舌暗红少苔或少津，脉细数无力或结、代。

4.1.4 阳虚水泛血瘀证

气短喘促，胸闷心悸，喘息不得卧，面浮肢肿，尿少，神疲乏力，畏寒肢冷，腹胀，便溏，口唇发绀，胸部刺痛，或胁下痞块坚硬，颈脉显露；舌淡胖有齿痕，或有瘀点、瘀斑，脉沉细或结、代、促。

5 治疗

5.1 治疗原则

本病病机为本虚标实，虚实夹杂。其治疗原则为标本兼治。标实当泻，针对血瘀、痰浊、水饮而活血化瘀，豁痰泄浊，温阳利水，尤重活血通脉；本虚宜补，权衡心脏阴阳气之不足，有无兼见肺、脾、肾、肝等脏之亏虚，补气温阳，滋阴益肾，纠正脏腑之偏衰，尤其重视补益心气之不足。

5.2 分型论治[12-13]

5.2.1 气虚血瘀证

治法：补气活血，理气通络。

主方：保元汤合血府逐瘀汤（《博爱心鉴》《医林改错》）加减（证据级别：Ⅰ；推荐级别：A）[14]。

常用药：黄芪、党参、肉桂、当归、赤芍、川芎、红花、桃仁等。

加减：若伴胸痛较著者，可酌情加延胡索、降香、地龙、水蛭等；心悸频作发无定时，可酌情加生龙骨、生牡蛎、醋鳖甲等，或比类"风性善行而数变"者酌加僵蚕、蝉蜕之类；若兼肢肿尿少者，可合用防己黄芪汤或五苓散。

中成药：芪参益气滴丸：适用于气虚血瘀证患者。干预慢性心衰患者随机对照试验的系统评价结果显示[15-17]，与单纯西药常规治疗比较，西药常规治疗联合芪参益气滴丸可以降低心衰患者的再住院率和病死率，且能改善患者心功能，增加 LVEF 和 6MWD，试验期间未见明显不良反应（证据分级：Ⅰ；推荐级别：A）。

通心络胶囊：适用于心气不足兼心血瘀阻证患者。通心络胶囊干预 AMI 早期血运重建后自发性改善的研究结果显示[18-19]，与单纯西药常规治疗比较，西药常规治疗联合通心络胶囊可以改善 AMI 患者的室壁异常运动节段恢复率、LVEDV、LVEF（证据分级：Ⅰ；推荐级别：A）。

养心氏片：具有益气活血之功效，适用于气虚血瘀证。研究显示[20-21]养心氏片不仅可以使得心力衰竭、心绞痛、心律失常临床症状得以改善，心电图及血液流变学等指标亦有一定程度的恢复，且未见不良反应（证据分级：Ⅰ；推荐级别：A）。

麝香保心丸：由麝香、苏合香、蟾酥、牛黄、肉桂、冰片、人参组成，用于冠心病或心力衰竭患者，临床疗效观察及动物实验结果显示[22]，麝香保心丸可以一定程度增加 NO、NOS 的表达，从而纠正冠脉血管内皮功能障碍，而且可有效抑制 AMI 患者 LVEDV、LVESV、LVEDD、LVESD 等左室形态学指标的增长（证据分级：Ⅰ；推荐级别：A）。

5.2.2 痰瘀互结证

治法：活血祛痰，宽胸散结。

主方：瓜蒌薤白半夏汤合丹参饮（《金匮要略》《时方歌括》）加减（证据级别：Ⅰ，推荐级别：A）。

常用药：瓜蒌、薤白、法半夏、茯苓、丹参、檀香、砂仁、当归等

加减：胸痛过甚则可加入地龙、水蛭、延胡索等；心悸、心烦、脉结代者，加炙甘草、桂枝等；失眠多梦者，加酸枣仁、远志等；大便秘结者，加大黄。

中成药：丹蒌片：由瓜蒌皮、薤白、葛根、川芎、丹参、赤芍、泽泻、黄芪组成，适用于冠心病心力衰竭痰瘀互结证型。临床疗效观察显示[23]西药联合丹蒌片可以改善临床症状，抑制炎症反应，具有稳定斑块及抗氧化作用（证据分级：Ⅰ；推荐级别：A）。

5.2.3 气阴两虚血瘀证

治法：益气养阴，活血化瘀。

主方：生脉散合血府逐瘀汤（《证治准绳》《医林改错》）加减（证据级别：Ⅰ；推荐级别：B）[24]。

常用药：人参、麦冬、五味子、当归、川芎、生地黄、桃仁、枳壳、牛膝等。

加减：气虚甚者，加黄芪；阴虚甚者可加二至丸或黄精、石斛、玉竹等；水肿甚者加用五苓散、五皮饮；兼见痰浊之象者可合用茯苓、白术、白蔻仁以健脾化痰。

中成药：生脉注射液：适用于气阴两虚证患者。生脉注射液干预心衰患者随机对照试验的系统评价结果显示[25]：在西医常规治疗基础上加生脉注射液，对改善心衰患者的 NYHA 心功能分级具有潜在的益处，还可能提高患者的 LVEF 和心输出量（证据分级：Ⅰ；推荐级别：A）。

5.2.4 阳虚水泛血瘀证

治法：益气温阳，化瘀利水。

主方：真武汤合血府逐瘀汤（《伤寒论》《医林改错》）加减（证据级别：Ⅱ；推荐级别：C）[26]。

常用药：茯苓、芍药、生姜、炮附子、白术、当归、川芎、生地黄、桃仁、枳壳、牛膝等。

加减：若饮邪暴盛，泛溢肌肤，宜加椒目、防己、香加皮、大腹皮等，并酌加活血药，以加强利

水之力，可选用益母草、泽兰、牛膝等；若畏冷、腰膝酸软等阳虚证明显者，可加仙茅、淫羊藿、鹿角霜等；若胁下痞块坚硬，乃血瘀日久，积块已成，可加鳖甲煎丸。

中成药：芪苈强心胶囊：适用于心肾阳虚兼水饮证患者。有多中心、随机、双盲、安慰剂对照试验结果显示[27]，在标准抗心衰治疗基础上加用芪苈强心胶囊（每次4粒，每日3次，共12周）可显著降低慢性心衰患者的 NT-pro BNP 水平，还显著改善心功能和生活质量，提高 LVEF 和 6MWD（证据分级：Ⅰ；推荐级别：A）。

参附注射液：适用于心肾阳虚证患者。参附注射液干预心衰患者随机对照试验的系统评价结果显示[28]：在西医常规治疗基础上加用参附注射液，可能有益于改善心衰患者的心功能，提高临床总有效率（以 NYHA 心功能分级和 Killip 分级评价），还可能改善 NT-pro BNP 水平和 6MWD，并可能减少患者的病死率（证据分级：Ⅰ；推荐级别：A）。

心脉隆注射液：由美洲大蠊干品经过浸渍、减压浓缩、洗脱柱分离得到心脉隆浸膏加工而成。可益气温阳，通阳利水，适用于阳虚血瘀证。研究显示[29-30]在心力衰竭的治疗过程中加用心脉隆注射液，能够显著降低患者的 BNP 水平和 CVP，增加 LVEF 及 6MWD，提高临床疗效（证据分级：Ⅰ；推荐级别：A）。

5.3 心脏康复

5.3.1 经络推按[31]

按摩手厥阴心包经。脾气虚为主者，加按足太阴脾经；肾气虚为主者，加按足少阴肾经；血瘀为主者，加按足阳明胃经。

操作手法：搓热双手，运气于手，心、脾、肾气虚顺经络走向做单方向推按、多方向揉搓3~5遍，并顺经自上而下轻轻拍打3~5遍/延伸拍打3~5遍，对侧经络同法操作。血瘀为主者逆经络走向推按、多方向揉搓3~5遍，并顺经自下而上拍打3~5遍/延伸拍打3~5遍，对侧经络同法操作（证据分级：Ⅱ；推荐级别：A）。

5.3.2 中医健身功法治疗[31-33]

中医健身功法，是以肢体动作、呼吸运动结合按摩而成的养生方法。中医健身功法可以助气血运行、舒展筋骨、强脏通络、提升耐力、强身健体，宁心安神，现代医学认为有氧运动可以增加慢性心力衰竭患者的运动耐量，改善外周血管、肌肉和代谢功能。

太极拳：包括陈氏太极、杨式太极拳、孙式太极拳等，太极拳动作柔和、速度较慢、拳式并不难学，架势的高或低、运动量的大小都可以根据个人的体质而有所不同。每周3~5次，每次20~30分钟（证据分级：Ⅰ；推荐级别：B）。

6 预防与调护

适寒温，避免外邪入侵。慎饮食，不过食生冷，不暴饮暴食。畅情志，避免忧思郁怒等不良精神因素的刺激。改善生活方式，适当运动，控制体重；戒烟，忌大量饮酒。

附录 A

（资料性附录）

指南质量方法学策略

A.1 临床证据的检索策略

以"缺血性心肌病""诊断""治疗""中医药""中西医结合"等作为检索词组合，检索中国学术期刊（网络版）、中文科技期刊数据库（维普）、万方数据知识服务平台、中国优秀博硕士学位论文全文数据库等，检索年限从建库到 2015 年 3 月；以"Ischemic Cardiomyopathy""ICM""Diagnosis""Chinese Medicine""Integrated Traditional and Western Medicine"等作为检索词，检索 MEDLINE、COCHRANE 图书馆、Clinical Trial、美国国立指南库（The National Guideline Clearinghouse，NGC）等，检索年限近 25 年内，选择中医及中西医结合治疗、预防类文献作为评价对象。对于来自同一单位同一时间段的研究和报道以及署名为同一作者的实质内容重复的研究和报道，则选择其中一篇作为目标文献。在形成草案前，以"缺血性心肌病""心衰病""胸痹""心痛""心悸""怔忡""芪参益气滴丸""通心络胶囊""芪苈强心胶囊""复方丹参滴丸""养心氏片""麝香通心滴丸""生脉注射液""参附注射液""参麦注射液""红花黄色素注射液""参芎葡萄糖注射液""心脉隆注射液""参芪扶正注射液""针灸疗法""经络推按""药膳""八段锦""易筋经""太极拳"以及"Ischemic Cardiomyopathy""ICM"等作为检索词，补充检索至 2015 年 3 月的文献，选择中医及中西医结合治疗、预防类文献作为评价对象。

根据以上检索策略，项目工作组在文献检索阶段共搜集到与本病相关的文献 1272 篇。

A.2 质量评价和证据强度

A.2.1 文献质量评价

对所检索到的每篇临床文献均按以下方法分别做出文献评价。

a）随机临床试验的评价：结合 Cochrane 偏倚风险评价工具评价，选出采用改良 Jadad 量表评分大于等于 3 分的文献作为指南的证据。（Jadad 量表见附录 B）

b）非随机临床试验的评价：可采用 MINORS 条目评分。评价指标共 12 条，每一条分为 0~2 分。前 8 条针对无对照组的研究，最高分为 16 分；后 4 条与前 8 条一起针对有对照组的研究，最高分共 24 分。0 分表示未报道；1 分表示报道了但信息不充分；2 分表示报道了且提供了充分的信息。选择总分大于等于 13 分的文献作为治疗性建议证据。

很多文献标题是随机对照，然内容实质是非随机对照，如按就诊顺序分组等。此类应归入非随机试验。

如果存在明显质量问题，如分类统计样本例数与该组总样本例数不符、理论分析低劣、作者非临床医生的治疗报道等，应直接排除，不用量表评估。（MINORS 条目见附录 C）

c）Meta 分析的评价：可采用 AMSTAR 量表进行文献质量评价。每个条目评价结果可以分为"是""否""不清楚"或"未提及"三种，并给予计分，如"是"为 1 分，"否""不清楚"或"未提及"为 0 分，共 11 分。AMSTAR 量表得分 0~4 分为低质量，5~8 分为中等质量，9~11 分为高质量。选择 5 分以上文献为证据。

A.2.2 证据评价分级和文献推荐级别

符合前述质量要求的临床研究，可成为指南的证据，大样本的随机对照试验成果成为高等级推荐的证据，小样本的随机对照试验以及非随机对照试验的成果成为次级或低强度推荐的证据。此外，也可依据文献研究的成果经专家共识法形成推荐建议。

表 A.1 文献依据分级及推荐级别

中医文献依据分级		推荐级别
Ⅰ大样本，随机研究，结果清晰，假阳性或假阴性的错误很低	A	至少有 2 项Ⅰ级研究结果支持
Ⅱ小样本，随机研究，结果不确定，假阳性和/或假阴性的错误较高	B	仅有 1 项Ⅰ级研究结果支持
Ⅲ非随机，同期对照研究和基于古代文献的专家共识	C	仅有Ⅱ级研究结果支持
Ⅳ非随机，历史对照和当代专家共识	D	至少有 1 项Ⅲ级研究结果支持
Ⅴ病例报道，非对照研究和专家意见	E	仅有Ⅳ级或Ⅴ级研究结果支持

文献依据分级标准的有关说明：

a）中医临床诊疗指南制修订的文献分级方法按 ZYYXH/T473—2015 中华中医药学会标准·中医临床诊疗指南编制通则"证据分级及推荐强度参考依据"中的"汪受传，虞舜，赵霞，戴启刚，陈争光，徐珊. 循证性中医临床诊疗指南研究的现状与策略［J］. 中华中医药杂志，2012，27（11）：2759 – 2763."提出的"中医文献依据分级标准"实施。

b）推荐级别（或推荐强度）分为 A、B、C、D、E 五级。强度以 A 级为最高，并依次递减。

c）该标准的"研究课题分级"中，大样本、小样本定义为：

大样本：≥100 例的高质量的单篇随机对照试验报道或系统综述报告。

小样本：<100 例的高质量的单篇随机对照试验报道或系统综述报告。

d）Ⅲ级中"基于古代文献的专家共识"是指古代医籍记载、历代沿用至今、当代专家意见达成共识者。Ⅳ级中"当代专家共识"是指当代专家调查意见达成共识者。Ⅴ级中的"专家意见"仅指个别专家意见。

A.3 专家调查方法

本指南依据文献研究的结果，从范围、术语和定义、诊断、辨证、治疗、预防和调护等方面综合古今见解，按 Delphi 法（专家调查法）制作、统计问卷，向以中医内科医师为主的专家（主要为高级职称者）群体征求建议，制作了 3 轮专家问卷，回收率分别为 93.7%，93.7% 和 90.6%，又开展了专家论证会、同行征求意见、临床评价（方法学质量评价和临床一致性评价）、专家指导组审核、公开征求意见，从而形成了专家共识。

A.4 指南工具的评价

AGREE 评测结果：包括临床领域和方法学方面的专家共计 6 位评估员，运用 AGREE 对本指南进行评价。6 位专家对指南总体评价平均分为 6.17 分，并愿意推荐使用该指南。

附录 B

（资料性附录）

改良的 Jadad 评分量表

项目（item）	评分（score）	依据（reasons）
随机序列的产生（random squence production）		
恰当（adequate）	2	计算机产生的随机数字或类似方法
不清楚（unclear）	1	随机试验但未描述随机分配的方法
不恰当（inadequate）	0	采用交替分配的方法如单双号
分配隐藏（allocation concealment）		
恰当（adequate）	2	中心或药房控制分配方案、或用序列编号一致的容器、现场计算机控制、密封不透光的信封或其他使临床医生和受试者无法预知分配序列的方法
不清楚（unclear）	1	只表明使用随机数字表或其他随机分配方案
不恰当（inadequate）	0	交替分配、病例号、星期日数、开放式随机号码表、系列编码信封以及任何不能防止分组的可预测性的措施
盲法（blind method）		
恰当（adequate）	2	采用了完全一致的安慰剂片或类似方法
不清楚（unclear）	1	试验陈述为盲法，但未描述方法
不恰当（inadequate）	0	未采用双盲或盲的方法不恰当，如片剂和注射剂比较
撤出或退出（withdrawal）		
描述了（description）	1	描述了撤出或退出的数目和理由
未描述（undescribed）	0	未描述撤出或退出的数目或理由

注：改良后 Jadad 量表（1~3 分视为低质量，4~7 分视为高质量）

附录 C
（资料性附录）
MINORS 评价条目（适用于非随机对照试验）

序号	条目	提示
1	明确地给出了研究目的	所定义的问题应该是精确的且与可获得文献有关
2	纳入患者的连贯性	所有具有潜在可能性的患者（满足纳入标准）都在研究期间被纳入了（无排除或给出了排除的理由）
3	预期数据的收集	收集了根据研究开始前制订的研究方案中设定的数据
4	终点指标能恰当地反映研究目的	明确地解释用来评价与所定义的问题一致的结局指标的标准。同时，应在意向性治疗分析的基础上对终点指标进行评估
5	终点指标评价的客观性	对客观终点指标的评价采用评价者单盲法，对主观终点指标的评价采用评价者双盲法。否则，应给出未行盲法评价的理由
6	随访时间是否充足	随访时间应足够长，以使得能对终点指标及可能的不良事件进行评估
7	失访率低于5%	应对所有的患者进行随访。否则，失访的比例不能超过反映主要终点指标的患者比例
8	是否估算了样本量	根据预期结局事件的发生率，计算了可检测出不同研究结局的样本量及其95%可信区间；且提供的信息能够从显著统计学差异及估算把握度水平对预期结果与实际结果进行比较
	9～12条适用于评价有对照组的研究的附加标准	
9	对照组的选择是否恰当	对于诊断性试验，应为诊断的"金标准"；对于治疗干预性试验，应是能从已发表研究中获取的最佳干预措施
10	对照组是否同步	对照组与试验组应该是同期进行的（非历史对照）
11	组间基线是否可比	不同于研究终点，对照组与试验组起点的基线标准应该具有相似性。没有可能导致使结果解释产生偏倚的混杂因素
12	统计分析是否恰当	用于计算可信区间或相对危险度（RR）的统计资料是否与研究类型相匹配

注：评价指标共12条，每一条分为0～2分。前8条针对无对照组的研究，最高分为16分；后4条与前8条一起针对有对照组的研究，最高分共24分。0分表示未报道；1分表示报道了但信息不充分；2分表示报道了且提供了充分的信息

参 考 文 献

[1] 李新立，周艳丽. 缺血性心肌病［J］. 中国实用内科杂志，2012，32（7）：495－497.

[2] 陈灏珠，林果为，王吉耀. 实用内科学［M］14 版. 北京：人民卫生出版社. 2013：1477－1478.

[3] Burch GE, Giles TD, Colcolough HL. Ischemic cardiomyopathy. ［J］. American Heart Journal, 1972, 83（3）：340－350.

[4] 郑筱萸. 中药新药临床研究指导原则（试行）［M］. 北京：中国医药科技出版社，2002：69.

[5] 中国中西医结合学会心血管疾病专业委员会，中国医师协会中西医结合医师分会心血管病学专家委员会. 慢性心力衰竭中西医结合诊疗专家共识［J］. 中国中西医结合杂志，2016，36（2）：133－141.（中医文献依据分类：Ⅳ）

[6] 冠心病中医临床研究联盟，中国中西医结合学会心血管疾病专业委员会，中华中医药学会心病分会，中国医师协会中西医结合医师分会心血管病学专家委员会. 慢性心力衰竭中医诊疗专家共识［J］. 中医杂志，2014，55（14）：1258－1260.（中医文献依据分类：Ⅳ）

[7] 国家技术监督局. 中华人民共和国国家标准：中医临床诊疗术语·证候部分［M］. 北京：中国标准出版社，1997：23－27.

[8] 吴焕林，阮新民，罗文杰，等. 319 例冠心病患者证型分布聚类分析及证型诊断条件的确立［J］. 中国中西医结合杂志，2007，27（7）618.（中医文献依据分类：Ⅲ）

[9] 吴广平，吴晓新. 邓铁涛治疗冠心病临证经验［J］. 中国中医急症，2009，18（7）：1112－1113.（中医文献依据分类：Ⅴ）

[10] 吴健，李清，杨宝元. 益气化瘀胶囊治疗慢性心力衰竭临床研究［J］. 河北联合大学学报（医学版），2013，1（2）：166－167.（中医文献依据分类：Ⅰ，Jadad 量表评分：4 分）

[11] 钟志明. 血府逐瘀汤合五苓散治疗缺血性心肌病临床观察［J］. 中国中医急症，2012，21（1）：108.（中医文献依据分类：Ⅱ，Jadad 量表评分：3 分）

[12] 毛静远，朱明军. 慢性心力衰竭中医诊疗专家共识［J］. 中医杂志，2014，55（14）：1258－1260.

[13] 陈可冀，吴宗贵，朱明军，等. 慢性心力衰竭中西医结合诊疗专家共识［J］. 中国中西医结合杂志，2016，36（02）：133－141.

[14] 孙灿朝，高嵩山. 保元汤合桃红四物汤加减治疗心衰病气虚血瘀型临床观察［J］. 中医临床研究，2014，6（17）：62－63.（中医文献依据分类：Ⅱ，MINORS 条目评价：15 分）

[15] 王栓虎，毛静远，候雅竹，等. 西药常规加用芪参益气滴丸治疗慢性心力衰竭随机对照试验的系统评价［J］. 中国中西医结合杂志，2013，33（11）：1468－1475.（中医文献依据分类：Ⅱ，Jadad 量表评分：4 分）

[16] 杜武勋，朱明丹，冯利民，等. 芪参益气滴丸干预急性心肌梗死后早期心室重构的临床研究［J］. 中国循证心血管医学杂志，2008，1（1）：41－43.（中医文献依据分类：Ⅱ，Jadad 量表评分：4 分）

[17] Shang H, Zhang J, Yao C, et al. Qishen Yiqi Dripping Pills for the secondary prevention of myocardi-

al infarction：a randomized clinical trial［J］. Evid Based Complement Alternat Med，2013：808076.
（中医文献依据分类：Ⅱ，Jadad 量表评分：5 分）

［18］尤世杰，陈可冀，杨跃进，等. 通心络胶囊干预急性心肌梗死早期血运重建后自发性改善的临床研究［J］. 中国中西医结合杂志，2005，25（7）：604 - 607.（中医文献依据分类：Ⅱ，Jadad 量表评分：5 分）

［19］Zhang HT，Jia ZH，Zhang J，et al. No-reflow protection and long-term efficacy For acute myocardial infarction with Tongxinluo：a randomized double-blind placebo-controlled multicenter clinical trial（ENLEAT Trial）［J］. Chin Med J（Engl），2010，123（20）：2858 - 2864.（中医文献依据分类：Ⅱ，Jadad 量表评分：5 分）

［20］丛蓓，徐龙，仇同革，等. 养心氏对冠脉多支病变心绞痛临床疗效观察［J］. 世界中医药，2016，09：1779 - 1781，1785.（中医文献依据分类：Ⅱ，Jadad 量表评分：3 分）

［21］张为，鲁卫星. 养心氏片治疗冠心病慢性心力衰竭气虚血瘀证临床研究［J］. 辽宁中医药大学学报，2010（3）：115 - 118.（中医文献依据分类：Ⅱ，Jadad 量表评分：4 分）

［22］王大英，李勇，范维琥. 麝香保心丸对心肌梗死大鼠梗死面积和血管新生的作用［J］. 中成药，2004，26（11）：912 - 915.（中医文献依据分类：Ⅱ，Jadad 量表评分：5 分）

［23］王师菡，王阶，李霁，等. 丹蒌片治疗痰瘀互结型冠心病心绞痛的疗效评价［J］. 中国中西医结合杂志，2012，32（8）：1051 - 1055.（中医文献依据分类：Ⅲ，Jadad 量表评分：5 分）

［24］杨淑青. 心衰 1 号联合西药治疗慢性充血性心力衰竭随机平行对照研究［J］. 实用中医内科杂志，2012，26（16）：23 - 24.（中医文献依据分类：Ⅲ，Jadad 量表评分：3 分）

［25］Zhou Q，Qin WZ，Liu SB，et al. Shengmai（a traditional Chinese herbal medicine）for heart faiure［J］. Cochrane Database Syst Rev，2014，4：D5052.（中医文献依据分类：Ⅱ，Jadad 量表评分：4 分）

［26］贺青军，罗子辛，余秀兰，等. 真武汤对慢性心力衰竭患者血浆 NT - proBNP 的影响［J］. 中西医结合心脑血管病杂志，2014，12（1）：19 - 20.（中医文献依据分类：Ⅱ，Jadad 量表评分：3 分）

［27］LiX，ZhangJ，HuangJ，et al. Amulticenter，randomized，double-bilnd-Parallel-group，piacebo-controlled study of the effects of Qili Qiangxin Capsules in patients with chronic heart failure［J］. J Am Coll Cardiol，2013，33（11）：1468 - 1475.（中医文献依据分类：Ⅱ，Jadad 量表评分：5 分）

［28］Song WT，Cheng FF，Xu L，et al. Chinese medicine Shenfu Injection for heart failure：a systematic review and meta-analysis［J］. Evid Based Complement Alternat Med，2012：713149.（中医文献依据分类：Ⅱ，Jadad 量表评分：4 分）

［29］张家美，尚亚东，吴晓蓉，等. 心脉隆注射液治疗慢性心力衰竭临床疗效的 Meta 分析［J］. 中国全科医学，2014（12）：1388 - 1393.（中医文献依据分类：Ⅰ，AMSTAR 量表评分：8 分）

［30］薛金贵，王肖龙，许勇，等. 心脉隆注射液治疗慢性心力衰竭（气阳两虚、瘀血内阻证）的多中心随机对照研究［J］. 中国中西医结合杂志，2015（7）：796 - 800.（中医文献依据分类：Ⅰ，Jadad 量表评分：4 分）

［31］中国康复医学会心血管病专业委员会. 慢性稳定性心力衰竭运动康复中国专家共识［J］. 中华心血管病杂志，2014：42（9）.

[32] 赖少伟（Lai Siu Wai）. 慢性心力衰竭患者中医运动养生的现况研究 [D]. 广州中医药大学，2014.（中医文献依据分类：Ⅱ，Jadad 量表评分：3 分）

[33] 姚成栋，李福，马毅兵. 太极拳运动对慢性心力衰竭患者康复的作用 [J]. 心血管康复医学杂志，2010，19（4）：364－367.

———————————

ICS 11.120
C 05

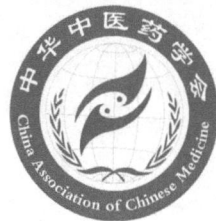

团 体 标 准

T/CACM 1231—2019

中医内科临床诊疗指南
心胀病（高血压左室肥厚）

Clinical guidelines for diagnosis and treatment of internal diseases in TCM
Xin zhang disease（Hypertensive left ventricular hypertrophy）

2019-01-30 发布   2020-01-01 实施

中华中医药学会 发布

前　言

本指南按照 GB/T 1.1—2009 给出的规则起草。

本指南由中华中医药学会提出并归口。

本指南主要起草单位：江西中医药大学附属医院。

本指南参加起草单位：广东省中医院、天津中医药大学第一附属医院、广州中医药大学第一附属医院、河南中医药大学第一附属医院、广西中医药大学第一附属医院、陕西中医药大学附属医院、黑龙江省中医药科学院、甘肃中医药大学附属医院、无锡市中医医院、湖南中医药大学第一附属医院。

本指南主要起草人：刘中勇、李应东、吴焕林、陆曙、吴伟、徐惠梅、赵明君、伍建光、杜廷海、王永霞、苏慧敏、张翠英、江巍、金华、刘建和、王庆高、马琍、秦琬玲、何怀阳、曾建斌、龚少愚、何新兵、刘凯、刘煜德、路瑞华、王敏、王贤良、曾英、张振千、陈学彬、项聿华、徐丹苹、赵桂峰、赵志强、朱红俊、左强、邹国辉、陈章生、施恒、陈晓凡、骆始华、李林、唐娜娜、邓鹏、万强、徐驷、陈洪涛、万蝉俊、熊建华、刘珊珊、戴飞、陈智军、李彦斌、容超、赖俊宇、杨雪、邹志浩、刘言薇、黄琦、吴向武、孙礼强。

引　言

　　高血压是危害我国人民健康常见的心血管疾病之一，是全球范围内的重大公共卫生问题。据 2002 年的调查表明，中国 18 岁以上成人高血压患病率为 18.8%，部分地区高达 30% 以上。近年来我国高血压的发病率呈逐年上升趋势。

　　左室肥厚（left ventricular hypertrophy，LVH）是高血压最常见的心脏并发症，其发生率高达 25% ~30%。高血压引起的左室肥厚是心肌对后负荷增加的代偿反应，可导致左室收缩、舒张功能相继减退，同时可降低冠状动脉的储备能力，加速冠状动脉粥样硬化的过程，其结果可导致心绞痛、心肌梗死、心律失常、心力衰竭等。伴有 LVH 的高血压患者，其心脏疾病的发生率和病死率为不伴有 LVH 的 3 ~20 倍。因此，在高血压的治疗中，控制患者的血压已不能作为临床治疗高血压的唯一目的，需同时重视防治 LVH。

　　高血压左室肥厚目前尚无统一的中医命名，在《灵枢·胀论》中有"夫心胀者，烦心短气，卧不安"的论述，与左心室肥厚相关。经过阅读现代相关文献，根据其病理改变、临床表现和中医病名命名的基本原则，参照中医临床诊断术语·疾病部分，将高血压 LVH 中医命名为"心胀"，继承了中医特色，又符合国家标准中医临床诊断术语·疾病部分中的命名。

　　基于中医现代文献的研究表明，认为"心胀病"多为先天肾阴亏虚，水不涵木，导致肝阴不足，肝失所养，血脉营气薄弱，加上后天饮食、情志、起居失调而成。其病位在肾、肝、血脉与心，疾病演变主要表现为风眩在前，心胀继后。本病的病机系本虚标实：风眩早期大多表现为肝肾阴虚，肝阳上亢，日久阴液耗伤，脉络涸涩，血行涩滞，则致痰瘀互结，血脉瘀阻，心体胀大，发为心胀。故阴虚阳亢是发病基础，痰瘀互结是其发病的关键，风、痰、瘀、虚是"心胀病"的病机特点，治疗原则宜滋阴潜阳、活血化瘀、化痰补虚。

　　高血压左室肥厚病因病机较为复杂，一般都是虚实夹杂，单纯的实证或虚证较少出现，且辨证分型尚无统一的标准。本指南编写组对近年来所有的辩证分型进行总结发现，高血压左室肥厚在临床中主要是复合证候为多见，单一证候较少见，因此，在结合专家意见确定 4 个基本证候的基础上，也对一些常见兼夹证候做了相应的诊疗指导。在基本证候（基本证候在临床中也常常同时兼见）的基础上伴有夹瘀、夹痰及兼气虚者多见。

　　本指南为国家中医药管理局立项的"2014 年中医药部门公共卫生服务补助基资金中医药标准制修订项目"之一，项目负责部门为中华中医药学会，在中医临床诊疗指南制修订专家总指导组和内科专家指导组的指导、监督下实施。修订过程与任何单位、个人无利益关系。

　　本指南适用于各种常见原因的高血压左室肥厚，适合临床内科医生，尤其是心内科医生使用。本指南通过文献检索和系统评价，对目前运用的干预措施进行推荐。其主要目的是推荐有循证医学证据的心胀病中医诊断与治疗，规范中医临床诊疗过程。

　　本次指南制订旨在对中医心胀病的诊断及治疗做一次梳理，明确心胀病的病名诊断、证候诊断、鉴别诊断及治疗规范。文献评价小组确定筛选证据的标准，并通过 PubMed、OVID、The Cochrane Library、Embase、CBM、Wan Fang Data、CNKI、VIP 等数据库，筛选出符合纳入标准的文献共 25 篇，并进行文献质量评价及证据分级，根据证据级别达成专家组共识，并提出推荐意见，初步制订出针对心胀病的中医临床诊疗指南。

中医内科临床诊疗指南 心胀病（高血压左室肥厚）

1 范围

本指南介绍了高血压左室肥厚的常见病因、证候发展规律、辨证治疗及预后转归（在服用西药降压治疗基础上），提出了高血压左室肥厚的诊断、中医辨证、治疗建议。

本指南适用于 18 周岁以上高血压左室肥厚患者的诊断和治疗。

本指南适用于临床内科医生、尤其是心内科医生使用。

2 术语和定义

下列术语和定义适用于本指南。

2.1

高血压左室肥厚 Hypertensive left ventricular hypertrophy

心肌对后负荷增加的代偿反应，可导致左室收缩、舒张功能相继减退，同时可降低冠状动脉的储备能力，加速冠状动脉粥样硬化的过程，其结果可导致心绞痛、心肌梗死、心律失常、心力衰竭等。左室肥厚（LVH）是心血管并发症的独立危险因素。本病根据临床症状可归属于中医"心胀病"，即由于各种因素致心失所养，导致心体扩大为特征的一系列病症。

3 临床诊断

3.1 中医诊断

3.1.1 病名诊断

本病可归属于中医"心胀病"，系由于各种因素致心失所养，导致心体扩大，胸闷、心悸为特征的一系列病症。

3.1.2 证候诊断

3.1.2.1 阴虚阳亢证

眩晕头痛，头胀耳鸣，心烦易怒，胸闷憋气，面色潮红，失眠多梦，潮热盗汗，腰膝酸软。舌红苔黄或少苔，脉弦滑或细。

3.1.2.2 痰瘀互结证

胸闷、胸痛，眩晕，痰多心悸，头痛，气促，纳呆。舌质紫暗或有瘀斑、瘀点，苔白腻或滑，脉弦细或涩。

3.1.2.3 气阴两虚证

心悸气短，动则尤甚，乏力体倦，五心烦热，盗汗口干，头晕自汗，面色无华。舌红少苔，脉虚细数。

3.1.2.4 心肾阳虚证

畏寒肢冷，气短，疲倦乏力，心悸。舌质淡暗或青紫，舌苔薄白或白滑，脉沉细微。

3.2 西医诊断

3.2.1 高血压病诊断标准

18 岁以上成年人高血压病诊断标准：未服用抗高血压药物的情况下，至少有 3 次非同日的标准肱动脉血压测定收缩压≥140mmHg 和（或）舒张压≥90mmHg，并除外继发性高血压，即可确诊。患者既往有高血压病史，目前正服用抗高血压药物，即使血压已低于 140/90mmHg，仍应诊断为高血压。

3.2.2 LVH 的诊断

3.2.2.1 症状

——早期无明显临床表现或劳累后心悸气促；继而出现胸闷气短。

——若合并心衰，可参照其心衰指南。

——亦可表现为心绞痛。

3.2.2.2 体征

血压升高、心界扩大、心尖部抬举样搏动、心尖区和（或）主动脉瓣区收缩期杂音、肺部出现啰音。

3.2.2.3 心电图

a）SV1 + RV5 或 SV2 + RV6 > 3.5mV（女）或 4.0 mV（男），R I > 1.5Mv，RaVL > 1.2mV，RaVF > 2.0mV。

b）电轴左偏 < 30°。

c）QRS 总时间 > 0.10 秒（一般不超过 0.11 秒）。

d）ST-T 改变，R 波为主导的导联中，T 波低平，双向倒置，同时伴有 ST 段呈缺血型压低 0.05mV 以上。

3.2.2.4 超声心动图（UCG）

a）UCG 测量指标：左室舒张末内径（LVIDd）；左室后壁厚度（PWTd）；左室舒张末期室间隔厚度（IVSTd）。

b）计算左心室质量（LVM）= 0.8 × ［1.04 × （LVIDd + IVSTd + PWTd）3 – LVIDd3］ + 0.6g。2007 年欧洲指南推荐应用左室质量指数作为 LVH 的标准，男性正常值 < 125g/m^2，女性正常值 < 110g/m^2。

3.2.2.5 X 射线

可见心脏向左下增大，呈主动脉型，肺门血管影，肺瘀血，肺间质水肿，肺泡性肺水肿及胸腔积液等征象。

3.2.2.6 磁共振成像（MRI）

条件许可的情况下可行 MRI 检查：MRI 检查是一项敏感性高的判断 LVH 和心脏收缩功能的手段，以软件处理重建的心肌三维成像来计算心肌质量，可使误差减少到最小，有可能发展成为鉴别纤维化和心肌肥厚的非创伤性方法。

3.3 鉴别诊断

高血压左室肥厚应与引起左室肥厚的其他疾病相鉴别，如冠心病、瓣膜性心脏病、肥厚性心肌病级其他引起左室肥厚的疾病。

4 临床治疗与推荐建议

4.1 辨证论治

4.1.1 阴虚阳亢证

病机：肝肾阴虚，阴虚阳亢。

治法：滋补肝肾，平肝潜阳。

推荐方药：天麻钩藤饮加减（《杂病证治新义》）合杞菊地黄丸（《医级》）加减（推荐强度：A；证据级别：Ⅰa 级）。

常用药：天麻、钩藤、石决明、山栀、黄芩、川牛膝、杜仲、益母草、桑寄生、夜交藤、朱茯神、枸杞子、菊花、熟地黄、酒山萸肉、牡丹皮、山药、茯苓、泽泻。

4.1.2 痰瘀互结证

病机：痰瘀互结，痹阻心脉。

治法：理气化痰，活血化瘀。

推荐方药1：温胆汤（《世医得效方》）加减合桃红四物汤（《医宗金鉴》）（推荐强度：A；证据级别：Ⅰa 级）。

常用药：半夏、陈皮、枳壳、瓜蒌、茯苓、桃仁、红花、川芎、延胡索。

推荐方药2：瓜蒌薤白半夏汤《金匮要略》加减（推荐强度A；证据级别：Ⅰa级）。

常用药：半夏、薤白、瓜蒌、陈皮、竹茹、枳实、桃仁、红花、川芎。

4.1.3 气阴两虚证

病机：心气不足，阴血耗伤，血行瘀滞。

治法：益气养阴，通脉宁心。

推荐方药：生脉饮加减（推荐强度：A；证据级别：Ⅰa级）。

常用药：生黄芪、太子参（党参）、麦冬、黄精、生地黄、五味子、炙甘草、酸枣仁、紫丹参、赤芍、桃仁、红花。

4.1.4 心肾阳虚证

病机：阳气虚衰，胸阳不振，气机痹阻，血行瘀滞。

治法：温补肾阳，振奋心阳。

推荐方药：参附汤（《妇人良方》）加减合右归饮（《景岳全书》）（推荐强度：A；证据级别：Ⅰa级）。

常用药：人参、生姜、大枣、熟地黄、山药、枸杞子、杜仲、山茱萸、炙甘草、肉桂、附片。

4.1.5 常见兼证
4.1.5.1 夹瘀

推荐方药：血府逐瘀汤（《医林改错》）加减（推荐强度：A；证据级别：Ⅰa级）。

常用药：桃仁、红花、当归、生地黄、牛膝、川芎、桔梗、赤芍、枳壳、甘草、柴胡。

4.1.5.2 夹痰

推荐方药：半夏白术天麻汤（《医学心悟》）加减（推荐强度：A；证据级别：Ⅰa级）。

常用药：半夏、白术、天麻、陈皮、茯苓、甘草、生姜、大枣。

4.1.5.3 兼气虚

推荐方药：保元汤（《博爱心鉴》）加减（推荐强度：A；证据级别：Ⅰa级）。

常用药：人参、黄芪、肉桂、甘草。

4.2 中医其他治疗
4.2.1 针灸治疗（推荐强度：C；证据级别：Ⅴ级）
4.2.1.1 治疗原则

按照经络理论，可根据不同分期、不同证候选择合理的穴位配伍和适宜的手法进行。治疗主要以体针、耳针为主。

4.2.1.2 选穴

a）体针：内关、少府、心俞、神门、足三里、阴陵泉、三焦俞、水分、水道等。每次取穴4~5个，1日1次，30天为1个疗程，休息2~7天再行下1个疗程。

b）耳针：心、肺、肾、脾、神门、内分泌、三焦等。用耳贴或王不留行籽压穴。每次取4~6穴，两耳交替，3天换药1次，10次为1个疗程，共1~4个疗程。

c）灸法：心俞、列缺、百会、神阙、膻中、关元、内关、足三里、三焦俞、肾俞、肺俞、气海、三阴交等。每次选用3~5个穴位，艾条灸15~20分钟，灸至皮肤潮红为度，每日1次，30次为1个疗程。

4.2.2 中药熏洗疗法（推荐强度：C；证据级别：Ⅴ级）

a）伸筋草、透骨草、桂枝、当归尾、鸡血藤、路路通、夜交藤。煎汤熏洗双足，持续20~30分钟，1日1次，30日为1个疗程。适用于风寒阻络、血脉瘀阻证。

b）益母草、泽兰、泽泻、食盐。煎汤熏洗双足，持续20~30分钟，1日1次，30日为1个疗程。适用于水湿瘀阻证。

注：水温不宜过高，浸洗时间不宜过长，否则会使血流加速，心脏负荷增大，致血压升高。

4.2.3 穴位敷贴（推荐强度：C；证据级别：Ⅴ级）

a）吴茱萸20g，怀牛膝20g，研末醋调，外敷双侧涌泉穴，24小时换药1次。30日为1个疗程。适用于寒凝血瘀证。

b）取良姜、香附、吴茱萸等份贴敷神阙穴，1次/日，30日为1个疗程。适用于寒凝气滞证。

c）吴茱萸15g、川芎6g、栀子6g、白芥子3g、钩藤10g、天麻10g，研成粉末与适量白醋调成药糊，每日睡前贴于双脚太冲穴30分钟，以皮肤潮红为度。30日为1个疗程。适用于阴虚阳亢证。

4.3 预防与调护

在积极控制血压的基础上注意以下几点：

4.3.1 注意调摄精神，避免情绪波动

精神情志变化可直接影响心脏，导致心脏损伤，故防治本病必须高度重视精神调摄，避免过于激动或喜怒忧思无度，保持心情平静愉快。

4.3.2 注意生活起居，寒温适宜

注意休息，适当限制活动量，避免持重、屏气及剧烈的体能活动，以减少耗伤气血。保持空气新鲜流通，阳光充足，居处保持安静、通风，室内寒暖适宜，预防感冒。

4.3.3 注意饮食调节

饮食清淡，少量多餐，忌食肥甘厚腻及生冷之品，宜摄入低盐、低脂、高蛋白和高维生素的饮食，控制钠盐及动物脂肪的摄入。选择服用益气养阴如黄芪粥、莲子粥、山药、木耳等，化饮利水如薏米、莲子、赤小豆等，清心宁心的莲子心、苦瓜等，益气温阳如清蒸黑鱼等食品。另外，应禁止烟酒等刺激之品，有碍脏腑功能。

4.3.4 注意劳逸结合，坚持适当活动。

应嘱患者适当进行体育锻炼，增强体质；还要注重适当休息，保证充足的睡眠，做到动静结合。

附录 A

（资料性附录）

指南质量方法学策略

A.1 临床证据的检索策略

计算机检索 PubMed、OVID、The Cochrane Library、Embase、CBM、WanFang Data、CNKI、VIP 等数据库。检索类型：已有指南，系统评价或者 Meta 分析，随机对照试验（RCT），其他类型的临床研究，如病例对照研究，队列研究，专家经验，个案报道以及部分基础研究。

检索策略：中文检索词（52 个）：高血压，肥厚，重构，中医，中药，中医药，中西医，草药，注射，针，灸，穴位，拔罐，推拿，按摩，耳穴，耳针，熏蒸，熏洗，泡脚，灌肠，热奄包，外敷，膏药，硬膏，贴敷，三伏贴，磁穴，埋线，药酒，药浴，食疗，气功，导引，功法，易筋经，八段锦，五禽戏，太极拳，熏蒸，足浴，饮食疗法，药膳，药茶，膳食，静坐，调息，药枕，刮痧，理疗，情志，放血。英文检索词（42）：hypertension，hypertensive，high blood pressure，hypertrophy，remodeling，reconstruction，east asian traditional，chinese medicine，integrative medicine，integrated chinese medicine，integrated chinese western medicine，herbal medicine，acupuncture，moxibustion，massage，manipulative，chiropractor，diet therapy，tai ji，tai chi，qigong，baduanjin，yijinjing，Reyanbao therapy，Enema clyster，Fumigation，External Application，catgut embedding，medicated bath，TDP，auricular，auricular point，Medicated Diet medicinal diet，Dietary Diet，sitting still，regulating breathing，medicine pillow，scraping，physiotherapy，physical therapy，Emotion，bloodletting。根据数据库和官方网站不同，适当调整检索策略。

检索方式（高级检索）：中国知网（主题、关键词）、维普（题名或者关键词）、万方（题名或关键词、主题）、生物医学网（标题、关键词或摘要）。检索时间均为：建库到 2015 年 12 月 30 号初检获得相关文献 7938 篇，按照纳入与排除标准逐层筛选后，最终纳入 25 篇文献，其中指南 0 篇，系统评价 0 篇，原始研究 25 篇。

A.2 质量评价和证据强度

A.2.1 文献质量评价

对于检索到的每篇临床文献均按以下方法分别作出文献评价。

a）随机临床试验的评价：结合 Cochrane 偏倚风险评价工具评价，选出采用改良 Jadad 量表评分大于等于 3 分的文献作为指南的证据（Jadad 量表见附录 B）。文献总体质量较差，Jadad 评分大于 3 分的有 5 篇。

b）非随机临床试验的评价：采用 MINORS 条目评分。评分指标共 12 条，每一条分为 0～2 分，前 8 条针对无对照组的研究，最高分为 16 分；后 4 条一起针对有对照组的研究，最高分共 24 分。0 分表示未报道；1 分表示报道了但信息不充分；2 分表示报道了且提供了充分的信息。选择总分大于等于 13 分的文献作为治疗性建议证据（MINORS 条目见附录 C）。文献总体质量较差，MINORS 评分大于 13 分的有 3 篇。非随机临床试验的判定标准：指受试对象以非随机的方式进行了分组或者施以某种干预过程。对于分组方式为交替分组，即以生日、住院日、住院号等的末尾数字为奇数或偶数等情况进行分组的情况，定义为非随机。

c）队列研究及病例系列的评价：采用 NOS 量表进行文献质量评价。该标准包括 3 个方面的评价：病例组与对照组选择方法、病例组与对照组的可比性、接触暴露评估方法。评价后星数越多质量越好，最好为10颗。本指南的制定选择评分大于5颗星的文献为证据（NOS量表见附录D）。文献总体质量较差，NOS评分仅一篇文献评为4星。

A.2.2 证据评价分级

证据分级标准参考刘建平教授提出的传统医学证据体的构成及证据分级建议，本指南结合临床实践做适当的修改。

表 A.1 基于证据体的临床研究证据分级标准

分级	设计类型或判别标准
Ⅰa	由随机对照试验、队列研究、病例对照研究、病例系列这4种研究中至少2种不同类型的研究构成的证据体，且不同研究结果的效应一致
Ⅰb	具有足够把握度的单个随机对照试验
Ⅱa	半随机对照试验或队列研究
Ⅱb	病例对照研究
Ⅲa	历史性对照的病例系列
Ⅲb	自身前后对照的病例系列
Ⅳ	长期在临床上广泛运用的病例报告和史料记载的疗法
Ⅴ	未经系统研究验证的专家观点和临床经验，以及没有长期在临床上广泛运用的病例报告和历史料记载的疗法

A.3 推荐等级

参照证据分级工作组提出的推荐分级：

推荐使用：有充分的证据支持其治疗，应当使用（基于Ⅰ级证据）。有选择性地推荐：有一定的证据支持，但不够充分，在一定条件下可以使用（基于Ⅱ、Ⅲ级证据）。建议不要使用：大多数证据表明效果不良或弊大于利（基于Ⅱ、Ⅲ级证据）。禁止使用：有充分的证据表明无效或明显地弊大于利（基于Ⅰ级证据）。

A.4 指南工具的评价

AGREE评测结果：包括临床领域和方法学方面的专家共计4位评估员，运用AGREE对本指南进行评价。4位专家对指南总体评价平均分为7.25分，并愿意推荐使用该指南。

附录 B

（资料性附录）

改良的 Jadad 评分量表

项目（item）	评分（score）	依据（reasons）
随机序列的产生（random squence production）		
恰当（adequate）	2	计算机产生的随机数字或类似方法
不清楚（unclear）	1	随机试验但未描述随机分配的方法
不恰当（inadequate）	0	采用交替分配的方法如单双号
分配隐藏（allocation concealment）		
恰当（adequate）	2	中心或药房控制分配方案、或用序列编号一致的容器、现场计算机控制、密封不透光的信封或其他使临床医生和受试者无法预知分配序列的方法
不清楚（unclear）	1	只表明使用随机数字表或其他随机分配方案
不恰当（inadequate）	0	交替分配、病例号、星期日数、开放式随机号码表、系列编码信封以及任何不能防止分组的可预测性的措施
盲法（blind method）		
恰当（adequate）	2	采用了完全一致的安慰剂片或类似方法
不清楚（unclear）	1	试验陈述为盲法，但未描述方法
不恰当（inadequate）	0	未采用双盲或盲的方法不恰当，如片剂和注射剂比较
撤出或退出（withdrawal）		
描述了（description）	1	描述了撤出或退出的数目和理由
未描述（undescribed）	0	未描述撤出或退出的数目或理由

注：改良后 Jadad 量表（1~3 分视为低质量，4~7 分视为高质量）

附录 C
（资料性附录）
MINORS 评价条目（适用于非随机对照试验）

序号	条目	提示
1	明确地给出了研究目的	所定义的问题应该是精确的且与可获得文献有关
2	纳入患者的连贯性	所有具有潜在可能性的患者（满足纳入标准）都在研究期间被纳入了（无排除或给出了排除的理由）
3	预期数据的收集	收集了根据研究开始前制订的研究方案中设定的数据
4	终点指标能恰当地反映研究目的	明确地解释用来评价与所定义的问题一致的结局指标的标准。同时，应在意向性治疗分析的基础上对终点指标进行评估
5	终点指标评价的客观性	对客观终点指标的评价采用评价者单盲法，对主观终点指标的评价采用评价者双盲法。否则，应给出未行盲法评价的理由
6	随访时间是否充足	随访时间应足够长，以使得能对终点指标及可能的不良事件进行评估
7	失访率低于5%	应对所有的患者进行随访。否则，失访的比例不能超过反映主要终点指标的患者比例
8	是否估算了样本量	根据预期结局事件的发生率，计算了可检测出不同研究结局的样本量及其95%可信区间；且提供的信息能够从显著统计学差异及估算把握度水平对预期结果与实际结果进行比较
	9～12条适用于评价有对照组的研究的附加标准	
9	对照组的选择是否恰当	对于诊断性试验，应为诊断的"金标准"；对于治疗干预性试验，应是能从已发表研究中获取的最佳干预措施
10	对照组是否同步	对照组与试验组应该是同期进行的（非历史对照）
11	组间基线是否可比	不同于研究终点，对照组与试验组起点的基线标准应该具有相似性。没有可能导致使结果解释产生偏倚的混杂因素
12	统计分析是否恰当	用于计算可信区间或相对危险度（RR）的统计资料是否与研究类型相匹配

注：评价指标共12条，每一条分为0～2分。前8条针对无对照组的研究，最高分为16分；后4条与前8条一起针对有对照组的研究，最高分共24分。0分表示未报道；1分表示报道了但信息不充分；2分表示报道了且提供了充分的信息

附录 D
（资料性附录）
Newcastle-OttawaScale（NOS）评价标准量表

D.1　NOS 评价标准（队列研究）

D.1.1　队列的选择

D.1.1.1　暴露队列的代表性

　　a）很好的代表性＊；

　　b）较好的代表性＊；

　　c）代表性差，如选择志愿者、护士等；

　　d）未描述队列的来源。

D.1.1.2　非暴露队列的选择

　　a）与暴露队列来自同一人群，如同一社区＊；

　　b）与暴露队列来自不同的人群；

　　c）未描述来源。

D.1.1.3　暴露的确定

　　a）严格确定的记录（如外科的记录）＊；

　　b）结构式问卷调查＊；

　　c）自己的记录；

　　d）未描述。

D.1.1.4　研究开始时没有研究对象已经发生研究的疾病

　　a）是＊；

　　b）否。

D.1.2　可比性

D.1.2.1　暴露队列和非暴露队列的可比性（设计和分析阶段）

　　a）根据最重要的因素选择和分析对照＊；

　　b）根据其他的重要因素（例如第二重要因素）选择和分析对照＊。

　　注1：可以理解为是否对重要的混杂因素进行了校正

D.1.3　结果

D.1.3.1　结果的测定方法

　　a）独立的、盲法测定或评估＊；

　　b）根据可靠的记录＊；

　　c）自己的记录；

　　d）未描述。

D.1.3.2　对于所研究的疾病，随访时间是否足够长

　　a）是的＊；

　　b）否（时间太短，多数未发生所研究的疾病）。

D.1.3.3　随访的完整性

　　a）随访完整，对所有的研究对象均随访到＊；

b) 随访率>80%（评价者自己可以确定一个合适的随访率），少数失访，失访小并对失访者进行了描述分析＊；

c) 随访率<80%，对失访者没有进行描述。

d) 未描述

注2：＊为给分点。NOS量表满分9颗"＊"，5颗"＊"及以上为相对高质量文献。每一项研究在"选择"和"暴露"上的每一个条目最多可以有一个，而在"可比性"上的条目最多可以有两个

D.2 NOS 评价标准（病例对照研究）

D.2.1 病例组和对照组的选择

D.2.1.1 病例的定义和诊断是否恰当

a) 是的，疾病的定义和诊断是正确、独立和有效的（如至少2名医生共同对病例做出诊断，或至少依据2种或2次的诊断结果；或者查阅了原始记录，如X线、医院病历＊；

b) 是的，并有联动数据（如根据肿瘤登记数据中的ICD编码来判断是否为病例）或基于自我报告，但无原始记录；

c) 没有描述。

D.2.1.2 病例的代表性

a) 连续收集且有代表性的病例（如规定时间内患有目标疾病的所有合格病例；或特定饮水供应区的所有病例；或特定医院或诊所、一组医院、健康管理机构的所有病例；或从这些病例中得到的一个合适的样本，如随机样本＊；

b) 存在潜在的选择性偏倚或者没有阐明。

D.2.1.3 对照的选择

a) 社区对照＊；

b) 医院对照；

c) 没有描述。

D.2.1.4 对照的定义

a) 没有疾病史（或未发生终点事件＊；

b) 没有说明来源；

D.2.2 可比性

a) 研究控制了＿＿＿＿＿＿＿＿（选择最重要的因素，如年龄）（如设计时，病例和对照按年龄匹配；或两组人群的年龄比较无统计学差异）＊；

b) 2.2.2研究控制了其他重要的混杂因素（如设计时，病例和对照除按年龄匹配以外，还匹配了其他因素；或两组人群的其他重要混杂因素之间的比较无统计学差异＊。

注3：基于设计或分析所得的病例与对照的可比性

D.2.3 暴露

D.2.3.1 暴露的调查和评估方法

a) 可靠的记录（例如手术记录）＊；

b) 在盲法（不清楚谁是病例、谁是对照）的情况下，采用结构化调查获得＊；

c) 在非盲（已清楚谁是病例、谁是对照）的情况下进行的调查；

d) 书面的自我报告或病历记录；

e) 无描述。

D.2.3.2 病例和对照的暴露是否采用了相同的确定方法

a) 是＊；

b) 没有。

D.2.3.3 无应答率

a) 两组的无应答相同＊；

b) 无描述；

c) 两组的无应答率不同且没有说明原因。

注4：＊为给分点。NOS量表满分9颗"＊"，5颗"＊"及以上为相对高质量文献。每一项研究在"选择"和"暴露"上的每一个条目最多可以有一个，而在"可比性"上的条目最多可以有两个

参 考 文 献

[1] 陈伟伟，高润霖，刘力生，等.《中国心血管病报告2014》概要［J］. 中国循环杂志，2015 （7）：617 – 622.

[2] 杨跃进. 阜外心血管内科手册［M］. 北京：人民卫生出版社，2014.

[3] 陈国英，刘德桓. 高血压病中医证型与靶器官损害相关性研究述要［J］. 福建中医药，2004，35 （2）：54.

[4] 国家技术监督局. GB/T 16751.1 – 1997. 中医临床诊疗术语·疾病部分［S］. 北京：中国标准出版社，1997.

[5] 国家中医药管理局. 第二批24个专业105个病种中医诊疗方案［S］. 2011.

[6] 蔡光先，赵玉庸. 中西医结合内科学［M］. 北京：中国中医药出版社，2005.

[7] 叶舒婷，潭超，黄娟娟，等. 复方钩藤降压片治疗高血压病左室肥厚（阴虚阳亢、瘀血阻络证）31例临床观察［J］. 中医药导报，2013，19（5）：8 – 10.

[8] 郭志华，王东生，陈跃飞，等. 四泰片治疗高血压病左心室肥厚的临床观察［J］. 中西医结合心脑血管病杂志，2004（1）：10 – 12.

[9] 刘强. 龙藤降压片治疗高血压改善左室肥厚的临床研究［D］. 济南：山东中医药大学，2004.

[10] 周英. 心脑喜康联用卡托普利对高血压左心室肥厚（阴虚阳亢兼夹痰瘀型）的影响［D］. 乌鲁木齐：新疆医科大学，2004.

[11] 薛梅. 补肾抑肝方合用卡托普利治疗高血压左心室肥厚的临床研究［D］. 济南：山东中医药大学，2004.

[12] 段学忠，王勇，王翔燕. 益心降压胶囊对原发性高血压左室肥厚患者室重量指数及血浆神经肽Y的影响［C］. 山东省中西医结合神经内科学术研讨会，北京：2008.

[13] 陈偶英，张稳，简伟雄，等. 复方七芍降压片合替米沙坦治疗高血压左心室肥厚肝肾阴虚、瘀血生风证及改善舒张功能的临床观察［J］. 湖南中医药大学学报，2014，34（6）：26 – 30.

[14] 喻正科，陈志红，解发良，等. 天丹降压颗粒逆转高血压左心室肥厚及改善舒张功能的临床研究［J］. 湖南中医药大学学报，2009，29（1）：50 – 52.

[15] 刘文玉，李玉红. 护心汤联合坎地沙坦酯对高血压左心室肥厚逆转作用［J］. 临床和实验医学杂志，2009，8（5）：92 – 93.

[16] 刘静. 平肝定眩饮治疗原发性高血压左室肥厚及心室舒张功能的临床观察［D］. 贵阳：贵阳中医学院，2011.

[17] 付海晶. 补肾化瘀祛痰方治疗高血压左室肥厚的临床研究［D］. 济南：山东中医药大学，2010.

[18] 陈艳茜. 调心汤联合培哚普利治疗高血压左室肥厚心气亏虚、痰瘀互结证临床研究［D］. 长沙：湖南中医药大学，2008.

[19] 张庆江，袁晖戍，张晓楠，等. 扶阳益心膏对高血压左心室肥厚患者中医证候和血液流变学的影响［J］. 中医药信息，2015（4）：88 – 90.

[20] 傅强. 降压通脉方对左室肥厚高血压患者的临床及血管活性物质改变的观察［J］. 云南中医中

药杂志，2004（4）：15-17.

[21] 李彦霞，冯书文，孙永辉. 参冬活血胶囊联合洛汀新对原发性高血压患者心室重构的影响[J]. 上海中医药杂志，2009，43（7）：28-29.

[22] 杨英. 血府逐瘀汤加味治疗老年高血压并左室心肌肥厚37例 [J]. 中国药业，2015（2）：75-77.

[23] 武俊斌，毛玉娟，张玉峰，等. 加味半夏白术天麻汤治疗高血压 LVH 临床疗效观察 [J]. 西部中医药，2013（11）：1-4.

[24] 韩圆圆. 益气活血降压方治疗高血压病（2级）合并左心室肥厚的临床观察 [D]. 济南：山东中医药大学，2011.

[25] 胡典，吴雪荣，虞城欢. 中药外敷太冲穴干预肝阳上亢型原发性Ⅱ级高血压病的临床观察[J]. 实用中西医结合临床，2014（6）：23-24.

[26] 韩圆圆. 益气活血降压方治疗高血压病（2级）合并左心室肥厚的临床观察 [D]. 济南：山东中医药大学，2011.

[27] 沈利亚，汪湛，罗瑛，等. 黄芪注射液对老年高血压患者左室肥厚和左室功能的影响 [J]. 中国医院药学杂志，2010（9）：778-781.

[28] 胡典，吴雪荣，虞城欢. 中药外敷太冲穴干预肝阳上亢型原发性Ⅱ级高血压病的临床观察[J]. 实用中西医结合临床，2014（6）：23-24.

ICS 11. 120
C 05

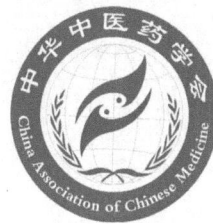

团 体 标 准

T/CACM 1232—2019

中医内科临床诊疗指南
真心痛（PCI 术后）

Clinical guidelines for diagnosis treatment of internal diseases in TCM
Acute myocardial infarction with PCI

2019-01-30 发布
2020-01-01 实施

中 华 中 医 药 学 会 发布

前　言

本指南按照 GB/T 1.1—2009 给出的规则起草。

本指南由中华中医药学会提出并归口。

本指南主要起草单位：江西中医药大学附属医院。

本指南参加起草单位：广东省中医院、天津中医药大学第一附属医院、广州中医药大学第一附属医院、广西中医药大学第一附属医院、陕西中医药大学附属医院、黑龙江省中医药科学院、甘肃中医药大学附属医院、无锡市中医医院、湖南中医药大学第一附属医院、河南中医药大学第一附属医院。

本指南主要起草人：刘中勇、李应东、谭元生、毛静远、吴焕林、吴伟、陆曙、杜廷海、徐惠梅、刘东敏、伍建光、马琍、秦琬玲、曾建斌、何怀阳、邹国辉、陈章生、施恒、陈晓凡、梁逸强、李林、骆始华、唐娜娜、邓鹏、万强、徐驲、陈洪涛、万蝉俊、熊建华、刘珊珊、戴飞、陈智军、李彦斌、容超、赖俊宇、杨雪、邹志浩、刘言薇、黄琦、王建、孙礼强。

引　言

本指南为国家中医药管理局中医标准化项目，项目负责部门为中华中医药学会，在中医临床诊疗指南制修订专家总指导组和中医心血管病专家指导组的指导、监督下实施。制订过程与任何单位、个人无利益关系。

本指南主要针对急性心肌梗死行冠状动脉介入手术（PCI 术）的患者，为其提供中医药的诊断和治疗建议，为中医临床提供参考。本指南主要目的是推荐有循证医学证据的急性心肌梗死 PCI 术后的中医诊断与治疗，规范中医临床诊疗过程。

2014 年，中国急性心肌梗死（AMI）死亡率城市为 55.32/10 万，农村为 68.6/10 万。无论城市、农村，男性或女性，AMI 死亡率均随年龄的增加而增加，40 岁开始显著上升，其递增趋势近似于指数关系[1]。近年来，随着愈来愈多冠脉介入术的开展，西医治疗使得冠心病患者的存活率大大提高。然而，PCI 术后再狭窄、无复流问题，造成术后再发心绞痛、心肌梗死、心力衰竭、心律失常等不良事件的发生率仍然较高，中医药在治疗方面有自己独特的优势。

急性心肌梗死在中医学上归属于"真心痛"范畴，气虚血瘀、痰浊阻滞是本病的共性，亦是贯穿于本病全过程的主要矛盾，气虚是主要矛盾中的主要方面[2,3]。PCI 手术耗气伤血，更易导致患者出现心气不足、心阳亏虚[4]。目前，对于 PCI 术后患者，多数医家认为，仍为本虚标实之证，标实以痰浊、血瘀之证为多，本虚以气虚、阳虚之证为多[5]。

现代临床医家在总结前人观点的基础上，归纳出血瘀论、痰瘀论、气血相关理论、络病理论等病机理论[6-9]。中医药协同治疗有效地降低了 PCI 术后临床事件的发生，能够提高患者的生存质量，延长寿命，改善预后[10-12]。目前国内尚无急性心肌梗死 PCI 术后方面的中医临床诊疗指南，本次指南制修订旨在对中医急性心肌梗死 PCI 术后的诊断及治疗做出总结，明确急性心肌梗死 PCI 术后的病名诊断、证候诊断、鉴别诊断及治疗规范。

本指南由中华中医药学会组织，在中医临床诊疗指南制修订专家总指导组和中医心血管科专家指导组的指导、监督下实施，文献评价小组确定筛选证据的标准，并通过检索 pubMed、OVID、The Cochrane Library、Embase、CBM、WanFang Data、CNKI、VIP 等数据库，筛选出符合纳入标准的文献共 21 篇，并进行文献质量评价及证据分级，根据证据级别达成专家组共识，并提出推荐意见，初步制定出针对急性心肌梗死 PCI 术后的中医临床实践指南。

本指南是根据中医对急性心肌梗死 PCI 术后的中医药临床研究成果并结合专家经验制定。针对的患者群体是急性心肌梗死行 PCI 术后病情稳定的患者，提供以中医药为主要内容的诊断和治疗建议。

中医内科临床诊疗指南 真心痛 (PCI 术后)

1 范围

本指南遵从中医辨证论治的原则,总结归纳了急性心肌梗死 PCI 术后患者的中医证治分型、治法方药,预防与调护。

本指南适用于 18 周岁以上急性心肌梗死(包括 STEMI 和 NSTEMI)PCI 术血运重建后,仍有心绞痛症状(存在慢血流,TIMI 分级 I ~ II 级)等残留风险患者。

本指南适合心血管科、急诊科、重症医学科、中医科等相关临床医师使用。

2 术语和定义

2.1

急性心肌梗死 Acute myocardial infarction

是在冠状动脉病变基础上,冠状动脉血供急剧减少或中断,相应心肌严重而持久的缺血所致部分心肌急性坏死。临床表现为胸痛、急性循环功能障碍,心肌急性缺血、损伤和坏死的一系列特征性心电图演变以及血清心肌标志物升高。根据心电图表现又分为 ST 段抬高型和非 ST 段抬高型急性心肌梗死。

2.2

经皮冠状动脉介入治疗 Percutaneous coronary intervention,PCI

是指经心导管技术疏通狭窄甚至闭塞的冠状动脉管腔,从而改善心肌血流灌注的治疗方法。

2.3

冠状动脉慢血流现象 Coronary slow flow phenomenon

是指在冠脉 PCI 术后尚有部分冠状动脉出现血流异常缓慢的现象,TIMI 分级 I ~ II 级。

TIMI 分级:分 4 级

0 级:闭塞血管远端无血流。

I 级:造影剂部分通过,远端血管部分充盈。

II 级:远端血管完全充盈显影、消除缓慢。

III 级:远端血管充盈和消除完全、迅速。

2.4

真心痛 Zhen Xin Tong

因心脉挛急、狭窄或闭塞而引起的膻中及左胸膺部位剧烈而持久的疼痛,可伴有心悸、水肿、肢冷、喘促、汗出、面色苍白等症状,甚至危及生命。

3 临床诊断

3.1 西医诊断

参考 2012 年欧洲心脏病学会(ESC)、美国心脏病学会基金会(ACCF)、美国心脏协会(AHA)和世界心脏联盟(WHF)公布的第三版"全球心肌梗死统一定义",国际心脏病学会及世界卫生组织临床命名标准化联合专题组报告《缺血性心脏病的命名及诊断标准》[13],王吉耀主编的《内科学》第二版[14],以及 2001 年中华医学会心血管病学分会制定的《急性心肌梗死诊断和治疗指南》[15],心肌标志物的升高或降低,伴有其余四项中至少一项,可以诊断。

3.1.1 心肌标志物

a)主要心肌标志物:肌钙蛋白 I(cTnI)或肌钙蛋白 T(cTnT)。

b)次要标志物:肌酸激酶同功酶(CK-MB)、肌红蛋白、天冬氨酸转氨酶(AST)、肌酸激酶(CK)。

3.1.2 缺血性症状

a）胸痛：胸骨后或左胸部剧烈而持久的疼痛，呈压榨性、紧迫感、烧灼感，可向左上臂、颌部、背部或肩部放射；有时疼痛部位不典型，可在上腹部、颈部、下颌等部位。

b）烦躁不安、恐惧、濒死感。

c）严重者发生面色苍白、皮肤湿冷、大汗淋漓等休克表现。

d）呼吸困难。

e）心悸。

f）恶心、呕吐、腹痛。

3.1.3 心电图

a）ST段抬高：ST段呈弓背向上型抬高，伴或不伴病理性Q波，或有新发生的左束支传导阻滞。

b）非ST段抬高：ST段下移，T波倒置，或有新发生的左束支传导阻滞。

c）病理性Q波形成。

d）ST段抬高型急性心肌梗死心电图有动态演变，超急性期为异常高大、两支不对称T波，急性期参照第一条，亚急性期ST段逐渐回到基线、T波变为平坦或倒置，慢性期为T波呈V形倒置、两支对称、波谷尖锐。

3.1.4 影像学证据

新的心肌活力丧失或节段性室壁运动异常。

3.1.5 造影或尸检

证实冠状动脉内血栓。

3.2 中医诊断

3.2.1 病名诊断

以胸痛、心痛为主要症状，可痛至咽喉、胃脘、齿龈等，严重者胸闷如窒、胸痛彻背。

3.2.2 证候诊断

参考《胸痹心厥（冠心病心肌梗死）急症诊疗规范》[16]《中药新药临床研究指导原则》[17]。

3.2.2.1 痰瘀阻络证

胸闷如窒或痛，痛引肩背，肢体沉重，气短喘促，痰多，形体肥胖，恶心呕吐。舌质暗，或舌有瘀斑，舌苔浊腻，脉弦滑或涩。

3.2.2.2 心血瘀阻证

胸部刺痛、绞痛，或胸闷，固定不移，痛引肩背，入夜尤甚，口唇紫暗，面色晦暗或黧黑，爪甲发青，心悸不宁。舌色紫暗，或舌有瘀斑、瘀点，舌下络脉曲张，脉涩或结代。

3.2.2.3 气滞血瘀证

胸痛或胸闷，心前区刺痛，情绪变化时易发作，口唇爪甲紫暗，胁肋胀满或胁痛，心悸，气促。舌质紫暗，有瘀斑，苔少或苔淡灰而腻，脉涩，或脉促或结代。

3.2.2.4 痰浊内阻证

胸闷重而痛轻微，倦怠乏力，气短，肢体沉重，口黏口淡，咳吐痰涎，形体肥胖，纳呆便溏，恶心。舌边有齿痕，舌质淡胖，苔白腻或白滑，脉滑实，或脉濡，或沉弦。

3.2.2.5 气虚血瘀证

胸闷心痛，乏力气短，痛引肩背，面色淡白或紫暗，神疲懒言，自汗，甚则大汗淋漓，心中动悸，动则益甚。舌淡暗，有瘀斑、瘀点，或舌紫，苔薄白，舌下络脉曲张，脉沉细而弱，或细涩、结代。

3.2.2.6 气阴两虚证

胸闷隐痛，时作时止，心悸气短，倦怠懒言，乏力，头晕目眩，遇劳则甚，口咽舌燥，面色少华，大便干，失眠多梦。舌红少苔，或舌偏红或暗红，苔薄少，舌边有齿印，脉细数无力，或弱而细数，或细弱无力，或结代。

3.3 鉴别诊断

3.3.1 中医鉴别诊断[16]

3.3.1.1 胃脘痛

真心痛有时可表现为胃脘部疼痛，但疼痛更剧烈，多为压榨性，常与寒冷、饱餐等有关。胃脘痛以胀痛为主，局部有压痛，常伴有泛酸、嘈杂、嗳气、呃逆等胃部症状。

3.3.1.2 胸痹心痛

两乳之中、鸠尾之间突发憋闷而痛，其痛持续时间较真心痛短，多为 2～15 分钟，其痛轻，休息及含服芳香温通药大多缓解。无胸痹心厥心水、心脱并病。

3.3.1.3 胸痛（以肺、胸膜、气管疾患为主）

此类胸痛疼痛多在咳嗽、呼吸、转侧时加重，咳嗽、咳痰或咳血、气短、喘息或喉鸣。

3.3.1.4 胁痛

肝胆疾患疼痛在右胁部，肋缘下压痛，胰腺病变疼痛左胁部。厌油腻、厌食、乏力、恶心、呕吐、黄疸或发热。

3.3.2 西医鉴别诊断[14]

3.3.2.1 心绞痛

两者皆有心前区疼痛，但急性心肌梗死诱因明显，时限更长，发作更频繁，疼痛剧烈，硝酸甘油疗效不明显，且急性心肌梗死心肌标志物升高、心电图有特征性变化。

3.3.2.2 主动脉夹层

两者皆可出现胸痛，主动脉夹层一开始即达高峰，常放射到背、肋、腹、腰和下肢，两上肢的血压和脉搏可有明显差别，可有下肢暂时性瘫痪、偏瘫和主动脉瓣关闭不全的表现等可资鉴别。经食管超声心动图、X 射线、增强 CT 或磁共振成像检查有助于诊断。

3.3.2.3 急性肺栓塞

急性肺栓塞也可有胸痛，但同时有右心负荷急剧增加的表现如发绀、肺动脉瓣区第二心音亢进、颈静脉充盈、肝大、下肢水肿等。心电图示 I 导联 S 波加深，Ⅲ导联 Q 波显著、T 波倒置，胸导联过渡区左移，右胸导联 T 波倒置等改变。超声心动图检查可发现肺动脉高压、右心扩大和右心负荷增加的表现。

3.3.2.4 急性心包炎

两者皆可出现剧烈而持久的心前区的疼痛，但心包炎的疼痛与发热同时出现，呼吸和咳嗽时加重，早期即有心包摩擦音，全身症状不如急性心肌梗死严重，心电图表现有区别。

3.3.2.5 急腹症

急性胰腺炎、消化性溃疡穿孔、急性胆囊炎、胆石症等，具有上腹部疼痛，可伴有休克。通过病史、体格检查、心电图检查、血清心肌标志物检测等可协助鉴别。

4 临床治疗与推荐建议

4.1 辨证论治

4.1.1 痰瘀阻络证

病机：饮食失调，脾胃受损，湿聚痰生，痰浊留滞，血脉不畅，心脉痹阻。

治法：理气化痰，活血化瘀。

推荐方药 1：温胆汤合桃红四物汤（《心脑血管疾病中医诊治》）[18]加减（推荐强度：C；证据级别：V）。

常用药：半夏、陈皮、枳壳、瓜蒌、茯苓、桃仁、红花、川芎、延胡索等。

推荐方药2：瓜蒌薤白半夏汤（《金匮要略》）[19]加减（推荐强度：C；证据级别：V级）。

常用药：半夏、薤白、瓜蒌、陈皮、竹茹、枳实、桃仁、红花、川芎等。

推荐方药3：二陈汤（《太平惠民和剂局方》）合桃红四物汤（《医宗金鉴》）加减（推荐强度：C；证据级别：V级）。

常用药：陈皮、半夏、茯苓、甘草、桃仁、红花、熟地黄、当归、川芎、白芍等。

推荐中成药：丹蒌片[20]（《急性心肌梗死中西医结合诊疗专家共识》）（推荐强度：C；证据级别：V级）。1次5片，1日3次，饭后口服。

4.1.2 心血瘀阻证

病机：血行瘀滞，胸阳痹阻，心脉不畅。

治法：活血化瘀，通脉止痛。

推荐方药1：血府逐瘀汤（《医林改错》）加减[21]（推荐强度：C；证据级别：V级）。

常用药：当归、生地黄、红花、桃仁、枳壳、赤芍、柴胡、桔梗、川芎、牛膝等。

推荐方药2：血府逐瘀汤（《医林改错》）合失笑散（《苏沈良方》）加减[22]（推荐强度：C；证据级别：V级）。

常用药：桃仁、红花、川芎、赤芍、当归、生地黄、牛膝、柴胡、枳壳、桔梗、甘草、蒲黄、五灵脂等。

推荐中成药1：麝香保心丸[20]（《急性心肌梗死中西医结合诊疗专家共识》）（推荐强度：C；证据级别：V级）。每次1~2粒，每日3次，口服，或症状发作时服用。

推荐中成药2：速效救心丸[20]（《急性心肌梗死中西医结合诊疗专家共识》）（推荐强度：C；证据级别：V级）。1次4~6粒，1日3次；急性发作时，1次10~15粒，舌下含服。

4.1.3 气滞血瘀证

病机：情志失调，肝气郁结，血脉瘀滞，心脉痹阻。

治法：疏肝理气，活血通络。

推荐方药1：血府逐瘀汤（《医林改错》）[16]加减（推荐强度：C；证据级别：V级）。

常用药：桃仁、红花、当归、生地黄、牛膝、川芎、桔梗、赤芍、枳壳、甘草、柴胡等。

推荐方药2：柴胡疏肝散（《景岳全书》）合桃红四物汤（《医宗金鉴》）加减（推荐强度：C；证据级别：V级）。

常用药：柴胡、白芍、川芎、枳壳、陈皮、桃仁、红花、熟地黄、当归等。

推荐中成药1：通心络胶囊[23-25]（推荐强度：A；证据级别：Ⅱa级）。1次2~4粒，1日3次，口服。

推荐中成药2：心可舒片（《新编临床中成药学》）（证据级别：V级）。1次4粒，1日3次，口服。

推荐中成药3：复方丹参滴丸[20]（《急性心肌梗死中西医结合诊疗专家共识》）（推荐强度：C；证据级别：V级）。1次10丸，1日3次，4周为1个疗程；或遵医嘱，吞服或舌下含服。

推荐中成药4：地奥心血康胶囊[20]（《急性心肌梗死中西医结合诊疗专家共识》）（推荐强度：C；证据级别：V级）。1次1~2粒，1日3次，口服。

4.1.4 痰浊内阻证

病机：饮食不节，恣食肥甘，或忧思伤脾，运化失司，聚湿成痰，痹阻胸阳。

治法：通阳泄浊，豁痰通脉。

推荐方药：瓜蒌薤白半夏汤加味[26]（《金匮要略》）（推荐强度：A；证据级别：Ⅰb级）。

常用药：瓜蒌、薤白、半夏、枳实、陈皮、石菖蒲、桂枝、干姜、细辛等。

4.1.5 气虚血瘀证

病机：心气不足，运血无力，血行瘀滞，痹阻心脉。

治法：益气活血，通脉止痛。

推荐方药 1：保元汤合桃红四物汤加味[27]（《中医内科学》）（推荐强度：C；证据级别：V级）。

常用药：人参、黄芪、蒲黄、五灵脂、桃仁、红花、川芎、赤芍、当归、丹参、柴胡、枳壳、桔梗、甘草等。

推荐方药 2：补阳还五汤加减[28]（《医林改错》）（推荐强度：C；证据级别：V级）。

常用药：生黄芪、当归尾、赤芍、地龙、川芎、红花、桃仁等。

推荐中成药 1：芪参益气滴丸[20]（《急性心肌梗死中西医结合诊疗专家共识》）（推荐强度：C；证据级别：V级）。1次1袋，1日3次，4周为1个疗程，或遵医嘱，口服，餐后半小时服用。

推荐中成药 2：脑心通胶囊（推荐强度：C；证据级别：V级）。1次2~4粒，1日3次，或遵医嘱，口服。

4.1.6 气阴两虚证

病机：病程日久，损耗气阴，血脉瘀滞，痹阻心脉。

治法：益气养阴，活血通络。

推荐方药 1：生脉散合天王补心丹加减[22]（《中医内科常见病诊疗指南·中医病证部分》）（推荐强度：C；证据级别：V级）。

常用药：太子参、麦冬、五味子、生地黄、玄参、天冬、丹参、当归、茯苓、柏子仁、炒酸枣仁、远志等。

推荐方药 2：生脉散合冠心 2 号方加减[18]（《心脑血管疾病中医诊治》）（推荐强度：C；证据级别：V级）。

常用药：人参、黄芪、麦冬、五味子、玉竹、丹参、桃仁、赤芍、川芎等。

推荐方药 31：生脉散合人参养营汤加减[27]（《中医内科学》）（推荐强度：C；证据级别：V级）。

常用药：人参、黄芪、白术、茯苓、甘草、麦冬、地黄、当归、白芍、远志、五味子、丹参、三七、益母草、郁金、五灵脂等。

4.2 对症治疗

4.2.1 针刺治疗（推荐强度：C；证据级别：V级）

治疗原则：实证针用泻法，虚证针用平补平泻。

主穴：心俞、厥阴俞、内关。

配穴：膻中、足三里、间使、通里。

分型加减：心血瘀阻，加膈俞、阴郄；痰瘀阻络，加丰隆、膻中、中脘；气阴两虚，加三阴交、气海、神门、太溪、关元。

4.2.2 灸法治疗

4.2.2.1 普通灸法（推荐强度：C；证据级别：V级）

选穴：关元、气海、心俞、厥阴俞、百会、足三里。

操作：将艾条对准穴位进行施灸，以局部皮肤有温热感而无灼痛为宜，一般每处灸10~15分钟，至皮肤出现红晕为度。

4.2.2.2 热敏灸法（推荐强度：C；证据级别：V级）

选穴：膻中、内关、心俞、厥阴俞、三阴交。

操作：运用热敏灸艾条在以上穴位探查，根据患者灸感的有无，找出热敏穴，持续施灸，直至患者灸感消失，即敏消量足。

4.2.3 耳针治疗（推荐强度：C；证据级别：V级）

主穴：心、神门、交感、皮质下。

配穴：肾、内分泌、胃。

4.2.4 穴位注射治疗（推荐强度：C；证据级别：V级）

选用具有活血化瘀作用的注射液进行穴位注射，取双侧内关穴。

4.2.5 穴位敷贴治疗（推荐强度：C；证据级别：V级）

a）以黄芪、苏合香、冰片、丹参等制成贴膏，贴敷于心俞、膻中、气海、足三里等穴位。

b）心绞痛宁膏（丹参、红花等）活血化瘀，芳香开窍，贴心前区，1日1次。

4.2.6 推拿按摩治疗（推荐强度：C；证据级别：V级）

以拇指或手掌按揉心俞、膈俞、厥阴俞、内关、间使、三阴交、心前区阿是穴。

4.3 预防与调护

4.3.1 预防

a）改变不良生活习惯，生活起居有规律。缓解期要坚持力所能及的活动，可听舒缓的音乐，打太极拳、散步、慢跑，做到动中有静，保证充足的睡眠。

b）合理选择膳食方案，注意饮食搭配，少食节食，限制膏粱厚味、煎炸食物的摄入，限盐，戒烟限酒，提倡饮茶。

c）注意防寒保暖，避免寒冷刺激。

4.3.2 调护

a）坚持药物治疗，胸痹发作时，患者应卧床休息、吸氧，并服用可快速缓解疼痛的药物。日常坚持药物治疗，以减少发作，提高生活质量。

b）术后坚持规范化服用中药，增强患者依从性，并由专业中医师指导用药。

c）保持大便通畅。如大便不通畅者，可辨证使用中药代茶饮。

d）调情志，保持良好的心态，避免过于激动或喜怒忧思无度。

e）可到心脏康复中心尽早进行心脏康复治疗。

附录 A

（资料性附录）

指南质量方法学

A.1 临床证据的检索策略

中文检索词（95 个）：PCI，PTCA，经皮冠状动脉腔内成形术，经皮冠脉腔内成形术，冠脉支架植入术，冠状动脉支架植入术，冠脉支架置入术，冠状动脉支架置入术，冠心病介入术，冠脉介入，冠状动脉介入，冠脉血运重建，冠状动脉血运重建，冠脉成形术，冠状动脉成形术，血管成形术，真心痛，厥心痛，卒心痛，久心痛，心肌梗死，心梗，心肌梗塞，心绞痛，急性冠脉综合征，再狭窄，慢血流，无复流，血栓形成，心厥，厥证，厥逆，心掣，心包络痛，胸痹，心痛，胸痛，心悸，气厥，气脱，气乱，怔仲，心中寒，胃脘痛，心下痛，心悬痛，心中痛，胸中痛，胸闷，心痹，脱证，胃痛，心病，中医，中药，中医药，中西医，草药，注射液，针，灸，穴位，耳穴，耳针，耳压，王不留行籽，放血，熏蒸，熏洗，泡脚，灌肠，热奄包，外敷，膏药，硬膏，贴敷，三伏贴，磁穴，埋线，药酒，药浴，膏方，红外线，神灯，食疗，气功，导引，功法，易筋经，八段锦，五禽戏，太极拳，罐，推拿，按摩。英文检索词（69 个）：PCI、PTCA、coronary angioplasty、coronary artery angioplasty、coronary artery stent implantation、stents、coronary intervention、coronary revascularization、coronary artery intervention、Zhen Xin Tong、syncopalprecordialgia、precordial pain、dinitrate、myocardial infarction、angina pectoris、acute coronary syndrome、jue、syncope、Chest obstruction、thoracic obstruction、chest pain、pectoralgia、palpitation、stomachache、epigastralgia、epigastric pain、gastralgia、epigastralgia-electrogastrogram、stomach pain、stomache、chest distress、chest tightness、chest discomfort、chest stuffiness、chest fullness、chest pressure、collapse syndrome、gastric pain、gasteralgia、wei tong、gastrodynia、restenosis、in-stent、restenosis、coronary slow flow phenomenon、no-reflow phenomeaon、thrombosis、east Asian traditional、Chinese medicine、integrative medicine integrated Chinese medicine、integrated Chinese western medicine、herbal medicine、acupuncture、moxibustion、massage、manipulative、chiropractor、diet therapy、tai ji、tai chi、qigong、baduanjin、yijinjing、reyanbao therapy、enema clyster、fumigation、external application、catgut embedding。根据数据库和官方网站不同，适当调整检索策略。检索方式（高级检索）：中国知网（主题、题名、关键词、摘要）、维普（题名或关键词、文摘）、万方（题名或关键词、主题、摘要）、中国生物医学网（标题、主题、关键词、摘要）、中医药在线（主题、题名、关键词、摘要）、EMbase、PubMed、Ovid、CochraneLib。检索时间均为：建库到 2015 年 12 月 30 号。文献筛选流程及结果：初检获得相关文献 4106 篇，按照纳入与排除标准逐层筛选后，最终纳入 21 篇文献，其中指南 0 篇，系统评价 0 篇，原始研究 21 篇。

A.2 质量评价和证据强度

A.2.1 文献质量评价

对于最终纳入的文献，从以下几方面评价文献质量：a）随机分配方法；b）分配方案隐藏；c）盲法；d）结果数据的完整性；e）选择性报告研究结果；f）随访及失访；g）其它偏倚，总体文献质量差。（采用改良 Jadad 量表评分见附录 B）

A.2.2 证据评价分级

证据分级标准参考刘建平教授提出的传统医学证据体的构成及证据分级建议，本指南结合临床实践做适当的修改。

表 A.1　基于证据体的临床研究证据分级标准

分级	设计类型或判别标准
Ia	由随机对照试验、队列研究、病例对照研究、病例系列这4种研究中至少2种不同类型的研究构成的证据体，且不同研究结果的效应一致
Ib	具有足够把握度的单个随机对照试验
IIa	半随机对照试验或队列研究
IIb	病例对照研究
IIIa	历史性对照的病例系列
IIIb	自身前后对照的病例系列
IV	长期在临床上广泛运用的病例报告和史料记载的疗法
V	未经系统研究验证的专家观点和临床经验，以及没有长期在临床上广泛运用的病例报告和史料记载的疗法

A.3　推荐等级

a）GRADE 系统将推荐等级分为强或弱。强推荐的含义如下：对患者—在这种情况下，多数患者会采纳推荐方案，只有少数不会；此时若未予推荐，则应说明；对临床医生—多数患者应该接受该推荐方案；对政策制定者—该推荐方案在大多数情况下会被采纳作为政策。弱推荐的含义如下：对患者——在这种情况下，大多数患者会采纳推荐方案，但仍有不少患者不采用；对临床医生—你应该认识到不同患者有各自适合的方案，你得帮助每个患者做出体现他（她）价值观和意愿的决定；对政策制定者—制定政策需要实质性讨论，并需要众多利益相关者参与。

b）决定推荐强度的四个角度

表 A.2　决定推荐强度的四个角度

因素	说明
利弊平衡	利弊间的差别越大，越适合作出强推荐；差别越小，越适合作出弱推荐
证据质量	证据质量越高，越适合作出强推荐价值观和意愿
价值观和意愿	差异越大，或不确定性越大，越适合作出弱推荐
成本（资源配置）	一项诊疗措施的花费越高（即消耗的资源越多），越不适合作出强推荐

c）证据质量的评价方法

表 A.3　证据质量的评价方法

质量等级	当前定义
高	我们非常确信真实的效应值接近效应估计值
中	对效应估计值我们有中等程度的信心：真实值有可能接近估计值，但仍存在二者大不相同的可能性
低	我们对效应估计值的确信程度有限：真实值可能与估计值大不相同
极低	我们对效应估计值几乎没有信心：真实值很可能与估计值大不相同

A.4　指南工具的评价

AGREE 评测结果：包括临床领域和方法学方面的专家共计4位评估员，运用 AGREE 对本指南进行评价。4位专家对指南总体评价平均分为6.0分，并愿意推荐使用该指南。

附录 B
（资料性附录）
改良的 Jadad 评分量表

项目（item）	评分（score）	依据（reasons）
随机序列的产生（random squence production）		
恰当（adequate）	2	计算机产生的随机数字或类似方法
不清楚（unclear）	1	随机试验但未描述随机分配的方法
不恰当（inadequate）	0	采用交替分配的方法如单双号
分配隐藏（allocation concealment）		
恰当（adequate）	2	中心或药房控制分配方案、或用序列编号一致的容器、现场计算机控制、密封不透光的信封或其他使临床医生和受试者无法预知分配序列的方法
不清楚（unclear）	1	只表明使用随机数字表或其他随机分配方案
不恰当（inadequate）	0	交替分配、病例号、星期日数、开放式随机号码表、系列编码信封以及任何不能防止分组的可预测性的措施
盲法（blind method）		
恰当（adequate）	2	采用了完全一致的安慰剂片或类似方法
不清楚（unclear）	1	试验陈述为盲法，但未描述方法
不恰当（inadequate）	0	未采用双盲或盲的方法不恰当，如片剂和注射剂比较
撤出或退出（withdrawal）		
描述了（description）	1	描述了撤出或退出的数目和理由
未描述（undescribed）	0	未描述撤出或退出的数目或理由

注：改良后 Jadad 量表（1～3 分视为低质量，4～7 分视为高质量）

参 考 文 献

[1] 陈伟伟，高润霖，刘力生，等．《中国心血管病报告2014》概要［J］．中国循环杂志，2015（7）：617-622.

[2] 周智伟，余昱．程志清治疗冠状动脉内支架植入术后再狭窄经验［J］．浙江中医杂志，2007，42（6）：311-312.

[3] 栾博．丹红注射液防治冠脉支架术后再狭窄的临床观察［J］．辽宁医学院学报，2011，32（3）：237-239.

[4] 吴伟．冠心病支架术后中医药治疗初探［J］．中国中西医结合杂志，2011，31（3）：303-305.

[5] 郄瑞席，陈可冀，史大卓，等．介入术后冠心病中医证候诊断标准的评价［J］．中国中西医结合杂志，2013，33（8）：1036-1041.

[6] 陈可冀，李连达，翁维良，等．血瘀证与活血化瘀研究［J］．中西医结合心脑血管病杂志，2005，3（1）：1-2.

[7] 谢伟，康立源，王硕，等．张伯礼治疗冠心病经验［J］．中医杂志，2011，52（18）：1539-1541.

[8] 唐娜娜，陈洪涛，邹国辉，等．刘中勇自拟气虚血瘀方在心血管疾病的应用［J］．江西中医药大学学报，2015，27（2）：39-41.

[9] 吴以岭．从络病学说论治冠心病心绞痛［J］．中国中医基础医学杂志，2001，7（4）：71-74.

[10] 何志凌．通冠胶囊改善急性心肌梗死介入术后患者生命质量的临床研究［D］．广州：广州中医药大学，2008.

[11] 杨伟．通心络胶囊对急性心肌梗塞急诊PCI患者心肌保护的临床研究［D］．咸阳：陕西中医学院，2009.

[12] 任毅，陈可冀，阮新民，等．活血化瘀中药防治冠状动脉介入治疗后再狭窄的Meta分析［J］．辽宁中医杂志，2008，35（5）：641-644.

[13] 国际心脏病学会和协会及世界卫生组织（WHO）临床命名标准化联合专题组的报告．缺血性心脏病的命名及诊断标准［S］．北京：1979.

[14] 王吉耀．内科学［M］．北京：人民卫生出版社，2012.

[15] 中华医学会心血管病学分会，中华心血管病杂志编辑委员会，中国循环杂志编辑委员会．急性心肌梗死诊断和治疗指南［J］．中华心血管病杂志，2001，29（12）：710-725.

[16] 国家中医药管理局医政司胸痹急症协作组东北分组．胸痹心厥（冠心病心肌梗塞）急症诊疗规范［J］．中国中医急症杂志，1995，4（4）：183-186.

[17] 中华人民共和国卫生部．中药新药临床研究指导原则［M］．北京：中国医药科技出版社，2002：108-109.

[18] 李七一．心脑血管疾病中医诊治［M］．北京：人民卫生出版社，2001.

[19] 国家中医药管理局医政司．第二批24个专业105个病种中医诊疗方案（合订本）［S］．北京：2011.

[20] 中国医师协会，中西医结合医师分会，中国中西医结合学会，等．急性心肌梗死中西医结合诊

疗专家共识 [J]. 中国中西医结合杂志，2014，34（4）：389 -395.

［21］朱文锋. 中医内科疾病诊疗常规 [M]. 长沙：湖南科学技术出版社，1999.

［22］中华中医药学会. 中医内科常见病诊疗指南·中医病证部分 [M]. 北京：中国中医药出版社，2008.

［23］赵帅. 通心络胶囊对气虚血瘀型急性心肌梗死 PCI 术后患者的临床观察 [C]. 第九届国际络病学大会，2013，上海.

［24］田昭涛，李慧丽，李坤. 通心络胶囊干预急性心肌梗死经皮冠状动脉介入治疗术后30例 [J]. 中国实验方剂学杂志，2014，20（2）：196 -200.

［25］孙剑光，邰俊清，陈弢，等. 健脾益气化痰方对急性心肌梗死 PCI 术后患者心肌酶谱及脑钠素、C -反应蛋白的影响 [J]. 新中医，2014（1）：35 -37.

［26］周仲瑛. 中医内科学 [M]. 北京：中国中医药出版社，2007.

［27］中华中医药学会介入心脏病学专家委员会. 经皮冠状动脉介入治疗（PCI）术后胸痛中医诊疗专家共识 [J]. 中医杂志，2014，55（13）：1167 -1170.

［28］刘中勇，陈洪涛，伍建光，等，热敏灸治疗冠心病稳定性心绞痛的疗效分析 [J]. 中国中医药现代远程教育，2015，13（17）：13 -15.

ICS 11.120
C 05

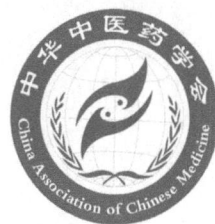

团 体 标 准

T/CACM 1237—2019

中医内科临床诊疗指南
眩晕病（原发性高血压）

Clinical guidelines for diagnosis and treatment of internal diseases in TCM
Essential hypertension

2019-01-30 发布

2020-01-01 实施

中华中医药学会 发布

前　言

　　本指南按照 GB/T 1.1—2009 给出的规则起草。

　　本指南由中华中医药学会提出并归口。

　　本指南主要起草单位：山东中医药大学附属医院。

　　本指南参加起草单位：中国中医科学院广安门医院、安徽中医药大学第一附属医院、广西中医药大学第一附属医院、上海中医药大学附属岳阳中西医结合医院、广东省第二中医院、江苏省中医院、河北省中医院、中山大学附属第一医院、上海中医药大学附属龙华医院、长春中医药大学附属医院、天津中医药大学第一附属医院、河南中医药大学第一附属医院。

　　本指南主要起草人：杨传华、陆峰、胡元会、戴小华、卢健棋、符德玉、王清海、陈晓虎、苗华为、陶军、王佑华、陈颖、王贤良、褚瑜光、王庆高、王永霞、张蕴慧、田颖。

引　言

　　本指南为国家中医药管理局立项的"2014年中医药部门公共卫生服务补助基资金中医药标准制修订项目"（编号 SATCM—2015—BZ127），项目负责部门为中华中医药学会，在中医临床诊疗指南制修订专家总指导组和内科专家指导组的组织、监督下实施，其制订与任何单位、个人无利益关系。

　　本指南以中医药防治成年轻中度高血压为主要内容，针对临床试验、meta 分析和系统分析等质量较高的临床研究文献，严格甄选并形成现阶段最佳证据，结合已由国家中医药管理局医政司发布的《眩晕病（原发性高血压）中医诊疗方案/中医临床路径》、原国家卫生和计划生育委员会发布的《高血压分级诊疗服务中医技术方案》，推荐具有行业共识度和体现中医药学特色优势的病因病机要点、证候辨识标准、治疗方法、调护建议。本指南主要目的在于指导一线临床医师规范进行高血压中医药诊疗活动，进而提高全社会对高血压中医药防治知识的知晓率、关注度和应用比重。

中医内科临床诊疗指南 眩晕病（原发性高血压）

1 范围

本指南主要适用于 18 周岁以上的轻中度（1 级和 2 级）原发性高血压患者。

本指南提出了中医药治疗轻中度高血压的基本证候诊断、基本辨证论治方法、主要非药物疗法及预防与调护等建议。

本指南的应用对象主要为各类执业医师。

2 术语和定义

下列术语和定义适用于本指南。

2.1

原发性高血压 Essential hypertension，EH

是一种由多种病因引起的进展性心血管综合征，可逐渐出现心脏血管功能和结构的损害，最终导致全身心血管危险升高，而并非单纯的血压读数升高[1]。中医学将高血压归于"眩晕""头痛""风眩""头风"等病证范畴。

3 临床诊断

3.1 中医诊断

3.1.1 病名诊断

中医病名和证候名称参照国家技术监督局发布的《中医临床诊疗术语（国家标准 GB/16751.2—1997）》的基本指导原则[2]确定，建议中医第一诊断为眩晕病（TCD：BNG070），西医第一诊断为 EH（ICD—10：I1011）。

3.1.2 证候诊断

3.1.2.1 诊断原则

本指南参考高血压证候分型的流行病学资料[3-8]，并在 1994 年中华人民共和国中医药行业标准《中医病证诊断疗效标准》[9]、2002 年《中药新药临床研究指导原则》[10]等关于"头风""眩晕""高血压"等前期研究基础上，结合专家共识，制定单一证候的诊断标准，以指导临床医师掌握基本证候的特征，并强调"肝脾肾分期"的病机演变特点，以协助临床医师掌握无证可辨的要点[11]："早期变动在肝，中期进展在脾，晚期根源在肾。"

3.1.2.2 证候分型

3.1.2.2.1 肝火亢盛证

眩晕，头痛，急躁易怒，面红，目赤，口干，口苦，便秘，溲赤。舌红，苔黄，脉弦数。

本证的相关证候包括肝气郁结证。

3.1.2.2.2 痰瘀互结证

头昏或头如裹，形体肥胖，面色晦暗，胸闷，胸痛，呕吐痰涎，心悸，失眠，口淡，食少，肢体麻木或偏瘫，脉络瘀血，皮下瘀斑。舌胖苔腻，或舌质紫暗，有瘀斑、瘀点，脉滑或涩。

本证的相关证候包括痰浊壅盛证和瘀血阻络证。

3.1.2.2.3 阴虚阳亢证

头晕目眩，头痛，腰酸，膝软，五心烦热，面色潮红，心悸，失眠，耳鸣或耳聋，健忘。舌红少苔，脉弦细而数。

本证的相关证候包括肝阳上亢证和肝肾阴虚证。

3.1.2.2.4 肾气亏虚证

头晕目眩，腰脊酸痛（外伤性除外），胫酸膝软或足跟痛，耳鸣或耳聋，心悸或气短，发脱或齿摇，夜尿频，或尿后有余沥或失禁。舌淡苔白，脉沉细弱。

本证的相关证候包括肾阴虚证、肾阳虚证。

注1：在此基础上，可根据当地人群的证候分布特点，既注重知常达变，识别"肝气郁结""心脾两虚"等脏腑变证，又不忘灵活变通，识别"气血两虚""冲任失调"等少见证候或"阳亢血瘀""风痰上扰"等复合证候，从而实施个体化辨证。

3.2 西医诊断

依据《中国高血压防治指南2018年修订版》[1]，EH定义：未应用抗高血压药物情况下，平均收缩压（SBP）≥140mmHg和（或）平均舒张压（DBP）≥90mmHg；既往有高血压史，目前近4周内应用抗高血压药物治疗的个体。根据血压升高水平，将高血压分为1级、2级、3级和轻度、中度、重度（表1）。

表1 高血压诊断标准[1]

分类	收缩压（mmHg）	舒张压（mmHg）
正常血压	<120 和	<80
正常高值	120～139	和（或）80～89
高血压	≥140 和（或）	≥90
1级高血压（轻度）	140～159 和（或）	90～99
2级高血压（中度）	160～179 和（或）	100～109
3级高血压（重度）	≥180 和（或）	≥110
单纯收缩期高血压	≥140 和	<90

3.3 鉴别诊断

主要与继发性高血压相鉴别：继发性高血压是病因明确的高血压，当查出病因并有效去除或控制病因后，作为继发症状的高血压可被治愈或明显缓解[1]。

鉴于本指南主要适用的轻中度原发性高血压患者的临床表现相对较少，特别是"眩晕"症状相对较轻，仅在血压明显波动时发作或加重，与其他以眩晕为基本症状的西医学疾病如"眩晕症（vertigo）"及其他以"眩晕"命名的中医疾病，比较容易相互鉴别。

4 临床治疗与推荐意见

本指南借鉴国际通用表达方式，并与《2018年中国高血压防治指南修订版》证据推荐类别（表2）[1]和证据分级工作组（GRADE）证据强度级别（表3）[12]的定义相衔接。

本指南采用非自动化测量的诊室血压（CBP）和动态血压监测方法评价降压疗效，对中医药绝对/相对降压强度的判读标准采用"2015年台湾高血压管理指南"药物降压作用预测方法：五大类降压药物的标准剂量平均降低血压10/5mmHg；联合使用两种机制不同的降压药物可使血压下降接近20/10mmHg[13]。由此建议，单用中医药疗法稳定降低CBP达到10/5mmHg，或中医药疗法联合一种标准剂量降压药物稳定降低CBP达到20/10mmHg，则可认定单用或联用的中医药疗法具有降压效应。

表2 证据推荐类别[1]

推荐类别	定 义	建议使用的表述
Ⅰ类	证据和（或）总体一致认为，该治疗或方法有益、有用或有效	推荐/有指征
Ⅱ类	关于该治疗或方法的用途/疗效，证据不一致和（或）观点有分歧	
Ⅱa类	证据/观点趋向于有用和（或）有效	应该考虑
Ⅱb类	证据/观点不足以确立有用和/有效	可以考虑
Ⅲ类	证据和（或）专家一致认为，该治疗或方法无用/无效，在某些情况下可能有害	不推荐

表 3   证据强度类别标准[72]

证据水平	推荐依据
A	证据基于多项随机临床对照试验或由随机对照临床试验组成的荟萃分析
B	证据基于单项随机临床试验或多项大型非随机对照研究
C	证据基于专家共识和（或）基于小规模研究、回顾性研究或登记注册研究的结果

4.1   基本指导原则

a）1 级高血压或低中危患者：推荐单用中医药辨证治疗（Ⅱa，C）。

b）2～3 级高血压或中高危患者：建议在治疗性生活方式改善基础上，参照"中国高血压防治指南 2018 年修订版[1]"开始服用降压药物和（或）中医药治疗；如单用中医药治疗 4～8 周血压仍未达标时，建议调整降压药物，但可继用中医药治疗以辅助降压和改善症状（Ⅱa，B）。

c）伴随头晕、头痛、颈强等相关症状的全部高血压患者，均建议给予中医药治疗以缓解症状、提高生活质量（Ⅰ，B）。

d）单用中医药降压治疗患者，建议定期随访，规律监测 CBP 和家庭血压，必要时监测动态血压（ABP），如患者的血压明显升高（CBP≥160/100mmHg）应立即给予降压药物治疗（Ⅱa，C）。

e）老年高血压以本虚证及虚实夹杂证较为常见，单纯实证少见，其脏腑病变多在肾，以肾气亏虚证为基本证候，辨证应以肾虚为本，以阳亢、痰瘀为标，其本虚多重于标实，应治以平补肝肾等法，合理应用潜阳、祛痰、化瘀等方药，以使血压平稳下降（Ⅱa，C）。

f）强调长期应用中医药疗法，并重视中医药疗法与降压药物的相关作用（Ⅱa，C）

g）多数中药注射液无直接降压证据，仅建议在遵循说明书适应证的基础上，作为进一步研究的依据/假说或仅用于治疗高血压的合并疾病/靶器官损害，严格控制使用（Ⅲ，C）。

本指南推荐采用基于病证结合理念的临床路径（图 1），以据此确定起始治疗策略并可调整后续治疗方案。

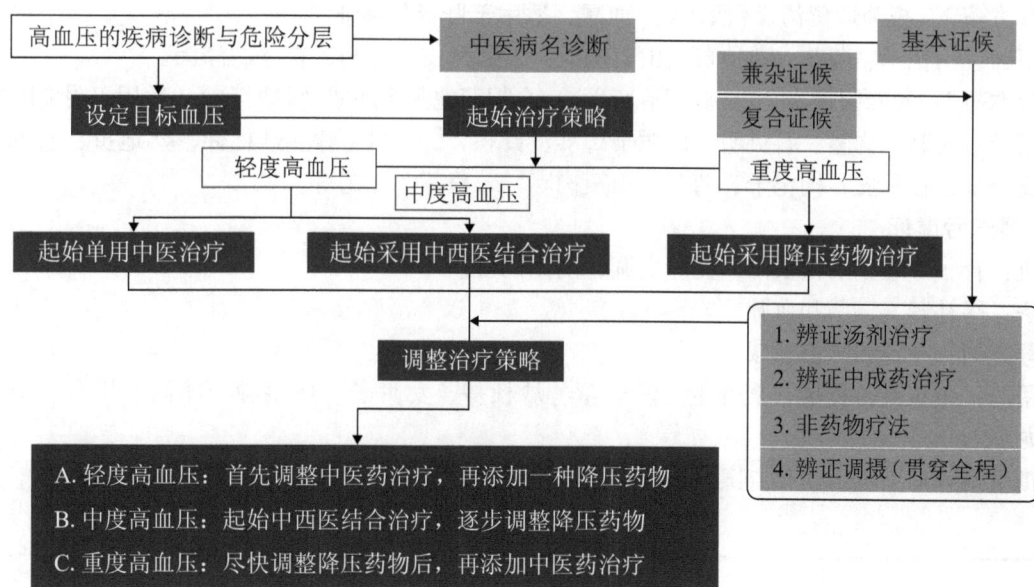

图 1   高血压病证结合临床路径

4.2   辨证论治

4.2.1   肝火亢盛证

病机：肝气郁滞，气郁化火，肝火燔灼，游行于上。

治法：清肝泻火，疏肝凉肝。

推荐方药1：龙胆泻肝汤（《医方集解》引《太平惠民和剂局方》）加减，主治肝胆实火上炎证。

常用药：龙胆草^(酒炒)、黄芩^(酒炒)、山栀子^(酒炒)、泽泻、川木通、车前子^(包煎)、当归^(酒炒)、生地黄、柴胡、生甘草。

推荐方药2：调肝降压方加减，主治肝火亢盛证。

常用药：柴胡、香附、佛手、夏枯草、山栀子^(酒炒)、黄芩^(酒炒)、牡丹皮、菊花、双钩藤^(后下)。

4.2.2 痰瘀互结证

病机：痰瘀同源，相互胶结，脉道涩滞，上扰清空。

治法：祛痰化浊，活血通络。

推荐方药1：半夏白术天麻汤（《医学心悟》）加减，适用于痰浊壅盛证。

常用药：制半夏^(洗)、天麻、茯苓、陈皮、白术、炙甘草。

推荐方药2：通窍活血汤（《医林改错》）加减，适用于瘀血阻络证。

常用药：赤芍、川芎、桃仁、红花、红枣^(去核)、老葱^(切碎)、鲜姜^(切碎)、麝香。

推荐方药3：半夏白术天麻汤（《医学心悟》）合通窍活血汤（《医林改错》）加减，适用于痰瘀互结证。

常用药：制半夏^(洗)、苍术、白术、天麻、陈皮、茯苓、薏苡仁、桃仁、红花、当归、赤芍、川芎、枳壳、地龙、郁金等。

4.2.3 阴虚阳亢证

病机：肝肾阴亏，水不涵木，亢阳外浮，上实下虚。

治法：滋阴补肾，平肝潜阳。

推荐方药1：天麻钩藤饮（《杂病证治新义》）加减，适用于肝阳上亢证。

常用药：天麻、钩藤、石决明、山栀子^(酒炒)、黄芩^(酒炒)、川牛膝、炒杜仲、益母草、桑寄生、夜交藤、茯神、牡丹皮。

推荐方药2：杞菊地黄汤（《医级》）加减，适用于肝肾阴虚证。

常用药：枸杞子、菊花、熟地黄、山萸肉^(酒炒)、牡丹皮、山药、茯苓、泽泻。

推荐方药3：天麻钩藤饮（《杂病证治新义》）合杞菊地黄汤加减（《医级》），适用于阴虚阳亢证。

常用药：天麻、钩藤、石决明、山栀子^(酒炒)、黄芩^(酒炒)、川牛膝、炒杜仲、熟地黄、益母草、桑寄生、夜交藤、牡丹皮、枸杞子、菊花、山萸肉^(酒炒)、茯苓、泽泻等。

4.2.4 肾气亏虚证

病机：肾气亏虚，阴损及阳，血脉失调，阴阳两虚。

治法：平补肾气，调和血脉。

推荐方药：补肾和脉方加减。

常用药：生黄芪、黄精、桑寄生、淫羊藿、炒杜仲、女贞子、怀牛膝、泽泻、川芎、当归、防风、地龙。

本指南推荐以下辨证治疗方案（表4）。

表4　高血压辨证推荐方案

证候	治法	推荐方药	证据分级	推荐强度
1. 肝火亢盛证	清肝泻火疏肝凉肝	《医方集解》引《太平惠民和剂局方》龙胆泻肝汤	Ⅱa	B
		调肝降压方（柴胡、香附、佛手、夏枯草、山栀子^{酒炒}、黄芩^{酒炒}、丹皮、菊花、双钩藤^{后下}）	Ⅱb	C

证候	治法	推荐方药	证据分级	推荐强度
2. 痰瘀互结证	祛痰化浊活血通络	《医学心悟》半夏白术天麻汤	Ⅱa	B
		《医林改错》通窍活血汤	Ⅱb	C
		半夏白术天麻汤合通窍活血汤加减	Ⅱa	C
3. 阴虚阳亢证	滋阴补肾平肝潜阳	《杂病证治新义》天麻钩藤饮	Ⅰ	A
		《医级》杞菊地黄汤	Ⅱb	B
		天麻钩藤饮合杞菊地黄汤加减	Ⅱa	B
4. 肾气亏虚证	平补肾气调和血脉	补肾和脉方（生黄芪、黄精、桑寄生、淫羊藿、炒杜仲、女贞子、怀牛膝、泽泻、川芎、当归、地龙）	Ⅰ	B

4.3 中成药治疗

4.3.1 肝火亢盛证

牛黄降压片（丸）：片剂 4 片，每日 1 次或 2 片，每日 2 次；丸剂 1~2 丸，每日 1 次。一项分层分段随机、双盲双模拟、阳性药平行对照的多中心临床等效性试验显示[14]，EH 患者治疗 4 周后，与牛黄降压丸（1 丸，每日 2 次）相比，牛黄降压片（2 片，每日 2 次）的血压下降幅度（7.5/2.5mmHg 与 7.5/2.2mmHg）、降压有效率（50.8% 与 54.9%）和证候有效率（45.6% 与 42.3%）均相当，且均对伴眩晕症状患者的降压效果更好。一项纳入 3 项随机对照试验（n = 530）的牛黄降压方制剂治疗 EH 系统评价显示，其平均降压幅度约为 7/5mmHg，鉴于现有临床研究的质量均较低，其降压有效性尚需进一步的研究证据[15]。

4.3.2 痰瘀互结证

心脉通胶囊：每次 2 粒，每日 3 次。一项纳入 98 例 1 级和 2 级 EH 患者、以尼莫地平（40mg 每日 2 次）为对照的单中心临床试验结果表明，单用心脉通片（原剂型）优于尼莫地平（6 周后 CBP 平均变化值 14.3/13.2mmHg 与 8.9/8.8mmHg）[16]。其他单中心临床试验结果均显示，心脉通胶囊可显著增加福辛普利[17]、依那普利[18]和卡托普利[19]的降压疗效（P 均 < 0.05），提示其与血管紧张素转化酶抑制剂（ACEI）联合应用的疗效较好。

4.3.3 阴虚阳亢证

4.3.3.1 松龄血脉康胶囊（SLXMK）

每次 2~3 粒，每日 3 次。一项纳入 648 例 1 级高血压、以氯沙坦（50mg 每日 1 次）为对照的随机、双盲双模拟、多中心临床试验结果表明，治疗 8 周后 SLXMK 的 CBP 降幅为 10/8mmHg，其降压效果非劣于氯沙坦。一项纳入 17 项随机对照试验共计 1788 例 1 级和 2 级高血压患者的英文系统评价表明[20]，单用 SLXMK 与单用钙拮抗剂（CCB）/ACEI 的降压疗效差异无显著性（P > 0.05），而 SLXMK 联合 CCB/ACEI 的降压疗效明显优于单用 CCB/ACEI（P < 0.00001）。一项纳入 5000 例 1 级和 2 级高血压患者的上市后临床再评价研究结果显示[21]，单用 SLXMK 治疗 8 周后 CBP 平均降幅超过 10/5mmHg，表明 SLXMK 在真实世界辨病论治与单一药物的降压疗效基本相当，可单用于 1 级高血压。70 例初诊 EH 等分为常规治疗组（左旋氨氯地平 2.5mg + 替米沙坦 40mg，均为每日 1 次）和加载治疗组（常规治疗 + SLXMK 3 粒，每日 3 次），2 周后监测 ABP 的结果显示，加用 SLXMK 可提高收缩压谷峰比值并改善血压晨峰现象[22]，提示其可能具有"分次给药、间断长效"的降压作用特点。一项随机对照试验（n = 166）显示[23]，与单用卡托普利比较，EH 治疗 1 个月后，SLXMK 联合卡托普利可显著提高血压达标率（60.2% 与 81.2%，P < 0.01），并改善健康愉快感、躯体症状、工

作表现、生活满意度等生活质量评分（$P < 0.05$ 或 < 0.01）。单用 SLXMK 还可显著改善高血压患者伴发的失眠、眩晕、头痛、耳鸣等症状[24]。此外，一项双盲双模拟、阳性药平行对照临床试验[25]显示，与绞股蓝总苷胶囊相比，SLXMK 降低总胆固醇、甘油三酯（TG）、低密度脂蛋白胆固醇和升高高密度脂蛋白胆固醇的疗效相当，而降低 TG 的作用更为显著。

4.3.3.2 柏艾胶囊

每次 3 粒，每日 2 次。源自宋代陈自明《妇人大全良方·卷七》"四生丸"，传统功效为滋阴清热、凉血止血，主治阳乘于阴、血热妄行之吐血、衄血，作为降压中成药的功效为滋阴凉血、平肝泻火，是目前唯一可适用于肝火亢盛和阴虚阳亢等两个基本证候的上市中成药。纳入 300 例 1 级和 2 级 EH 阴虚阳亢证患者，以贝那普利（10mg 每日 1 次）为对照的Ⅲ期临床试验的研究结果显示，柏艾胶囊降压作用非劣效于贝那普利（4 周后 ABP 平均变化值 10.7/7.5 mmHg 与 11.6/8.7 mmHg），且证候改善更为显著。

4.3.3.3 六味地黄丸

每次 1 丸，每日 2～3 次。单中心随机临床试验[26-31]结果显示，六味地黄丸与 CCB 或 ACEI 联用后可提高降压疗效，且具有延缓高血压肾损害、保护内皮功能、逆转心肌肥厚等靶器官保护作用。一项单臂试验（n = 377）结果提示，应用六味地黄汤加味（熟地黄、泽泻、茯苓、山药、钩藤、夏枯草、牡丹皮、山茱萸、菊花、石决明）治疗原发性高血压的总有效率为 95.0%，其对无明显合并症的患者疗效较好，对肝阳上亢证和肝肾阴虚证的疗效较好，而越早应用则疗效越好[32]。

4.3.3.4 杞菊地黄丸

每次 6g，每日 3 次。小规模单中心随机临床试验结果显示，与硝苯地平相比，杞菊地黄丸对高血压阴虚阳亢证的降压疗效不理想[33-34]，但与小剂量美托洛尔平片联用后可进一步降低 SBP[35]。

4.3.4 肾气亏虚证

金匮肾气丸：每次 6g，每日 3 次。一项小规模单中心随机对照试验研究结果表明，治疗 24 周后，与单用依那普利（10mg 每日 1 次）相比，金匮肾气丸与依那普利联用不能提高降压效果，但可明显降低高血压微量蛋白尿患者的 24 小时尿微量白蛋白水平（$P < 0.05$），保护肾功能[36]。

本指南推荐以下中成药辨证治疗方案（表5）。

表5　高血压中成药辨证推荐方案

证候	功效主治	推荐中成药	证据分级	推荐强度
1. 肝火亢盛证	清心化痰、平肝安神，用于高血压心肝火旺、痰热壅盛证	（1）牛黄降压丸	Ⅱa	B
2. 痰瘀互结证	活血化瘀、通脉养心、降压降脂，用于高血压瘀血阻络证	（2）心脉通胶囊	Ⅱa	B
3. 阴虚阳亢证	平肝潜阳、镇心安神，用于高血压肝阳上亢证	（3）松龄血脉康胶囊	Ⅰ	A
	滋阴活血、泻火平肝，用于高血压阴虚阳亢证	（4）柏艾胶囊	Ⅱa	B
	滋阴补肾，用于高血压肾阴虚证	（5）六味地黄丸	Ⅱa	B
	滋补肝肾，用于高血压肝肾阴虚证	（6）杞菊地黄丸	Ⅱb	C
4. 肾气亏虚证	燮理阴阳、平补肾气，用于高血压肾气亏虚证	（7）金匮肾气丸	Ⅱb	C

注2：鉴于复方罗布麻片[37]、珍菊降压片[38]等国产固定复方制剂的降压效果主要源于其化学药物成分，不建议分类为中成药，无须辨证应用。

4.4 其他疗法

主要指中医非药物疗法，一般应用于轻度高血压，尤其适用于生活质量明显降低患者[39]。

4.4.1 刺灸疗法[40-41]（Ⅱa，A）

4.4.1.1 痰浊雍盛证

治法：化痰息风，健脾和中。

处方：头维、内关、中脘、丰隆、阴陵泉。

随症配穴：胸闷配膻中，纳差配足三里。

操作：毫针刺，头维、丰隆、阴陵泉用泻法，内关、中脘用平补平泻法，每日1次，每次留针15～20分钟，10次为1个疗程。

4.4.1.2 瘀血阻络证

治法：活血通络。

处方：阿是穴、合谷、血海、三阴交。

随症配穴：肝郁配太冲。

操作：毫针刺，均用泻法，每日1次，每次留针20～30分钟，10次为1个疗程。

4.4.1.3 阴虚阳亢证

治法：滋阴补肾，平肝潜阳。

处方：百会、曲池、太冲、太溪。

随症配穴：头晕甚者配风池，耳鸣配翳风，心悸失眠配神门。

操作：毫针刺，百会、曲池、太冲用泻法，太溪用补法，每日1次，每次留针20～30分钟，10次为1个疗程。

肝阳上亢证之治法重在平肝潜阳，以风池、肝俞、肾俞、行间、侠溪为主穴，耳鸣常配翳风，头胀痛常配太阳。风池、肝俞、行间、侠溪用泻法，肾俞用补法；每日1次，每次留针20～30分钟，10次为1个疗程。

肝肾阴虚证之治法重在滋补肝肾，以太冲、太溪、关元、足三里为主穴，心悸失眠常配神门，耳鸣常配翳风，遗精常配肾俞、三阴交。各穴位均用补法，每日1次，每次留针20～30分钟，10次为1个疗程。

4.4.1.4 肾气亏虚证

治法：平补肾气。

处方：百会、悬钟、肾俞、太溪。

随症配穴：心悸失眠配神门，耳鸣配翳风，遗精配关元、三阴交。

操作：毫针刺，均用补法，每日1次，每次留针20～30分钟，10次为1个疗程。

一项随机、对照、双盲试验[42]将60例高血压前期和1级高血压［CBP（120～159）／（80～99）mmHg］患者，分为针灸组（针刺足三里、内关、太冲、公孙、曲池20分钟，每周2次）和对照组（无抗高血压治疗），治疗8周并随访4周后，与对照组相比，针刺组可有效降低DBP（-5.7mmHg，95%CI：-10.7～-0.8，$P = 0.025$）且无不良影响。

4.4.2 推拿疗法[43-50]（Ⅱa，B）

治法总以平肝安神为主。

4.4.2.1 头面颈项部操作规程

适应证：风痰上扰、肝阳上亢、阴虚阳亢证，尤其适用于头痛明显者。

取穴：印堂、太阳、百会、风池、风府、头维、公孙、攒竹、大椎等。

手法：推法、一指禅推法、拿法、揉法、扫散法、分法。

方法：患者取坐位，自上而下，先推左侧，后推右侧，每侧约1分钟。从印堂直线向上到发际，往返 4~5 次；再从印堂沿眉弓至太阳，往返 4~5 次；然后从印堂到一侧睛明，绕眼眶治疗，两侧交替治疗，每侧 3~4 次，时间约 4 分钟。用揉法在额部治疗，从一侧太阳穴至另一侧太阳穴，往返 3~4 次；再用扫散法在头侧胆经循行部位，自前上方向后下方治疗，每侧 20~30 次；然后用抹法在前额及面部治疗，配合按公孙、睛明、太阳，时间约 3 分钟。在头顶部用五指拿法，至颈项部改用三指拿法，沿颈椎两侧拿至大椎两侧，重复 3~4 次，配合按拿百会、风池。用一指禅推法，以风府沿颈椎向下到大椎往返治疗；再在颈椎两侧膀胱经用一指禅推法往返治疗，时间约 4 分钟，最后回至面部，用分法自前额至迎香往返操作 2~3 次。

4.4.2.2 腹部操作规程

适应证：一般应用于肝肾阴虚证或肾气亏虚证。

取穴：关元、气海、神阙、中脘、大横。

手法：摩法、揉法、按法。

方法：患者取仰卧位，医生坐于右侧，用摩法在患者腹部治疗，摩法与腹部移动均按顺时针方向操作，在摩腹过程中配合按揉上述穴位，时间为 10 分钟。

4.4.2.3 腰部及足底操作规程

适应证：一般应用于肝肾阴虚或肾气亏虚证，尤其适用于老年高血压患者。

取穴：肾俞、命门、涌泉。

手法：擦法。

方法：横擦腰部肾俞、命门一线，以透热为度。直擦足底涌泉穴，以透热为度。

一项随机临床试验[51]纳入 40 例 1 级和 2 级高血压患者，等分为 2 组，推拿组在对照组常规药物治疗基础上，辅以"益肾活血通络"推拿手法（取额头、前额、眼眶、太阳、枕骨、风池、督脉、膀胱经、肝俞、肾俞、肩井、血压点、三阴交、丰隆、涌泉等部位，每次操作持续 0.5 分钟，每日 1 次），干预 3 个月后，与对照组相比，"益肾活血通络"推拿手法辅助治疗可进一步降低 24 小时平均压并改善 ABP 变异性（P 均 <0.05）。

4.4.3 耳针/耳穴贴压疗法[52-56]（Ⅱa/Ⅱb，C）

处方：肝、耳背沟、耳背心。

随症配穴：肝阳上亢证配结节、心、角窝上、降压沟；阴虚阳亢证配肾、交感；风痰上扰证配脾、三焦。

操作：毫针刺，中等刺激强度，每日 1 次，每次留针 30 分钟，或用王不留行籽贴压。

一项随机临床试验[57]纳入 90 例高血压患者，等分为 2 组，对照组口服卡托普利 12.5mg 每日 2 次，试验组应用针刺（主穴取人迎、风池、百会，肝火亢盛证加太冲、悬钟、阳辅，痰湿壅盛证加太冲、丰隆、阴陵泉，阴虚阳亢证加足三里、三阴交、肾俞）和耳穴贴压（主穴取神门、心、降压沟、交感，阴虚阳亢证加肾、肝，肝火亢盛证加肝、胆，痰湿壅盛证加脾、胃、大肠）每天 1 次，治疗 4 周后，与对照组相比，试验组的 24 小时平均压显著降低且收缩压负荷显著改善（P 均 <0.05），眩晕、心悸等临床症状明显减轻。

4.4.4 外治法（Ⅱb，C）

当前较高质量的临床试验证据较少，血压安巴布膏是唯一的上市降压外治中成药。

本指南推荐以下中医其他疗法降压治疗方案（表 6）。

表6 高血压中医其他疗法的推荐方案

非药物疗法	适用证候						证据分级	推荐强度
	肝火亢盛证	痰瘀互结证		阴虚阳亢证		肾气亏虚证		
		痰浊壅盛证	瘀血阻络证	肝肾阴虚证	肝阳上亢证			
（1）刺灸法		√	√	√	√	√	Ⅱa	A
（2）推拿		√		√	√	√	Ⅱa	B
（3）耳针/耳穴贴压		√			√		Ⅱa/Ⅱb	C
（4）外治法	√				√		Ⅱb	C
（5）针刺＋耳穴贴压	√	√			√		Ⅱa	A

4.5 特殊人群的中医降压治疗策略

4.5.1 老年人高血压

老年人以虚证表现居多（83.71%），且虚证表现比例呈现增龄性升高趋势[58]；老年高血压患者一般具有多虚多瘀的特点，且血瘀程度呈现增龄性加重趋势[59]。老年（＞80岁）高血压中的单纯收缩压期高血压比例更高，其伴随疾病复杂、化学药物及中成药种类繁多[60]，病位证素以肝肾同病为主，病性证素常见多证素组合，主要为虚实夹杂证素[61]。为此，补益肾气当为治疗老年高血压的基本大法，常与平肝、化湿、活血等法合用。

a）补益肾气法（Ⅱa，A）：单中心随机双盲对照试验表明[62,63]，与单用CCB相比，补肾和脉方治疗12周，可显著降低老年单纯收缩期高血压患者的SBP且不过度降低DBP，并提高了脉压达标率，明显改善了24小时动态血压昼夜节律（P均＜0.05）。

与口服牛黄降压丸相比，复方寄生流浸膏（桑寄生、淫羊藿、女贞子等）可显著提高老年高血压患者的降压显效率，并改善临床症状和心功能指标（P均＜0.05）[64]。

b）活血化瘀法（Ⅱa，B）：与单用卡托普利相比，补阳还五汤加减方药可进一步提高老年高血压患者的降压显效率（P＜0.05）[65]。

与尼群地平相比，单以血瘀为立论基础的参龙降压灵胶囊（丹参、地龙、钩藤、石决明等组成）治疗老年高血压的组间降压疗效相似（P＞0.05），但显著降低了随访3~6个月后的血压复升率（3个月血压复升率22.9%与67.9%，6个月血压复升率45.8%与92.9%，P均＜0.01），提示活血化瘀法治疗老年高血压的远期疗效更为显著，并有调整脂质代谢、改善微循环及抗氧化作用[66]。

4.5.2 高血压血管病变

4.5.2.1 补肾和脉方

进一步开展的单中心临床试验表明[67,68]，与单用CCB相比，用补肾和脉颗粒治疗24周对老年单纯收缩期高血压患者的臂踝脉搏波传导速度（baPWV）、中心动脉收缩压（cSBP）、压力反射波增强指数（AI）、大小动脉弹性指数（C_1、C_2）等动脉弹性功能标志物产生了有益影响，有可能改善高血压早期大动脉功能改变的全过程，包括最早出现的小动脉弹性降低（C_2），稍后出现的中央弹性动脉僵硬度增加（C_1）及其产生的中心动脉压力升高（cSBP、AI），其血管生物学机制可能在于显著降低baPWV进而呈现升高C_1趋势，进一步降低了CAP，从而更好地控制了SBP和PP；同时，显著升高C_2，从而不过度降低DBP。

4.5.2.2 松龄血脉康

与单用缬沙坦相比，松龄血脉康治疗8周即可显著降低高血压患者的baPWV[69]；与单用厄贝沙坦/氢氯噻嗪相比，松龄血脉康治疗12周则可进一步降低高血压患者的颈股脉搏波传导速度[70]，显示出一致性的动脉弹性功能保护作用。

需要降压治疗保护血管功能的高危患者，推荐中西医结合治疗策略（表7）。

表7　中医降压治疗保护血管功能的推荐建议

建　　议	证据分级	推荐强度
1. 需要降压治疗保护血管功能的高危患者，推荐中西医结合治疗策略	Ⅱa	C
2. 已用CCB：复查血管功能异常，推荐优先联用中药复方（补肾和脉颗粒[53,54]）	Ⅱa	B
3. 已用ARB：复查血管功能异常，推荐优先联用中成药（松龄血脉康[62,63]）	Ⅱa	A
4. 应用其他降压药物：如并发血管功能异常，均推荐联用具有血管功能保护作用的中药复方/中成药	Ⅱa	C

注3：CCB＝钙拮抗剂；ARB＝血管紧张素受体拮抗剂

4.5.3　高血压合并冠心病

心脉通胶囊：一项单中心随机临床试验提示，与常规治疗（口服硝酸酯、阿司匹林等）相比，冠心病患者加用心脉通片可显著降低心肌耗氧（心率×收缩压）[71]。PCI术后1年患者的冠状动脉造影复查结果显示，与单用标准治疗相比，加用心脉通胶囊后再狭窄人数（8与15）和再狭窄率（22.22%与48.39%）均显著降低（$P < 0.05$），初步表明心脉通胶囊可能预防PCI术后再狭窄[72]。因此，心脉通胶囊对高血压合并冠心病的疗效较好，可提高血压控制达标率，降低心脑血管事件发生率[73]。

4.5.4　特殊类型高血压

女性高血压、应激性高血压、清晨高血压、隐蔽性高血压、假性高血压、运动高血压、餐后高血压、高血压合并焦虑/抑郁等特殊类型高血压多辨证为血虚肝亢证（常见于中青年或女性）或冲任失调证（常见于围绝经期），常导致血压不稳定且容易伴随情绪变化而波动，以头痛、头晕、眼花、心烦易怒、失眠多梦、两胁胀痛、舌质红、脉弦细等为辨证要点。

养血清脑颗粒：大样本随机对照临床试验（n＝992）[74]和Meta分析[75]结果均表明，养血清脑颗粒可显著改善常规降压治疗患者头痛的强度、发作频率与发作时间，同时减轻头晕、心悸、胸闷、眼睛干涩疼痛、注意力不集中等症状，明显提高生活质量；此外，养血清脑颗粒可降低高血压患者的24小时、白昼和夜间平均血压，并降低了白昼和夜间收缩压变异性，恢复血压昼夜节律[76-77]，从而有利于控制血压波动性[74-78]。

本指南推荐对特殊人群采用特定的中医药降压治疗方案（表8）。

表8　特殊人群高血压的中医治疗策略

策　　略	证据分级	推荐强度
1. 低舒张压的老年单纯收缩期高血压：强调肾气亏虚、血脉失调，推荐平补肾气、调和血脉之补肾和脉方	Ⅱa	B
2. 高血压合并冠心病：强调痰瘀互结，推荐活血通脉降压之心脉通胶囊	Ⅱa	B
3. 特殊类型高血压：以血虚肝亢证为主，推荐养血平肝、活血通络之养血清脑颗粒；以冲任失调证为主，推荐滋阴凉血、泻火平肝之柏艾胶囊	Ⅱa	B

4.6 高血压中医社会化管理建议
4.6.1 工作目标
将中医药防治高血压的关口"前移"——预防新发疾病和延缓疾病进展；将慢中医药防治高血压的战略"下移"——建立以人群防治为重点的"治未病示范社区"，形成规范而便于推广的社区高血压治未病适宜技术。

4.6.2 规划任务
——建立基于三级医院—社区的网格化管理体系。
——推动高血压及心脑血管疾病高危人群的筛查、分层和规范治疗。
——引进慢病全程管理（Hospital to Home，H to H）新模式。
——建立社区人群抗高血压药物监测系统。
——建立高血压中医治疗依从性的评价模式。
——建立高血压中医健康教育的整体实施方案与个体量化的执行计划。
——建立基于物联网技术的高血压中医临床诊疗信息大数据采集及管理系统。
——推广应用高血压中医健康教育表单，普及大众血压健康教育，倡导健康生活方式。
——成立血压健康俱乐部，密切医患关系，提高长期治疗依从性。
——重点探索建立可体现中医特色和治未病特征的城乡居民电子健康档案（EHR）、个人健康记录（PHR），优先为老年人、不良生活方式患者等重点人群建立中医 HER 和中医 PHR，逐步向全人群扩展，逐步推进以健康档案为核心的卫生服务信息化建设，探索电子档案系统与其他信息系统的整合和联用。

4.6.3 推荐范例
2011 年以来，高血压国家中医临床研究基地在山东省德州市平原县建立的高血压中医功能社区的工作实践初步表明，与现行的规范化社区管理模式相比，中医社会化管理模式可以使 SBP 进一步降低 10mmHg，血压控制率进一步增加约 20%。为此，呼吁在全国范围内积极探索并逐步建立以高血压功能社区患者为核心的中医社会化血压管理模式。

5 预防与调护
5.1 肝火亢盛证
特别强调保持心情舒畅、精神愉快，坚持适度的体育锻炼。

5.2 痰瘀互结证
肥胖者要加强体育锻炼，如气功、慢跑、太极拳等。饮食以素食为主，少黏腻、油荤食物，忌生冷、烟酒等物，以防助湿生痰，可常食党参粥、苡仁粥以健脾益胃。亦可配合针灸，取穴丰隆、中脘、内关、头维、解溪等穴。眩晕伴恶心呕吐者针刺内关、足三里、阳陵泉等穴。

5.3 阴虚阳亢证
注意劳逸结合，肝阳上亢证尤其应注意避免精神刺激，戒烟酒，饮食以清淡为主，也可用菊花、枸杞（1：1）泡茶饮；肝肾阴虚证宜多进补肾填精之品，如胡桃肉、黑芝麻、百合、猪腰等。亦可配合针灸，取穴风池、太冲、肾俞、肝俞。

5.4 肾气亏虚证
注意保暖，房间宜向阳、温暖；因房劳伤肾者应慎忌房事，有所节制。

附录 A

（资料性附录）

指南质量方法学策略

A.1 证据检索策略

A.1.1 检索的数据库

a）中文文献：中国生物医学文献数据库（CBMdisc）、中文科技期刊数据库（全文）、中国期刊全文数据库（CNKI）、重庆维普（VIP）数字期刊全文数据库、万方数据资源、中国中医药信息网、台湾华艺中文电子期刊服务——思博网（CEPS）。

b）英文文献：MEDLINE、PUBMED、Cochrane library、EMBASE、AMED。

A.1.2 检索类型

已有的指南、系统评价或 Meta 分析、随机对照临床试验（RCT）、其他类型的临床研究（如病例对照研究、队列研究、登记注册研究等）、专家经验、个案报道（＞6 例）。

A.1.3 计算机检索策略

用主题词或关键词结合自由词检索，关键词包括高血压、头痛、头晕、眩晕等，干预、管理部分根据特定临床问题确定关键词。

中文文献和英文文献的检索期限均为 1950 年 1 月至 2017 年 12 月。其中，CNKI 命中 556 篇，VIP 命中 427 篇。

以上两个中文数据库的检索式为：

#1 原发性高血压，#2 眩晕头痛，#3（#1and#2），#4 中医，#5 中西医结合，#6 症候，#7 辨证论治，#8 辩证施治，#9 中药，#10 草药，#11 中成药，#12 成药，#13 汤药，#14 针灸，#15 针刺，#16 推拿，#17 按摩，#18 穴位，#19 刮痧，#20 火罐，#21 电针，#22 太极，#23 耳针，#24 耳豆，#25 贴敷，#26 贴剂，#27 艾灸，#28 外敷，#29 理疗，#30 气功，#31 方药，#32 民族药，#33 民间方，#34 八段锦，#35 养生，#36 调理，#37 食疗，#38（#4or#5or#6or#7or#8or#9or#10or#11or#12or#13or#14or#15or#16or#17or#18or#19or#20or#21or#22or#23or#24or#25or#26or#27or#28#29#30or#31or#32or#33or#34or#35or#36or#37），#39 随机，#40 对照，#41 临床试验，#42 临床研究，#43 队列，#44 登记，#45 注册，#46 Meta，#47 荟萃，#48（#39or#40or#41or#42or#43or#44or#45or#46or#47），#49 进展，#50 概况，#51 综述，#52 动物，#53 模型，#54 实验，#55 机制，#56 机理，#57 经验，#58 案例，#59 报道，#60 举隅，#61 病案，#62 医案，#63（#49or#50or#51or#52or#53or#54or#55or#56or#57or#58or#59or#60or#61or#62），#64（#3and#38and#48），#65（#64not#63）。

CBM 命中 1238 篇，其检索式为：

#1 原发性高血压，#2 眩晕头痛，#3（#1and#2），#4 中医，#5 中西医结合，#6 症候，#7 辨证论治，#8 辩证施治，#9 中药，#10 草药，#11 中成药，#12 成药，#13 汤药，#14 针灸，#15 针刺，#16 推拿，#17 按摩，#18 穴位，#19 刮痧，#20 火罐，#21 电针，#22 太极，#23 耳针，#24 耳豆，#25 贴敷，#26 贴剂，#27 艾灸，#28 外敷，#29 理疗，#30 气功，#31 方药，#32 民族药，#33 民间方，#34 八段锦，#35 养生，#36 调理，#37 食疗，#38（#4or#5or#6or#7or#8or#9or#10or#11or#12or#13or#14or#15or#16or#17or#18or#19or#20or#21or#22or#23or#24or#25or#26or#27or#28#29#30or#31or#32or#33or#34or#35or#36or#37），#39 随机，#40 对照，#41 临床试验，#42 临床研究，#43 队列，#44 登记，#45 注册，#46Meta，#47 荟萃，#48（#39or#40or#41or#42or#43or#44or#45or#46or#47），#49（#3and#38and#48）。

Pubmed 命中 450 篇，Cochrane 命中 19 篇，以上两个英文数据库的检索式为：

#1 Hypertension，#2 High，blood pressure，#3（#1or#2），#4 Ba duanjin，#5 Drugs，Chinese Herbal，#6 Medicine，Chinese Traditional，#7 herb，#8 Herbal Medicine，#9（Chinese near differentia），#10（Chinese near syndrome），#11（Chinese near pattern），#12（Chinese near patent），#13 Complementary Therapies，#14 Acupuncture，#15 Acupuncture Therapy，#16 Acupuncture，Ear，#17 Acupuncture Points，#18 Cupping，#19 Massage，#20 Patch，#21 External Medicine，#22 Immobilization，#23 Moxibustion，#24 Qigong，#25 Prescription，#26 Ethnic medicine，#27 Folk prescription，#28（#4or#5or#6or#7or#8or#9or#10or#11or#12or#13or#14or#15or#16or#17or#18or#19or#20or#21or#22or#23or#24or#25or#26or#27），#29（#3and#28）。

A.1.4 手工检索策略

医学古籍如《伤寒论》《金匮要略》《备急千金要方》《千金翼方》《外台秘要》《儒门事亲》《丹溪心法》《兰台轨范》《杂病证治新义》《景岳全书》《医学心悟》《医林改错》《临证指南医案》《名医类案》《医学衷中参西录》，国外有关中医的古典医籍如《杂病广要》《皇汉医学》《东医宝鉴》《东医寿世保元》等。当代中文医学书籍，如《中医证候诊断疗效标准》（国家中医药管理局，1995）、《中药临床研究指导原则》《中医内科常见病诊疗指南》以及多种心血管疾病会议论文集。

A.1.4.1 文献纳入标准

——研究类型为随机对照试验或半随机对照试验或临床对照试验或系统评价，无论是否采用盲法；

——研究对象为高血压患者；

——干预措施为中医治疗或中西医结合治疗；

——对照措施为空白对照或西医基础治疗或其他中药。

A.1.4.2 文献排除标准

——个案报道（病例数小于 6 例）；

——综述类文献；

——临床检验指标研究类文献；

——动物模型研究类文献。

A.1.4.3 选出拟进行证据评价的文献

中文：系统综述 22 篇；非随机对照试验 115 篇；随机对照试验 581 篇；队列研究 0 篇。

英文：系统综述 4 篇；非随机对照试验 26 篇；随机对照试验 65 篇；队列研究 3 篇。

A.2 文献质量评价

对于检索到的每篇临床文献均按以下方法分别作出文献评价。

所有证据使用结构性摘要表并按照本指南选用的分级体系评价小组来进行评价。通过阅读文献标题和摘要，依据标准进行初筛，筛选出应纳入和排除的文献，在不能明确不符合排除的文献是否应纳入时，先纳入文献范围；获取应纳入文献的全文文本，通过阅读全文最终决定是否纳入；以上筛选过程由 3 位研究者独立进行，初筛时进行筛查一致率检验，对初筛和最终意见不同者通过讨论达成一致。

临床对照试验结合 Cochrane（版本 5.1.0）偏倚风险评价工具评价[70]，选出采用改良 Jadad 量表评分大于等于 3 分的文献作为指南的依据（Jadad 量表见附录 B）。Jaded 评分大于 3 分的有 54 篇。

非随机临床试验的评价采用 MINORS 条目评分。评分指标共 12 条，每一条分为 0~2 分，前 8 条针对无对照组的研究，最高分为 16 分；后 4 条一起针对有对照组的研究，最高分共 24 分。0 分表示未报道；1 分表示报道了但信息不充分；2 分表示报道了且提供了充分的信息。选择总分大于等于 13 分的文献作为治疗性建议证据（MINORS 条目见附录 C）。文献总体质量不高，MINORS 评分大于 13

分的有 32 篇。

A.3 证据表述形式

A.3.1 证据评价分级

参照《中国高血压防治指南 2018 修订版》的证据分级标准[1]：

表 A.1 证据分级标准

证据级别	分级依据
Ⅰ	已证实和（或）一致公认有益、有用和有效的操作或治疗，推荐使用
Ⅱa	有用和（或）有效的证据尚有矛盾或存在不同观点的操作或治疗
Ⅱb	有关证据/观点倾向于有用和（或）有效，应用该操作或治疗有合理性
Ⅲ	已证实和（或）一致公认无用和（或）无效，并对某些病例可能有害的操作或治疗，不推荐使用

A.3.2 证据推荐强度

参照证据分级工作组（GRADE）的推荐强度[72]：

表 A.2 证据推荐强度

证据水平	推荐依据
A	证据基于多项随机临床对照试验或荟萃分析
B	证据基于单项随机临床试验或多项非随机对照研究
C	仅为专家共识意见和（或）基于小规模研究、回顾性研究和注册研究结果

A.4 指南工具评价

AGREE 评测结果：包括临床领域和方法学方面的专家共计 4 位评估员，运用 AGREE 对本指南进行评价。4 位专家对指南总体评价分别是 6、7、7、8 分，并愿意推荐使用该指南。

表 A.3 六大领域标准化得分

研究领域	条目编号	标准化得分
范围与目的	1，2，3	93%
参与人员	4，5，6，7	67%
制定的严谨性	8，9，10，11	79%
清晰性和可读性	12，13，14，15，16，17，18	83%
应用性	19，20，21，	52%
编辑独立	22，23	94%

建议：对指南进行全面评估，推荐指南应用，在局部地区进行预试验后再行推广

附录 B
（资料性附录）
改良的 Jadad 评分量表

项目（item）	评分（score）	依据（reasons）
随机序列的产生（random squence production）		
恰当（adequate）	2	计算机产生的随机数字或类似方法
不清楚（unclear）	1	随机试验但未描述随机分配的方法
不恰当（inadequate）	0	采用交替分配的方法如单双号
分配隐藏（allocation concealment）		
恰当（adequate）	2	中心或药房控制分配方案、或用序列编号一致的容器、现场计算机控制、密封不透光的信封或其他使临床医生和受试者无法预知分配序列的方法
不清楚（unclear）	1	只表明使用随机数字表或其他随机分配方案
不恰当（inadequate）	0	交替分配、病例号、星期日数、开放式随机号码表、系列编码信封以及任何不能防止分组的可预测性的措施
盲法（blind method）		
恰当（adequate）	2	采用了完全一致的安慰剂片或类似方法
不清楚（unclear）	1	试验陈述为盲法，但未描述方法
不恰当（inadequate）	0	未采用双盲或盲的方法不恰当，如片剂和注射剂比较
撤出或退出（withdrawal）		
描述了（description）	1	描述了撤出或退出的数目和理由
未描述（undescribed）	0	未描述撤出或退出的数目或理由

注：改良后 Jadad 量表（1~3 分视为低质量，4~7 分视为高质量）

附录 C

（资料性附录）

MINORS 评价条目（适用于非随机对照试验）

序号	条目	提示
1	明确地给出了研究目的	所定义的问题应该是精确的且与可获得文献有关
2	纳入患者的连贯性	所有具有潜在可能性的患者（满足纳入标准）都在研究期间被纳入了（无排除或给出了排除的理由）
3	预期数据的收集	收集了根据研究开始前制订的研究方案中设定的数据
4	终点指标能恰当地反映研究目的	明确地解释用来评价与所定义的问题一致的结局指标的标准。同时，应在意向性治疗分析的基础上对终点指标进行评估
5	终点指标评价的客观性	对客观终点指标的评价采用评价者单盲法，对主观终点指标的评价采用评价者双盲法。否则，应给出未行盲法评价的理由
6	随访时间是否充足	随访时间应足够长，以使得能对终点指标及可能的不良事件进行评估
7	失访率低于5%	应对所有的患者进行随访。否则，失访的比例不能超过反映主要终点指标的患者比例
8	是否估算了样本量	根据预期结局事件的发生率，计算了可检测出不同研究结局的样本量及其95%可信区间；且提供的信息能够从显著统计学差异及估算把握度水平对预期结果与实际结果进行比较
		9~12条适用于评价有对照组的研究的附加标准
9	对照组的选择是否恰当	对于诊断性试验，应为诊断的"金标准"；对于治疗干预性试验，应是能从已发表研究中获取的最佳干预措施
10	对照组是否同步	对照组与试验组应该是同期进行的（非历史对照）
11	组间基线是否可比	不同于研究终点，对照组与试验组起点的基线标准应该具有相似性。没有可能导致使结果解释产生偏倚的混杂因素
12	统计分析是否恰当	用于计算可信区间或相对危险度（RR）的统计资料是否与研究类型相匹配

注：评价指标共12条，每一条分为0~2分。前8条针对无对照组的研究，最高分为16分；后4条与前8条一起针对有对照组的研究，最高分共24分。0分表示未报道；1分表示报道了但信息不充分；2分表示报道了且提供了充分的信息

附录 D

（资料性附录）

词 汇 表

辨病论治：以中医理论为指导，对症状表现、疾病病因、性质、部位、病人的体质，以及各种检查的结果进行全面分析与辨别，做出疾病种类的诊断，以此为依据来决定治疗措施。

潮热：发热盛衰起伏有定时，犹如潮汛的表现。多为午后潮热。

盗汗：入睡后汗出异常，醒后汗泄即止。

耳鸣：自觉耳中有鸣响的表现。

活血化瘀：用具有活血化瘀作用的方药治疗血瘀证的治法。

健忘：以记忆力减退、遇事善忘为主要表现的疾病。

口苦：自觉口中有苦味的表现。

口干：自觉口中津液不足，但没有饮水要求，或饮水很少的表现。

脉弦：端直而长，指下挺然，如按琴弦的脉象。

脉细：脉细如线，但应指清晰的脉象。

脉数：脉来急速，一息五至以上（相当于每分钟90次以上）的脉象。

脉沉：脉位深，轻取不能应指，重按才显现于指下的脉象。

脉滑：往来流利，应指圆滑，如珠走盘的脉象。

目赤：白睛红赤之候。

梦遗：以梦交而精液遗泄，甚至清醒时精液流出为主要表现的疾病。

实：与虚相对而言，指邪气亢盛，以邪气盛为矛盾主要方面的病理反应，表现为正气与邪气均较强盛，正邪相搏，斗争剧烈，反应明显，可见各种亢盛有余的证候。

舌质红：舌的肌肉脉络组织呈现红色。

舌紫暗：舌的肌肉脉络组织呈现暗红或紫色。

舌有瘀斑：舌的表面有紫红色的斑点。

推拿：推法和拿法的统称。

苔黄：苔色呈现黄色。

苔滑腻：苔面光滑，中间厚腻。

苔少：苔面少而缺少光泽。

五心烦热：自觉两手心、两足心发热及心胸烦热的表现，可伴有心烦不宁，体温升高。

畏寒：自觉怕冷，加衣被或近火取暖，采取保暖措施，身体发冷的感觉可以缓解的表现。

虚：指正气不足，以正气虚损为矛盾主要方面的病理反应，表现为机体的精、气、血、津液亏少和功能衰弱，脏腑经络的功能低下，抗病能力减退，可见于各种虚弱的证候。

虚实夹杂：由于邪正相争，形成邪盛和正衰同时并存的病理变化。

眩晕：眩晕是目眩和头晕的总称，以眼花、视物不清和昏暗发黑为眩；以视物旋转，或如天旋地转不能站立为晕，因两者常同时并见，故称眩晕。

胸闷脘痞：胸部胀闷，脘部胀满不适。

胸痛：病人自觉胸部疼痛。

心悸：感觉心脏跳动不安，常有心慌的表现。

瘀血：血液滞留或凝结于体内，包括血溢出经脉外而瘀积，也包括血脉运行受阻而滞留经脉腔内，既是病理产物，又可成为继发性致病因素。

腰膝酸软：自觉腰部与膝部酸软无力的表现。

证候：证的外候，即疾病过程中一定阶段的病位、病因、病性及机体抗病能力的强弱等本质有联系的反应状态，表现为临床可被观察到的症状等。

自汗：清醒时不因劳动而常自出汗，动辄益甚的症状。

脏腑：指人体内脏器官，为五脏、六腑、奇恒之腑的统称。

参 考 文 献

[1] 中国高血压防治指南修订委员会. 中国高血压防治指南 2018 年修订版 [J]. 心脑血管病防治, 2019, 19 (1): 1-44.

[2] 国家技术监督局. GB/16751.2—1997. 中医临床诊疗术语 [S]. 北京: 中国标准出版社, 2004

[3] 蔡光先, 朱克俭, 韩育明. 高血压病常见症候临床流行病学观察 [J]. 中医杂志, 1999, 40 (8): 492.

[4] 古炽明, 丁有钦. 高血压病证候文献分析述评 [J]. 中医药学刊, 2003, 21 (7): 1156-1157.

[5] 邓世周, 王兵, 耿黎明, 等. 中医分型治疗高血压病 200 例疗效分析. 上海军医学杂志, 2000, 21 (3): 159-160.

[6] 邓启华, 符文缋, 邓松涛. 高血压病中西医结合辨证分型个体化治疗方法学的临床研究 [J]. 中国中西医结合急救杂志, 1999, 6 (10): 438-441.

[7] 刘亦选. 1239 例原发性高血压证治规律分析 [J]. 新中医, 1993, 25 (10): 20.

[8] 程文江, 郭峰, 毛军民. 原发性高血压病 602 例中医证候流行病学研究 [J]. 浙江中西医结合杂志, 2003, 13 (4): 261-262

[9] 郭士魁, 陈可冀, 张家鹏, 等. 关于高血压病中医分型的讨论 [J]. 中医杂志, 1960, (3): 148-149.

[10] 中华人民共和国卫生部. 中药新药临床研究指导原则 [M]. 北京: 中国医药科技出版社, 2002.

[11] 杨传华, 陆峰, 李东娜. 构建从肝脾肾论治高血压的证治体系 [J]. 中医杂志, 2012, 53 (20): 1726-1729.

[12] GRADE Working Group. Grading quality of evidence and strength of recommendation [J]. BMJ, 2004 (328): 1490-1497.

[13] Chiang CE, Wang TD, Kwo-Chang Ueng KC, et al. 2015 Guidelines of the Taiwan Society of Cardiology and the Taiwan Hypertension Society for the Management of Hypertension [J]. J Chin Med Assoc, 2015, 78 (1): 1-47.

[14] 黄继汉, 郑青山, 高蕊, 等. 牛黄降压片治疗原发性高血压病（肝火亢盛证）的临床等效性试验 [J]. 中国循证医学杂志, 2004, 4 (4): 249-254.

[15] 王辉, 商洪才, 张俊华, 等. 牛黄降压方制剂治疗原发性高血压随机对照试验的系统评价 [J]. 辽宁中医杂志, 2008, 35 (5): 649-652.

[16] 梁碧伟. 心脉通片治疗高血压病的疗效观察 [J]. 中药材, 2005, 28 (7): 634-636.

[17] 罗显云, 姚震, 张云波, 等. 心脉通胶囊联合福辛普利治疗原发性高血压随机平行对照研究 [J]. 实用中医内科杂志, 2013 (4): 11-13.

[18] 朱为勇, 马燕. 心脉通胶囊联合依那普利治疗原发性高血压的临床疗效研究 [J]. 实用心脑肺血管病杂志, 2015 (10): 137-138.

[19] 潘思伦. 心脉通胶囊与开搏通联合治疗轻、中度原发性高血压病的临床观察 [J]. 实用心脑肺血管病杂志, 2005 (3): 175-176.

[20] Yang XC, Xiong XJ, Y GY, et al. Songling Xuemaikang Capsule for Primary Hypertension：A Systematic Review of Randomized Controlled Trials [J]. Chin J Integr Med, 2015, 21 (4)：312 – 320.

[21] 董珍宇, 高颖, 吴圣贤. 基于真实世界的松龄血脉康胶囊治疗原发性高血压研究 [J]. 中西医结合心脑血管病杂志, 2013 (3)：274 – 275.

[22] 付莉, 毛振兴, 王静, 等. 松龄血脉康胶囊对原发性高血压患者动态血压相关指标的影响：随机单盲对照试验 [J]. 中西医结合学报, 2009, 7 (6)：509 – 513.

[23] 陈伟强, 陈富荣. 松龄血脉康胶囊联合卡托普利对原发性高血压病患者生活质量的影响 [J]. 中国中西医结合杂志, 2001, 21 (9)：660 – 662.

[24] 杨明均, 王忠, 寇孟珂, 等. 松龄血脉康胶囊治疗高血压病的临床研究：附 163 例病例报告 [J]. 成都中医药大学学报, 1999, 22 (1)：13 – 16.

[25] 王保和, 张广明. 松龄血脉康胶囊治疗高脂血症（肝阳上亢证）临床有效性和安全性双盲双模拟、阳性药平行对照Ⅱ期临床试验 [J]. 天津中医药, 2003, 20 (1)：58 – 61.

[26] 张天斗, 李成禧. 六味地黄丸对老年性高血压患者肾保护作用的临床研究 [J]. 世界科学技术—中医药现代化, 2006, 8 (2)：102 – 104.

[27] 张育彬. 六味地黄丸对原发性高血压患者 β2-微球蛋白的影响 [J]. 甘肃中医, 2007, 20 (9)：54 – 55.

[28] 高莉莉, 王邦才, 凌庆枝. 六味地黄丸合生脉胶囊对高血压患者心脏保护作用 [J]. 中华中医药杂志, 2008, 23 (7)：643 – 646.

[29] 陈国庆, 赖文妍, 陈康, 等. 六味地黄丸协同卡托普利治疗老年原发性高血压的临床研究 [J]. 海南医学院学报, 2008, 14 (4)：357 – 360.

[30] 周于禄, 周知午, 唐铭翔. 六味地黄丸与拜新同联合治疗原发性高血压的临床研究 [J]. 湖南中医药导报, 2003, 9 (11)：15 – 16.

[31] 叶盈, 黄飞翔, 王永, 等. 六味地黄丸合络活喜治疗女性更年期高血压疗效观察. 中国中医急症, 2006, 15 (5)：487 – 488.

[32] 陈康远. 六味地黄汤加味治疗原发性高血压 337 例疗效观察. 新中医, 2003, 35 (5)：41 – 42.

[33] 朱成英, 王身菊, 薛礼美. 杞菊地黄丸合川芎嗪注射液治疗高血压病 50 例 [J]. 山东中医杂志, 2002, 21 (11)：657 – 658.

[34] 周玉凤, 高彩霞. 杞菊地黄丸治疗阴虚阳亢型原发性高血压病 80 例疗效观察 [J]. 河南医药信息, 2002, 10 (10)：47 – 48.

[35] 杨森, 程玉平. 杞菊地黄丸联合小剂量美托洛尔治疗高血压疗效观察 [J]. 临床荟萃, 2005, 20 (17)：1005 – 1006.

[36] 刘远林. 金匮肾气丸与依那普利联用对高血压患者尿微量白蛋白影响的研究 [J]. 新中医, 2008, 40 (8)：37 – 38.

[37] 李平, 赵洛沙, 崔淑娴. 复方罗布麻片对老年高血压患者动态血压的影响 [J]. 中国老年学杂志, 2011, 31 (16)：3153 – 3154.

[38] 何定峰. 珍菊降压片治疗原发性高血压临床疗效观察 [J]. 中国医药导报, 2012, 9 (13)：71 – 72.

［39］ Fan H，Lu F，Yang AL，et al. A Review on the Nonpharmacological Therapy of Traditional Chinese Medicine with Antihypertensive Effects ［J］. Evid Based Complement Alternat Med，2019，2019：1317842.

［40］ 林咸明，张江松，周慧，等. 太冲不同穴位配伍针刺对原发性高血压患者24h动态血压的影响 ［J］. 中华中医药杂志，2017，32（9）：4188－4191.

［41］ 陈骥，吴曦，梁繁荣. 针刺治疗原发性高血压临床对照试验分析 ［J］. 辽宁中医杂志，2017，44（8）：1580－1585.

［42］ 黄细妹，叶志敏，林雨青，等. 厄贝沙坦联合针灸治疗原发性高血压的临床研究 ［J］. 吉林医学，2017，8（10）：1869－1870.

［43］ Liu Y，Park JE，Shin KM. Acupuncture lowers blood pressure in mild hypertension patients：A randomized，controlled，assessor-blinded pilot trial ［J］. Complement Ther Med，2015，（23）：658－665.

［44］ 刘鹏，陈艳芬，刘凯，等. 推拿治疗高血压71例临床效果观察 ［J］. 中国民康医学，2010，22（21）：2771.

［45］ 蒿飞. 推拿治疗高血压病60例 ［J］. 按摩与康复医学，2011，2（9）：35－36.

［46］ 王朝宏，冉明山. 中医推拿治疗原发性高血压临床观察 ［J］. 中华中医药学刊，2010，28（7）：1546－1549.

［47］ 许丽，陈远青. 推桥弓穴治疗原发性高血压的探讨 ［J］. 中医学报，2013，28（1）：146－147.

［48］ 娄晓峰，廖品东. 头面部推拿与推桥弓辅助治疗高血压临床疗效比较 ［J］. 浙江中西医结合杂志，2009，19（4）：209－211.

［49］ Ju MS，Lee S，Bae I，et al. Effects of Aroma Massage on Home Blood Pressure，Ambulatory Blood Pressure，and Sleep Quality in Middle-Aged Women with Hypertension ［J］. Evid Based Complement Alternat Med，2013，2013：403251.

［50］ 徐欢. 穴位按摩对老年高血压患者睡眠质量的影响 ［J］. 湖北中医杂志，2016，38（6）：56－57.

［51］ Lee MS，Pittler MH，Ernst E. Internal qigong for pain conditions：a systematic review ［J］. J Pain，2009（10）：1121－1127.

［52］ Shen ZF，Bian XD，Gao F，et al. Effect of tuina manipulations on blood pressure and its variability in hypertension patients ［J］. Acupunct Tuina Sci，2015，13（3）：180－184.

［53］ He W，Wang X，Shi H，et al. Auricular Acupuncture and Vagal Regulation ［J］. Evid Based Complement Alternat Med，2012，2012：786839.

［54］ 史亚楠，官慧敏，孙秋华. 耳穴贴压辅助治疗高血压临床疗效的Meta分析. 护理研究：下旬版，2017，31（18）：2229－2232.

［55］ 张慧玲，陈庆琳，张敏，等. 耳穴贴压对轻中度原发性高血压干预效果的Meta分析 ［J］. 中西医结合心脑血管病杂志，2016，14（17）：1966－1970.

［56］ 杨琳，左晓琳，孟繁洁，等. 耳穴贴压联合西药治疗原发性高血压的临床疗效Meta分析 ［J］. 护理学报，2016，23（7）：6－13.

［57］ 杨晓琳，刘炜. 针刺联合耳穴贴压治疗原发性高血压：随机对照研究 ［J］. 中国针灸，2015，35（3）：227－231.

［58］韩明向，周宜轩，李平，等．"虚—瘀—衰老"模式初探［J］．安徽中医学院学报，1992，11
（3）：2.

［59］衷敬柏．老年高血压病血瘀证临床特征及其与心脏事件的关系［J］．北京中医杂志，1993，
（4）：20.

［60］胡元会．老老年高血压患者一般临床资料回顾性分析［A］．中国心脏大会2014论文汇编［C］．
国家心血管病中心、《中国循环杂志》社：中华医学会，2014：1.

［61］魏艺，曹雪滨，胡元会，等．基于因子分析对老老年原发性高血压病患者中医证素分析［J］．
中华中医药杂志，2015，30（10）：3474－3477.

［62］姜北，胡元会，杜柏，等．应用随机双盲法评价补肾和脉方治疗老年单纯收缩期高血压的临床
研究［J］．北京中医药，2014，33（8）：563－567.

［63］霍青，陆峰，杨传华，等．补肾和脉方对老年单纯收缩期高血压动态血压的影响［J］．山东中
医药大学学报，2010（3）：216－218.

［64］叶芳，郑玉兰，杜广中．复方寄生流浸膏治疗老年高血压的临床研究［J］．山东大学学报（医
学版），2004，8（42）：489－491.

［65］文继红，张瑞荔．中西医结合治疗老年高血压病30例疗效观察［J］．云南中医中药杂志，
2005，26（6）：3－4.

［66］刘应柯，杨保林，陈亦工．"参龙降压胶囊"治疗老年高血压病临床研究［J］．中西医结合实
用临床急救，1998，6（5）：245－247.

［67］陆峰，杨传华，袁杰，等．补肾和脉方对老年单纯收缩期高血压动脉僵硬度的干预效应［J］．
广州中医药大学学报，2013，30（6）：786－791.

［68］陆峰，杨传华，王震，等．补肾和脉方对中心动脉压的影响［A］．中国中西医结合学会活血化
瘀专业委员会．第八次全国中西医结合血瘀证及活血化瘀研究学术大会论文集［C］，2010：11

［69］余琴，李新，杨悠．松龄血脉康对高血压患者脉搏波传导速度及血管内皮功能的影响［J］．华
西药学杂志，2011，26（3）：298－299.

［70］翁锦龙，郑直．松龄血脉康胶囊改善高血压患者血管顺应性和血管内皮功能的临床研究［J］．
湖南中医药大学学报，2011，31（8）：62－64.

［71］郑晓可．心脉通片降低心肌耗氧的作用［J］．河南中医学院学报，2003，18（4）：57.

［72］乔印涛，朱为勇．心脉通胶囊预防冠心病患者支架术后再狭窄的临床观察［J］．中国医药导刊，
2015，17（15）：1272，1273，1275

［73］韩秀敏，范丰双．心脉通胶囊辅助治疗冠心病合并高血压的临床疗效研究［J］．实用心脑肺血
管病杂志，2015（9）：135－136.

［74］付于，萧芳．养血清脑颗粒治疗992例高血压伴发症状的疗效观察［J］．天津中医药，2011，
28（3）：188－190.

［75］杜浩，戴小华．养血清脑颗粒治疗高血压伴随症状的Meta分析［J］．安徽中医药大学学报，
2014，33（1）：8－11.

［76］姬蕊丽，韩清华．养血清脑颗粒对高血压患者及其伴随症状的疗效研究［J］．中西医结合心脑
血管病杂志，2011，9（3）：263－265.

［77］丛丛，杨洁．养血清脑颗粒联合苯磺酸氨氯地平对老年高血压失眠病人血压变异性的影响［J］．

中西医结合心脑血管病杂志，2017，15（3）：271 - 274.

[78] 叶时英，毛秉豫，康立源．养血清脑颗粒治疗高血压病临床疗效观察［J］．天津中医药，2004，21（5）：377 - 379.

ICS 11.120
C 05

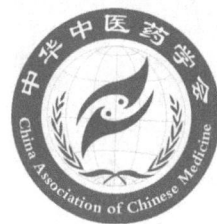

团　体　标　准

T/CACM 1273—2019

中医内科临床诊疗指南
急性心肌梗死

Clinical guidelines for diagnosis and treatment of internal diseases in TCM
Acute myocardial infarction

2019-01-30 发布
2020-01-01 实施

中华中医药学会 发布

前　言

本指南按照 GB/T 1.1—2009 给出的规则起草。

本指南由中华中医药学会提出并归口。

本指南主要起草单位：广东省中医院（广州中医药大学第二附属医院）、北京中医药大学东方医院、中国中医科学院西苑医院、首都医科大学附属北京中医医院、中国中医科学院广安门医院、北京中医药大学东直门医院、广州中医药大学第一附属医院、长春中医药大学附属医院、成都中医药大学附属医院、上海中医药大学附属曙光医院、天津中医药大学第一附属医院、河南中医药大学第一附属医院、中日友好医院、浙江省中西医结合医院、浙江省中医院、新疆医科大学、安徽中医药大学第一附属医院、辽宁中医药大学附属医院、江西中医药大学附属医院、广西中医药大学第一附属医院、云南省中医院、内蒙古自治区中医医院、徐州市中医院、江门市五邑中医院。

本指南主要起草人：丁邦晗、张敏州、林谦、史大卓、刘红旭、李军、王显、吴伟、邓悦、卢云、王肖龙、毛静远、朱明军、史载祥、邓旻、毛威、安冬青、戴小华、李文杰、刘中勇、潘朝锌、叶勇、董琼芬、苏和、张培影、王忠良、杨海玉、邹旭、王大伟、王磊、郭新峰、刘少南等。

引　言

　　本指南为国家中医药管理局立项的"2014 年中医药部门公共卫生服务补助资金中医药标准制修订项目"之一，项目负责部门为中华中医药学会，在中医临床诊疗指南制订专家总指导组和内科专家指导组的指导、监督下实施。指南制订过程与任何单位、个人无利益关系。

　　随着第三版"心肌梗死全球定义"的公布[1]，欧洲和美国相关学会对急性心肌梗死（acute myo-cardial infarction，AMI）治疗指南进行了修订，中华医学会心血管病学分会等也先后更新了急性心肌梗死的诊断和治疗指南[2]、急性 ST 段抬高型心肌梗死诊断和治疗指南[3]，有效促进了 AMI 的规范诊疗。

　　AMI 属于中医学"真心痛""胸痹心痛"等范畴，胸痹心痛中医诊疗指南[4]、急性心肌梗死中西医结合诊疗专家共识[5]相继发表，总结了中医药在 AMI 防治方面的作用[6]。近年来，有关中医药防治 AMI 的循证研究不断开展，积累了一些较高质量的证据。本指南工作组组织临床医学专家、医学科研方法学专家和临床流行病学专家等共同参与，立足于国内外中医药防治 AMI 的研究成果，借鉴循证医学指南制订的原则和方法，对现有文献进行筛选和评价，基于 GRADE 标准建立证据分级体系，通过专家论证，形成了有证据级别及推荐意见的 AMI 中医临床实践指南。

　　本指南是根据 AMI 的中医药临床研究成果并结合专家经验制订，针对 AMI 的防治提供以中医药为主要内容的诊断与治疗建议。

中医内科临床诊疗指南 急性心肌梗死

1 范围

急性心肌梗死治疗的关键是早期、快速和完全地开通梗死相关冠状动脉。本指南推荐的以中医药为主要内容的预防、诊断和治疗建议并不能完全替代西医学治疗方法。

本指南提出了 AMI 的中西医诊断、辨证论治、推荐中成药、其他疗法、对症治疗、预防与调护的建议。

本指南适用于 18 周岁以上人群，儿童、妊娠及产褥期妇女、有严重器官功能不全的患者在应用本指南时需要进一步审慎评估。

本指南适合从事心血管科、急诊科、老年科、中医科、中西医结合科等工作的临床医师使用。

2 术语和定义

下列术语与定义适用于本指南。

2.1

急性心肌梗死 Acutemyocardial infarction，AMI

是指冠状动脉血供急剧减少或中断，使相应的心肌严重而持久地急性缺血导致心肌坏死[7]。

2.2

急性 ST 段抬高型心肌梗死 ST-elevation myocardial infarction，STEMI

是指急性心肌梗死时，心电图表现为 ST 段抬高的类型。

2.3

急性非 ST 段抬高型心肌梗死 Non-ST-elevation myocardial infarction，NSTEMI

是指急性心肌梗死时，心电图未表现出 ST 段抬高的类型。

3 临床诊断

3.1 西医诊断

参考第三版《心肌梗死全球定义》[1]制订。本指南主要阐述的 I 型心肌梗死，即缺血相关的自发性 AMI，包括急性 ST 段抬高型心肌梗死（STEMI）与急性非 ST 段抬高型心肌梗死（NSTEMI）两种。当临床上具有与心肌缺血相一致的心肌坏死证据时，满足以下任何一项标准均可诊断为心肌梗死。

心脏生物标志物（首选肌钙蛋白 cTn）升高，至少有一次数值超过参考值上限的 99 百分位值，并至少伴有下述心肌缺血证据之一：

a）心肌缺血症状；
b）新出现的 ST-T 改变或新出现的左束支传导阻滞（LBBB）；
c）心电图出现病理性 Q 波；
d）影像学证据提示新发局部室壁运动异常或存活心肌丢失；
e）冠脉造影或尸检证实冠脉内有血栓。

3.2 中医诊断

3.2.1 病名诊断

急性心肌梗死属于西医学病名，可归于中医学"卒心痛"[8]"真心痛"[9]"胸痹心痛"[4]"胸痹"[9]等范畴。

3.2.2 证候诊断

3.2.2.1 气虚血瘀证

心胸刺痛，胸部闷滞，动则加重，伴乏力，短气，汗出。舌质黯淡或有瘀点瘀斑，舌苔薄白，脉虚无力或弦细无力。

3.2.2.2 痰瘀互阻证

胸痛剧烈，胸闷如窒，可伴头昏脑胀，身体困重，气短痰多，腹胀纳呆，恶心呕吐，或可见肢体肌肤甲错。舌质紫暗或暗红，可有瘀斑，舌下瘀筋，苔厚腻，脉滑或涩。

3.2.2.3 正虚阳脱证

心胸隐痛，胸中憋闷或有窒息感，喘促不宁，心悸，面色苍白，冷汗淋漓，烦躁不安，或表情淡漠，重则神识昏迷，四肢厥冷，口开目合，手撒尿遗。脉数无根，或脉微欲绝。

3.2.2.4 气阴两虚证

胸闷隐痛，时作时止，心悸心烦，疲乏气短，头晕，或手足心热。舌质嫩红或有齿痕，苔少，或薄白，脉沉细无力，或结代或细数。

注1：以上症候基于2014年《急性心肌梗死中西医结合诊疗专家共识》[5]，AMI 临床常见证候为气虚血瘀证、痰瘀互阻证、正虚阳脱证及气阴两虚证。其他少见证型或复杂证型可基于证素（附录 A）进行组合辨证。

3.3 鉴别诊断

3.3.1 心绞痛

心绞痛的疼痛性质可与 AMI 一致，持续时间较短，一般不超过15分钟，服用硝酸甘油可显著缓解。STEMI 与心绞痛的鉴别相对容易，前者在相邻导联有 ST 段抬高，后者一般没有（变异性心绞痛可有短暂的 ST 段抬高，后自行回落）。NSTEMI 无心电图 ST 段抬高，心肌损伤标志物升高；心绞痛时心肌损伤标志物正常或轻度升高（未达到心肌梗死诊断标准）。

3.3.2 主动脉夹层

胸痛一开始即达高峰，常放射到背部、胁肋部、腹部、腰部和下肢，双上肢的血压和脉搏可有明显差别，一般无心肌损伤标志物升高。经主动脉造影、主动脉 CT、磁共振体层显像、食管超声心动图等可明确诊断。

3.3.3 急性肺动脉栓塞

表现为胸痛，重者有咯血、呼吸困难和休克，多有右心负荷急剧增加的表现。肺动脉 CT 检查对急性肺动脉栓塞的诊断价值较大，D-二聚体阴性则有较大的排除价值。

3.3.4 急性心包炎

急性非特异性心包炎可有较剧烈而持久的心前区疼痛，疼痛与发热多同时出现，心电图可见非典型的 ST 段抬高，超声心动图可以鉴别。

3.3.5 重症心肌炎

可有胸痛、心悸及气短等症状，心肌损伤标志物升高，心电图可见 ST-T 改变，病情进展快，预后不良，需要与 AMI 鉴别。心肌炎一般有以下特征：发病前一般有呼吸道、消化道等感染史；心肌损伤标志物一般呈轻、中度升高，无明显峰值；心电图一般为广泛导联改变，无 AMI 的定位诊断；心脏超声提示为广泛而非节段性室壁运动异常；冠脉造影未见冠脉异常。

3.3.6 急腹症

急性胰腺炎、消化性溃疡穿孔、急性胆囊炎、胆石症等急腹症均可表现为上腹部疼痛，可能伴休克。通过询问病史、体格检查、心电图检查、心肌坏死标志物测定等可协助鉴别。

注2：心肌缺血的症状，特征性的心电图改变，尤其是肌钙蛋白等心肌损伤标志物的升高，冠脉 CT 或冠脉造影等发现冠脉病变，有助于 AMI 的明确诊断。对于突然发生而原因未明的严重心律失常、休克、心力衰竭，或突然发生较重而持久的胸闷或胸痛者，应考虑 AMI 并按规范处理，进行心电图、心肌损伤标志物检测并动态观察，需与以上病症相鉴别。

4 临床治疗与推荐意见

4.1 辨证论治

4.1.1 气虚血瘀证

病机：行血无力，血行不畅。

治法：益气活血，祛瘀止痛。

推荐方药：保元汤（《博爱心鉴》）合血府逐瘀汤[12-13]（《医林改错》）（推荐强度：强；证据级别：中等）。

常用药：人参、黄芪、桃仁、红花、当归、生地黄、川芎、赤芍、柴胡、桔梗、陈皮、白术、白芍等。

随证加减：合并阴虚者，可合用生脉散或人参养荣汤。

4.1.2 痰瘀互阻证

病机：痰瘀痹阻，心脉不通。

治法：活血化痰，理气止痛。

推荐方药：瓜蒌薤白半夏汤（《金匮要略》）合桃红四物汤（《医宗金鉴》）加减[14-15]（推荐强度：强；证据级别：低）。

常用药：瓜蒌、薤白、半夏、熟地黄、当归、赤芍、川芎、桃仁、红花等。

随证加减：痰浊郁而化热者，可予黄连温胆汤加减；痰热兼有郁火者，可加海浮石、海蛤壳、黑山栀、天竺黄、竹沥；大便干者，可加生大黄[后下]；伴有热毒者，可合黄连解毒汤。

4.1.3 正虚阳脱证

病机：正气虚脱，阳气衰微。

治法：回阳救逆，益气固脱。

推荐方药：参附龙牡汤（《伤寒论》）合四逆加人参汤（《伤寒论》）加减[16-18]（推荐级别：强，证据级别：低）。

常用药：熟附子[先煎]、红参、干姜、炙甘草、大枣、龙骨[先煎]、牡蛎[先煎]等。

随证加减：伴有咳唾喘逆，水气凌心射肺者，可予真武汤合葶苈大枣泻肺汤；伴有口干，舌质嫩红，阴竭阳脱者，可合用生脉散。

4.1.4 气阴两虚证

病机：气阴两虚，心脉失养。

治法：益气养阴，通络止痛。

推荐方药：生脉散（《医学启源》）合人参养荣汤（《三因极一病证方论》）加减[19-21]（推荐强度：强；证据级别：低）。

常用药：西洋参、麦冬、五味子、当归、黄芪、白术、茯苓、肉桂、熟地黄、远志、陈皮、白芍、甘草等。

随证加减：胸阳痹阻者，可合枳实薤白桂枝汤；胸痛明显者，可予乌头赤石脂丸加减。

4.2 推荐中成药

4.2.1 通心络胶囊（推荐强度：强；证据级别：中等）

用法用量：口服，每次2~4粒，每日3次，适用于气虚血瘀证者。

通心络胶囊可降低AMI患者心源性死亡及主要心血管不良事件（MACE）的风险，改善左室重构与心功能，改善冠脉微循环，降低无复流发生率，降低心肌梗死面积[22-30]。

4.2.2 复方丹参滴丸（推荐强度：强；证据级别：中等）

用法用量：口服，每次5~10丸，每日3次，适用于血瘀证者。

复方丹参滴丸可降低AMI患者的心源性死亡风险，改善患者心功能及生活质量[31-32]。

4.2.3 麝香保心丸（推荐强度：强；证据级别：中等）

用法用量：口服，每次1~2丸，每日3次，适用于气滞血瘀证者。

麝香保心丸能扩张冠脉，缓解胸痛症状，长期服用改善血管内皮功能和心功能，改善微血管病变，减少心绞痛发作频次[33-37]。

4.2.4 丹蒌片（推荐强度：弱；证据级别：低）

用法用量：口服，每次 5 片，每日 3 次，适用于痰瘀互阻证者。

丹蒌片能减少患者围手术期心肌损伤，降低 30 天主要心血管不良事件发生率，延缓 AMI 患者心室重构等[38-41]。

4.2.5 麝香通心滴丸（推荐强度：弱；证据级别：低）

用法用量：口服，每次 2 丸，每日 3 次，适用于气虚血瘀证者。

麝香通心滴丸可改善血管内皮功能，改善 PCI 术后心肌血流灌注[42-43]。

4.2.6 丹七胶囊（丹七软胶囊、丹七片）（推荐强度：弱；证据级别：低）

用法用量：口服，每次 4~6 粒，每日 3 次，适用于血瘀证者。

丹七胶囊（软胶囊、丹七片）可抗心肌缺血，缓解临床症状[44-46]。

4.2.7 丹参酮 IIA 磺酸钠注射液（推荐强度：弱；证据级别：低）

用法用量：静滴，每次 40~80mg，每日 1 次，加入 5% 葡萄糖注射液或 0.9% 氯化钠注射液 250mL 稀释后缓慢滴注，适用于血瘀证者。

丹参酮 IIA 注射液，能辅助改善 AMI 患者左心功能，减少梗死后心绞痛的发生，防治心肌再灌注损伤和无复流[47-50]。

4.2.8 丹红注射液（推荐强度：弱；证据级别：低）

用法用量：静滴，每次 20~40mL，每日 1~2 次，加入 5% 或 10% 葡萄糖注射液或生理盐水 250mL 静脉滴注，适用于血瘀证者。

丹红注射液能降低 AMI 患者死亡率，减少心力衰竭等并发症[51]。

4.2.9 疏血通注射液（推荐强度：弱；证据级别：低）

用法用量：静脉滴注，每次 6mL，每日 1 次，加于 5% 葡萄糖注射液或 0.9% 氯化钠注射液 250mL 中静脉滴注。

疏血通注射液可提高 AMI 疗效，减少心力衰竭等并发症[52-57]。

4.2.10 参芎葡萄糖注射液（推荐强度：弱；证据级别：低）

用法用量：静脉滴注，每次 100mL，每日 1~2 次。

参芎葡萄糖注射液可减少心绞痛发作，减少梗死范围，改善心室重塑[58-59]。

4.3 其他疗法

4.3.1 针刺治疗

针刺治疗可起到止痛、稳定心律和自主神经、降压等作用[60-63]。体针可选取内关、膻中、心俞、巨阙、阴郄等穴位，以泻法为主；平衡针针刺胸痛穴可缩短 AMI 患者胸痛持续时间和减轻胸痛程度[62]；高频电针刺激内关穴可用于辅助治疗急性心肌梗死合并心力衰竭[63]。

4.3.2 耳穴治疗

常用穴位为心、神门、皮质下、内分泌、大肠、便秘点，可采用压穴法、毫针法、埋针法等，临床中以上方法交叉结合应用，可改善 AMI 患者便秘情况[64]，同时降低 AMI 患者焦虑状态评分[65-66]。

4.3.3 穴位按揉与腹部按摩

选用天枢、大肠俞、脾俞、足三里、上巨虚等穴位。患者先取平卧位，每次选取 3~4 穴，用拇指和食指指压按摩 3~5 分钟，以得气为度，然后双腿屈曲，以脐为中心用手掌根部顺时针方向按揉腹部，每日 2 次，上、下午各 1 次，每次 10~20 分钟，有利于缓解 AMI 患者的便秘[67-70]。

4.4 对症治疗

4.4.1 速效救心丸（推荐强度：强；证据级别：中等）

用法用量：含服，每次 10~15 粒。

速效救心丸可缓解胸痛症状[77]。

4.4.2 宽胸气雾剂（推荐强度：强；证据级别：低）

用法用量：每喷 0.6mL，舌下 3 喷/次。

宽胸气雾剂可缓解胸痛症状[78-79]，舌下用药可更快见效。

注3：现有证据主要体现于对胸痛症状的缓解，常用药物包括复方丹参滴丸[71-74]、麝香保心丸[33,75-76]、速效救心丸及宽胸气雾剂等。复方丹参滴丸及麝香保心丸的用法、推荐强度及证据级别见 4.2.2 和 4.2.3 部分。

4.5 预防与调护

4.5.1 预防

预防指对 AMI 相关危险因素的控制，如高血压、血脂异常及血小板聚集等。预防的措施包括健康教育、非药物治疗（健康膳食、运动、戒烟、限酒、心理调适）及药物治疗，本指南结合现有文献证据推荐中成药分别用于降压、调脂和抗血小板治疗。

4.5.1.1 松龄血脉康胶囊（推荐强度：弱；证据级别：低）

用法用量：口服，每次 3 粒，每日 3 次。

松龄血脉康可辅助降低血压[80-81]。

4.5.1.2 血脂康胶囊（推荐强度：强；证据级别：中等）

用法用量：口服，每次 2 粒，每日 2 次。

血脂康胶囊可有效降低患者血脂水平，降低患者 AMI 风险，减少心血管事件[82-84]。

4.5.1.3 芪参益气滴丸（推荐强度：强；证据级别：中等）

用法用量：口服，每次 1 袋，每日 3 次。

芪参益气滴丸可作为阿司匹林的替代方案进行冠心病的二级预防，适用于高龄、较高出血风险及存在抗血小板西药禁忌症的患者[85]。

4.5.2 调护

调护指对 AMI 相关并发症的防治，如 AMI 后心力衰竭、心律失常及冠状动脉介入治疗后并发症。本指南结合现有文献证据对上述临床情况有调护作用的中成药进行推荐。

4.5.2.1 参附注射液（推荐强度：强；证据级别：中等）

用法用量：静滴，每次 20~100mL，每日 1~2 次，加入 5% 或 10% 葡萄糖注射液 100~250mL 后静脉滴注。适用于 AMI 并发急性心力衰竭或心源性休克的患者。

AMI 后的心力衰竭发生率可高达 32.4%[86]，参附注射液可改善心力衰竭的临床症状，降低心源性死亡，降低 NT-proBNP 水平，改善心功能[87]。AMI 合并心源性休克是 AMI 患者的主要死亡原因[95][88]，参附注射液可升高血压，增强心脏功能，改善心源性休克[96-98,89-91]。

4.5.2.2 芪苈强心胶囊（推荐强度：强；证据级别：低）

用法用量：口服，每次 4 粒，每日 3 次。适用于 AMI 后慢性心力衰竭。

芪苈强心胶囊能够改善患者心功能，提高生活质量[88-89,92-93]。

4.5.2.3 参麦注射液（推荐强度：弱；证据级别：低）

用法用量：每次 20~100mL，每日 1 次，加入 5% 或 10% 葡萄糖注射液 100~250mL 后静脉滴注。适用于 AMI 并发急性心力衰竭的患者。

参麦注射液可改善患者心功能，降低 BNP 水平[94-95]。

4.5.2.4 黄芪注射液（推荐强度：弱；证据级别：低）

用法用量：静滴，每次 20~100mL，每日 1 次，加入 5% 或 10% 葡萄糖注射液 100~250mL 后静脉滴注。适用于 AMI 后慢性心力衰竭。

黄芪注射液可提高 AMI 患者心功能，缓解临床症状[96]。

4.5.2.5 心脉隆注射液（推荐强度：弱；证据级别：低）

用法用量：静脉滴注，按每次 5mg/kg 体重，加 5% 葡萄糖注射液或生理盐水 200mL，滴速 20~

40 滴/分，每日 2 次。适用于 AMI 后慢性心力衰竭。

心脉隆注射液可改善心功能，降低患者 BNP 水平[97-98]。

4.5.2.6　参松养心胶囊（推荐强度：强；证据级别：中等）

用法用量：口服，每次 2~4 粒，每日 3 次。适用于快速和缓慢性心律失常。

参松养心胶囊能减少房性和室性早搏，减少阵发性房颤的发生，提升缓慢性心律失常患者的平均心率[99-102]。

4.5.2.7　稳心颗粒（推荐强度：强；证据级别：中等）

用法用量：口服，每次 1 袋，每日 3 次。适用于快速型心律失常。

稳心颗粒能缓解心悸症状，减少室性早搏，可提高房颤的临床疗效[103-104]。

4.5.2.8　心宝丸（推荐强度：强；证据级别：低）

用法用量：口服，每次 2~6 粒，每日 3 次。适用于缓慢型心律失常。

心宝丸可改善心肌梗死所致的传导障碍，并可提高缓慢性心律失常患者的心率[105-106]。

4.5.2.9　芎芍胶囊（推荐强度：强；证据级别：低）

用法用量：口服，每次 2 粒，每日 3 次。

芎芍胶囊联合西药常规治疗可显著减少再狭窄发生率[107-110]。

注 4：AMI 起病急、病情重、死亡率高，治疗的关键是早期、快速、完全开通梗死相关冠状动脉，具体参考西医学相关指南[2,10-11]。

从近年来中医药干预 AMI 的文献来看，其作用主要体现在辅助再灌注治疗、改善症状、促进心功能恢复等方面。在特殊情况下，如无溶栓或无开通梗死冠状动脉适应证时，中医药可被作为一种有效的替代治疗方法。临床常用的治疗手段包括中药汤剂（口服或鼻饲）、中成药、针刺及其他外治法等，临床实践中应根据患者病情需要选择适宜的方法。中药注射剂在实践中应用较广泛，需要关注并避免药物不良反应。

附录 A

（规范性附录）

证素——急性心肌梗死的中医辨证依据

在当前的临床诊疗实践中，AMI 的临床证型高达 84 种[111]，既不利于规范临床工作，也不利于临床科研。本指南引入证素的基本概念，将 7 个基本证素（血瘀、痰浊、寒凝、气滞、气虚、阳虚及阴虚）作为 AMI 辨证的依据[112-116]。

血瘀证：心胸疼痛剧烈，痛有定处，甚则心痛彻背，如刺如绞，伴胸闷，舌质紫暗或暗红，或有瘀斑，舌下瘀筋，苔薄，脉沉涩或弦涩或结、代。

痰浊证：胸闷或胸闷痛如窒，伴头晕，身体困重，咯吐痰涎，脘痞或体胖。舌质淡，苔厚腻或白滑，脉滑或弦滑或滑数。

寒凝证：猝然胸痛如绞，感寒痛甚，心悸气短，面色苍白，四肢不温，或心痛彻背，背痛彻心。舌质淡，苔白或薄白，脉沉细或沉紧或促。

气滞证：心胸满闷，疼痛阵发，时欲太息，遇情志不遂可诱发或加重，或兼有脘腹胀闷，得嗳气或矢气则舒。苔薄或薄腻，脉弦或细弦。

气虚证：心胸隐痛，心悸气短，动则尤甚，胸闷，乏力，倦怠，神疲懒言，易出汗。舌质淡或胖嫩，边有齿痕，苔薄白，脉沉细弱或结、代。

阳虚证：胸闷痛，气短，心悸，自汗，神倦怯寒，面色㿠白，四肢欠温或肿胀，伴有倦怠嗜卧，少气懒言，小便清长。舌质淡或淡胖，苔白或腻，脉沉细或结、代。

阴虚证：心胸疼痛时作，或隐痛，或闷痛，心悸怔忡，心烦，口干，或伴潮热、盗汗，或伴耳鸣，或头晕目眩，或面潮热。舌红或红绛少津，苔少或剥，脉细或细数或结、代。

附录 B

（资料性附录）

指南质量方法学策略

B.1 临床证据的检索策略

指南编写小组制订了文献检索策略，采取了电子检索与手工检索相结合的方式，系统检索了 PubMed、Embase、Cochrane Library、Clinical Trial 4 个英文数据库；中国生物医学文献数据库（CBM）、中国知网数据库（CNKI）、维普中文期刊数据库、万方中文期刊数据库、中华医典 5 个中文数据库；以及《中医内科学》《实用中医内科学》《实用血瘀证学》《邓铁涛论治冠心病》《中医临床诊治——心血管专科疾病》等现代专著、教科书及全部纳入文献的引文；手工检索《中华医典》，同时检索《中医内科学》《实用中医内科学》《实用血瘀证学》《邓铁涛论治冠心病》《中医临床诊治——心血管专科疾病》等现代专著、教科书及全部纳入文献的引文。检索文献类型包括：中医药治疗急性心肌梗死的已有指南或共识、系统评价或 Meta 分析、随机对照临床试验（RCT）、其他类型的临床研究如病例对照研究、队列研究、专家经验、个案报道等。

B.2 文献筛选和质量评价

指南编写小组首先对检索出的文献结果进行查重，剔除重复文献后，先依据文献的标题、摘要等基本信息进行初筛，然后通读全文并根据文献的纳入标准进行了二次筛选，最终确定纳入文献。确定纳入的文献根据 Cochrane 协作组推荐的偏倚风险评估工具（附件 1）[117]（Risk of Bias，ROB）进行评价，采用温哥华格式的文献摘要表对纳入文献进行结构性的信息提取，并形成最终证据汇总表。

B.2.1 文献纳入标准

a）关于中医药治疗急性心肌梗死的系统评价、Meta 分析、专家共识及临床指南；

b）研究设计为随机对照试验（RCT）；

c）研究对象为成年（≥18 周岁）的急性心肌梗死患者，除外严重合并疾病，不限定性别、病情严重程度；

d）治疗措施包括：中药汤剂、中成药（包含如滴丸、片剂及注射液等）、针灸、穴位治疗、推拿按摩等治疗方法的单用或联合应用；

e）对照治疗措施包括：空白对照、安慰剂对照以及急性心肌梗死的西医常规治疗措施（如硝酸甘油、阿司匹林、阿托伐他汀等）；

f）结局指标：以死亡率、再次非致死性心肌梗死发生率、再次血运重建率及血管再通率作为主要结局指标；以急性梗死并发症（如心力衰竭、心源性休克、心绞痛、心律失常等）发生率、生活质量及功能恢复（如心功能恢复、抗心室重构等）为次要结局指标。

B.2.2 文献排除标准

a）动物、细胞、基因及机制方面研究；

b）治疗方案中试验组与对照组有一种以上干预措施或干预措施完全不一致的研究；

c）结局指标未提供具体数据，仅说明"差异具有统计学意义"的研究；

d）依据试验方案与对照治疗方案判定为重复差异发表的论文或涉嫌抄袭的论文；

e）自拟方药。

B.3 推荐强度与证据级别

推荐强度与证据级别参考目前国际上通用的 GRADE 证据级别与推荐强度评价方法[118-120]，并作出适当修改。

B.3.1 证据级别

参照国际通用的 GRADE 方法，有 5 项因素可影响随机对照试验（RCTs）的证据级别，证据体初始得分为 0 分，于各因素中根据证据体的风险严重程度降低 1~2 分。通过累计 5 项因素中证据体的所降低的总分，最终决定其证据级别（表 B.1，表 B.2）。

表 B.1　GRADE 影响证据级别的因素

降级因素	严重程度	降低等级
偏倚风险 不一致性 不直接性 不精确性 发表偏倚	严重	−1
	非常严重	−2

表 B.2　GRADE 证据级别分级表

证据级别	总等级	具体描述
高（A）	0	我们非常确信真实的疗效接近估计疗效；进一步研究也不可能改变该估计疗效的可信度
中（B）	−1	我们对估计疗效信心一般：真实的疗效可能接近估计疗效，但也有可能差别很大；进一步研究很可能影响该估计疗效结果的可信度，且可能改变该估计疗效的结果
低（C）	−2	我们对疗效的估计信心有限：真实疗效可能与估计疗效有很大差别；进一步研究极有可能影响该估计疗效结果的可信度，且很可能改变该估计疗效的结果
极低（D）	≤−3	我们对疗效的估计几乎没有什么信心：真实疗效可能与估计疗效有很大差别；估计疗效结果很不确定

B.3.2 推荐强度

参照国际通用的 GRADE 方法，将推荐意见分为"强""弱"两级。当明确显示干预措施利大于弊或弊大于利时，指南小组将其列为强推荐。当利弊不确定或无论质量高低的证据均显示利弊相当时，则视为弱推荐。除证据级别与利弊权衡外，其他一些因素也会影响推荐意见的强弱，影响推荐强度的因素见表 B.3。

表 B.3　GRADE 影响推荐强度的因素

因素	强推荐的例子	弱推荐的例子
证据级别（证据级别越高，越适合制订强推荐，反之亦然）	许多高质量随机试验证明吸入类固醇药物治疗哮喘的疗效确切	只有个别案例验证了胸膜剥脱术在气胸治疗中的实用性
利弊权衡（利弊之间的差别越大，越适合制订强推荐，反之亦然）	阿司匹林用于降低心肌梗死病死率，且毒性低、使用方便、成本低廉	华法林治疗心房纤颤低危患者同时轻度降低中风几率，但增加出血风险，带来巨大不便
价值观及意愿的差异（医护人员及患者之间的价值观及意愿差异越小，或不确定性越小，越适合制订强推荐，反之亦然）	淋巴瘤年轻患者更重视化疗延寿的作用而非其毒副作用	淋巴瘤老年患者可能更重视化疗的毒副作用而非其延寿作用
资源成本（一项干预措施的花费越低，消耗成本越小，越适合制订强推荐，反之亦然）	预防短暂缺血性脑卒中患者中风复发，阿司匹林成本低	预防短暂缺血性脑卒中患者中风复发，氯吡格雷或潘生丁联合阿司匹林成本高

B.4 评议和咨询过程

指南初稿形成后，通过咨询国内相关领域中医、中西医专家及方法学专家的意见（召开咨询会和问卷调查方式）最终形成指南终稿。咨询专家主要包括对治疗急性心肌梗死的中医临床专家、中西医结合专家、方法学专家、统计学专家和标准化专家等。采用 AGREE 对该指南进行评价，内容包括基于证据的陈述是否可接受、证据的收集方式是否合适、证据是否得到充分引用、推荐意见是否来自于证据、推荐意见是否合理等。评议结果详见编制说明。

本指南在发布前进行为期一年的试行，工作组成员采用访谈及问卷形式对本指南的科学性、安全性和临床依从性等方面进行调查，调查对象涵盖了三级甲等医院到基层医院的医务人员，并根据反馈意见和建议对指南进行修订。

附录 C

（资料性附录）

Cochrane 协作网偏倚风险评估工具[117]

偏倚类型	偏倚风险评估等级		
	低风险偏倚	高风险偏倚	不清楚
选择偏倚① 随机序列的产生	研究者在随机序列产生过程中有随机成分的描述，例如：利用随机数字表；利用电脑随机数生成器；抛硬币；密封的卡片或信封；抛色子；抽签；最小化*	研究者在随机序列产生过程中有非随机成分的描述，例如随机数的产生通过：奇偶数或出生日期；入院日期（或周几）；医院或诊所的纪录号。或者直接用非随机分类法对受试者分类，如依据如下因素分组：医生的判断；病人的表现；实验室或一系列的检测；干预的可及性	无充足的信息判定为以上两种等级
选择偏倚② 分配隐藏	因为使用了以下或等同的方法，受试者和研究者无法预测分配结果：中央随机（包括基于电话，网络，药房控制的随机）；有相同外观的随机序列药箱；有随机序列的不透明，密封信封	受试者和研究者有可能预测分配结果，如基于以下的分配：开放的随机分配清单；分配信封无合适的保障（如没有密封，透明，不是随机序列）；交替或循环；出生日期；病历号；任何其他明确的非隐藏程序	无充足的信息判定为以上两种等级
实施偏倚 （研究者和受试者施盲）	无盲法或不完全盲法，但综述作者判定结局不太可能受盲法缺失的影响；对受试者、主要的研究人员设盲，且不太可能破盲	盲法或不完全盲法，但结局可能受盲法缺失的影响；对受试者和负责招募的研究者设盲，但有可能破盲，且结局可能受盲法缺失的影响	无充足的信息判定为以上两种等级；未提及
测量偏倚 （研究结局盲法评价）	未对结局进行盲法评价，但综述作者判定结局不太可能受盲法缺失的影响；保障了结局的盲法评价，且不太可能被破盲	未对结局进行盲法评价，但综述作者判定结局可能受盲法缺乏的影响；进行结局的盲法评价，但可能已经破盲，且结局的测量可能受盲法缺失的影响	无充足的信息判定为以上两种等级；未提及
随访偏倚 （结果数据的完整性）	结局无缺失数据；结局指标缺失的原因不太可能与结局的真值相关；缺失的结局指标在组间平衡，且原因类似；对二分类结局指标，结局指标的缺失比例同观察到的事件的风险不足以确定其对干预效应的估计有临床相关的影响；对于连续结局指标，缺失结局的效应大小不足以确定其对观察到的效应大小有临床相关的影响；缺失数据用合适的方法作了填补	结局指标缺失的原因可能与结局的真值相关，且缺失数量或原因在组间不一致；对二分类结局指标，结局指标的缺失比例同观察到的事件的风险足以确定其对预效应的估计有临床相关的影响；对于连续结局指标，缺失结局的效应大小足以对观察到的效应引入临床相关的偏倚；当有大量干预违背随机分配时，应用"当作治疗"策略来分析；缺失数据用了不合适的填补方法	报告里对随访或排除的信息不足以判定为以上两种等级；未提及

偏倚类型	偏倚风险评估等级		
	低风险偏倚	高风险偏倚	不清楚
报告偏倚	可获得研究方案,所有关注的预先申明的结局都已报告;研究方案不可得,但发表的报告包含了所有期望的结果,包括那些预先申明的	并非所有预先申明的主要结局都已报告;一个或多个主要结局指标使用了未事先申明的测量指标,方法或子数据集。一个或多个主要结局指标未事先申明;综述研究者关注的一个或多个主要结局指标报告不完全,无法纳入 Meta 分析;研究报告未报告期望的主要结局	无充足的信息判定为以上两种等级
其他	没有明显的其他偏倚	存在着与特定的研究设计相关的潜在偏倚;有作假;其他问题	无足够的信息评价是否存在重要的偏倚风险;无充分的理由或证据表明现有的问题会引入偏倚

注:* 实施最小化时可能没有随机元素,但可认为等同于随机。

参 考 文 献

［1］Thygesen K, Alpert J S, Jaffe A S, et al. Third universal definition of myocardial infarction ［J］. J Am Coll Cardiol, 2012, 60 (16): 1581 –1598.

［2］高润霖．急性心肌梗死诊断和治疗指南［J］．中华心血管病杂志，2001，29（12）：710 – 725.

［3］中华医学会心血管病学分会，中华心血管病杂志编辑委员会．急性 ST 段抬高型心肌梗死诊断和治疗指南［J］．中华心血管病杂志，2015，43（5）：380 – 393.

［4］中华中医药学会．胸痹心痛中医诊疗指南［J］．中国中医药现代远程教育，2011，9（23）：106 – 107.

［5］陈可冀，张敏州，霍勇．急性心肌梗死中西医结合诊疗专家共识［J］．中国中西医结合杂志，2014，34（4）：389 – 395.

［6］Chen K, Hui K K, Lee M S, et al. The Potential Benefit of Complementary/Alternative Medicine in Cardiovascular Diseases ［J］. Evidence-Based Complementary and Alternative Medicine, 2012, 1.

［7］葛均波，徐永健．内科学［M］．北京：人民卫生出版社，2013：236 – 246.

［8］刘清泉．中医急重症学［M］．北京：人民卫生出版社，2012：65.

［9］罗翌．急救医学［M］．北京：人民卫生出版社，2012：85.

［10］Roffi M, Patrono C, Collet J P, et al. 2015 ESC Guidelines for the management of acute coronary syndromes in patients presenting without persistent ST-segment elevation: Task Force for the Management of Acute Coronary Syndromes in Patients Presenting without Persistent ST-Segment Elevation of the European Society of Cardiology (ESC) ［J］. Eur Heart J, 2016, 37 (3): 267 – 315.

［11］中国医师协会急诊医师分会，中华医学会心血管病学分会，中华医学会检验医学分会．急性冠脉综合征急诊快速诊疗指南［J］．中华急诊医学杂志，2016，25（4）：397 – 404.

［12］舒泽柳，曾克武，马晓丽，等．保元汤中具有心肌保护作用的活性成分及其潜在作用靶点研究［J］．中国中药杂志，2016，41（5）：922 – 927.

［13］杨华，许臣洪，李欣．血府逐瘀汤加减对急性冠状动脉综合征患者经皮冠状动脉介入治疗后心血管事件的影响［J］．中医杂志，2016，57（7）：592 – 595.

［14］杨娇妹．应用桃红四物汤治疗冠心病心绞痛 154 例疗效观察［J］．中国现代医学杂志，2007，17（18）：2268 – 2269.

［15］熊永超．桃红四物汤合瓜蒌薤白半夏汤治疗冠心病 40 例临床观察［J］．实用中医内科杂志，2014，28（1）：46 – 47.

［16］蒋杰峰．温阳益气法为主治疗急性心肌梗死［J］．中国中西医结合急救杂志，2007，14（2）：124.

［17］孙亚武，陆曙．参附汤在急性心肌梗死合并心源性休克中的治疗作用［J］．中国医药导报，2008，5（34）：65 – 67.

［18］邹蓉，秦鉴，黄荣华．四逆加人参汤治疗冠心病心肌缺血的临床研究［J］．中医药学刊，2003，521（5）：665 – 667.

［19］木兰．人参养荣汤对主动脉内皮细胞的作用［J］．国外医学（中医中药分册），1995，17

（4）：33.

[20] 朱贤慧，陈晓虎．生脉散应用于冠心病研究概况［J］．江苏中医药，2005，26（12）：68－70.

[21] 邓妙玲．加味生脉散治疗冠心病80例疗效观察［J］．四川中医，2004，22（8）：58－59.

[22] 田昭涛，李慧丽，李坤．通心络胶囊干预急性心肌梗死经皮冠状动脉介入治疗术后30例［J］．
中国实验方剂学杂志，2014，20（2）：196－200.

[23] 杨伟，徐晓辉，王爽，等．通心络胶囊对急性心肌梗死急诊PCI术后患者血清Ⅲ型前胶原氨基
端肽及左室重构的影响［J］．疑难病杂志，2012，11（6）：452－453.

[24] 廖驰林，梁东，潘国州，等．通心络胶囊对急性心肌梗死后CRP及心室重构的影响［J］．中医
药临床杂志，2010，22（4）：304－305.

[25] 陈伟，孙鑫，王文健，等．通心络干预心肌梗死后心室重构的临床多中心研究［J］．中华医学
杂志，2008，88（32）：2271－2273.

[26] 陈晖，蔡少杭，洪朝璋，等．通心络胶囊治疗急性心肌梗死临床观察［J］．中国中医急症，
2007，16（7）：823－834.

[27] 李志新，李振华，陈玉华．通心络胶囊对急性心肌梗死患者梗死面积及心功能的影响［J］．河
北医学，2006，12（8）：741－743.

[28] 尤士杰，杨跃进，陈可冀，等．通心络对急性心肌梗死患者再灌注后心肌和微血管的保护性研
究［J］．中华心血管病杂志，2005，33（5）：433－437.

[29] 刘积伦，何亚军，武胜，等．通心络胶囊对急性心肌梗死患者急诊支架置入术中无复流的临床
观察［J］．疑难病杂志，2014，13（1）：80－82.

[30] 高磊．通心络在急性心肌梗死再灌注后无复流中保护作用及长期疗效观察和安全性评价［J］．
淮海医药，2016，34（6）：656－658.

[31] Luo J，Xu H，Chen K. Systematic Review of Compound Danshen Dropping Pill：A Chinese Patent
Medicine for Acute Myocardial Infarction［J］．Evidence-Based Complementary and Alternative Medi-
cine，2013（2013）：808076－808091.

[32] 李广平，郑心田，王怀祯，等．复方丹参滴丸对急性ST段抬高心肌梗死介入治疗的临床作用
［J］．中国介入心脏病学杂志，2011，19（1）：24－28.

[33] 罗海明，戴瑞鸿，王受益，等．麝香保心丸改善心肌缺血作用的核心脏影像学作用［J］．中国
中西医结合杂志，1996，16（6）：323－325.

[34] 张璐，田宏亮，袁静敏，等．麝香保心丸治疗心肌梗死的Meta分析［J］．卫生职业教育，
2012，30（2）：114－116.

[35] 尤士杰，杨跃进，陈可冀，等．麝香保心丸对急性心肌梗死再灌注后心肌和微血管的保护性研
究［J］．中华心血管病杂志，2005，5（33）：433－437.

[36] Zhou Z，Shen W，Yu L，et al. A Chinese patent medicine，Shexiang Baoxin Pill，for Non-ST-elevation
acute coronary syndromes：A systematic review［J］．J Ethnopharmacol. 2016；194：1130－1139.

[37] 朱慧，罗心平，王丽洁，等．长期服用麝香保心丸治疗冠心病临床疗效评价［J］．中国中西医
结合杂志，2010，30（5）：474－477.

[38] 鲜玉琼，李岩松，江冰，等．丹蒌片对痰瘀互结型非血运重建急性冠脉综合征患者中医证候影
响［J］．时珍国医国药，2015，26（5）：1155－1158.

［39］Lei Wang, Shuai Mao, Jian-yong Qi, etal. Effect of Danlou Tablet（丹蒌片）on Peri-procedural Myocardial Injury among Patients undergoing Percutaneous Coronary Intervention for Non-ST Elevation Acute Coronary Syndrome: A Study Protocol of A Multicenter, Randomized, Controlled Trial［J］. Chinese Journal of Integrative Medicine, 2015, 21（9）: 662 – 666.

［40］袁峰, 管春静. 丹蒌片治疗高龄患者冠脉支架植入治疗后心绞痛的疗效［J］. 中国老年学杂志, 2013, 33（22）: 5603 – 5604.

［41］王师菡, 王阶, 李霁, 等. 丹蒌片治疗痰瘀互阻型冠心病心绞痛的疗效评价［J］. 中国中西医结合杂志, 2012, 32（8）: 1051 – 1055.

［42］杨杰, 张邢炜, 邓亚萍, 等. 麝香通心滴丸对冠心病患者血管内皮功能改善作用的研究［J］. 中华中医药学刊, 2016, 34（9）: 2188 – 2190.

［43］肖姗姗, 唐冰. 麝香通心滴丸联合血栓抽吸改善 STEMI 患者 PCI 术后心肌血流灌注的临床研究［J］. 海南医学院学报, 2017, 23（4）: 460 – 464.

［44］吴符火, 刘雪酶, 贾铷. 丹七胶囊的药效学研究［J］. 中国中药杂志, 2005, 30（23）: 1869 – 1873.

［45］郭淑贞, 啜文静, 王勇, 等. 丹七片干预心肌缺血的血浆蛋白质组学研究［J］. 中西医结合心脑血管病杂志, 2014, 12（11）: 1355 – 1357.

［46］陆建辉. 丹七软胶囊治疗老年冠心病、心绞痛 56 例临床观察［J］. 中国实用医药, 2012, 7（35）: 124 – 125.

［47］郭张强, 成忠, 李论, 等. 丹参酮ⅡA 对急性心肌梗死无复流作用研究［J］. 临床心血管病杂志, 2011, 27（3）: 184 – 186.

［48］刘配芬, 张应梅, 唐纪文, 等. 丹参酮注射液对急性心肌梗死患者脑钠素 N 端前体肽的影响及临床意义［J］. 疑难病杂志, 2009, 8（6）: 327 – 329.

［49］李祖纯, 夏祯芸. 丹参酮ⅡA 磺酸钠注射液对急性心肌梗死再灌注治疗后左心功能的影响［J］. 中国医药导报, 2006, 3（24）: 88 – 89.

［50］祁宏, 赵雪, 李艳芳. 丹参酮ⅡA 磺酸钠注射液在急性心肌梗死中的应用［J］. 中国医药导报, 2006, 3（23）: 22 – 24.

［51］Liao P, Wang L, Guo L, et al. Danhong Injection（a Traditional Chinese Patent Medicine）for Acute Myocardial Infarction: A Systematic Review and Meta-Analysis［J］. Evidence-Based Complementary and Alternative Medicine, 2015, 2015: 646530 – 646531.

［52］周芝兰, 马丹, 李芳平. 疏血通治疗非 ST 段抬高急性心肌梗死疗效观察［J］. 中西医结合心脑血管病杂志, 2012, 10（11）: 1300.

［53］黄卫星. 疏血通注射液治疗急性心肌梗死后心肌缺血 30 例［J］. 中国药业, 2010, 19（20）: 73 – 74.

［54］汪涛. 疏血通注射液治疗急性非 ST 段抬高型心肌梗死的疗效观察［J］. 中西医结合心脑血管病杂志, 2010, 8（4）: 409 – 410.

［55］张军彩, 吕军民. 疏血通注射液治疗急性心肌梗死的疗效观察［J］. 陕西医学杂志, 2008, 37（8）: 1059 – 1060.

［56］李学远, 杜芬, 程文林, 等. 疏血通治疗不稳定型心绞痛随机对照试验的系统评价［J］. 现代

中西医结合杂志，2010，19（18）：2231–2233.

[57] 史永堂，何磊，吕静. 疏血通对急性 ST 段抬高性心肌梗死静脉溶栓后再灌注损伤及预后的影响 [J]. 河北医药，2012，34（7）：1084–1085.

[58] 卢统庆，杨杰，游陆，等. 参芎葡萄糖注射液联合静脉溶栓对急性心肌梗死的疗效观察 [J]. 牡丹江医学院学报，2008，29（4）：49–51.

[59] 邓锁琴，靳元，周生琴，等. 参芎葡萄糖注射液对急性心梗冠脉介入治疗后心室重塑的影响. 中国误诊学杂志，2012，12（8）：1791.

[60] 康学智，夏莹. 针刺治疗心律失常等心脏疾病的临床与基础研究进展. 针刺研究，2009，34（6）：413–420.

[61] Jeannette Painovich, John Longhurst. Integrating acupuncture into the cardiology clinic：can it play a role. Acta Physiologica Sinica, 2015, 67（1）：19–31.

[62] 孙静，刘培中，陈林榕，等. 平衡针治疗急性心肌梗死患者胸痛的临床观察 [J]. 广西中医药大学学报，2014，7（1）：49–51.

[63] 刘冬梅，邹剑杰，罗晓敏，等. 高频电针内关穴治疗急性心肌梗死并发心力衰竭的疗效观察 [J]. 四川中医，2014，32（2）：146–149.

[64] 刘雅丽. 耳穴贴压治疗老年急性心肌梗死患者便秘的疗效观察与护理 [J]. 中医临床研究，2014，6（14）：134–135.

[65] 罗美文，罗雪琴，谭志雄，等. 耳穴贴压联合五音疗法对急性心肌梗死患者焦虑的影响 [J]. 中国医学创新，2014，11（17）：105–106.

[66] 陈名桂. 耳穴压豆缓解急性心肌梗死病人焦虑的疗效观察 [J]. 全科护理，2014，12（34）：3179–3180.

[67] 宋雪青. 穴位与腹部按摩护理法在急性心肌梗死病人便秘护理中的应用 [J]. 护理研究，2012，26（7）：1977–1978.

[68] 张宇，林惠. 腹部按摩对急性心肌梗死患者便秘的作用 [J]. 现代医药卫生，2010，26（23）：3607–3608.

[69] 王秀霞. 腹部按摩与穴位指压对急性心肌梗死患者排便情况疗效的观察 [J]. 中国现代医药杂志，2007，9（2）：122–123.

[70] 谈敏娟，倪静玉，周漪，等. 穴位按揉及腹部按摩对急性心肌梗死患者排便的影响 [J]. 中华护理杂志，2006，41（7）：655–657.

[71] 叶太生，张莹雯，胡汉昆. 复方丹参滴丸治疗冠心病心绞痛的有效性和安全性系统评价 [J]. 医药导报，2013，32（1）：100–105.

[72] 薛建忠，陈月，马卓，等. 复方丹参滴丸与单硝酸异山梨酯治疗冠心病心绞痛疗效比较的 Meta 分析 [J]. 中成药，2013，35（3）：466–471.

[73] 江思艳，童九翠，孙瑞元，等. 复方丹参滴丸治疗冠心病心绞痛 Meta 分析 [J]. 实用药物与临床，2007，10（6）：334–347.

[74] 樊涛，王刚，王蕾，等. 复方丹参滴丸治疗冠心病心绞痛随机对照试验的质量评价 [J]. 中国循证医学杂志，2007，7（6）：461–471.

[75] 张勇，唐海沁，李瑾. 麝香保心丸治疗冠心病的 Meta 分析 [J]. 中国循证心血管医学杂志，

2012, 4 (1): 13 – 17.

[76] 徐传新, 赵业清, 胡燕, 等. 麝香保心丸治疗冠心病心绞痛的系统评价 [J]. 中国药房, 2011, 22 (44): 4196 – 4200.

[77] 王巍巍, 黄元升, 卓琳, 等. 速效救心丸与消心痛治疗冠心病心绞痛效果比较的 Meta 分析 [J]. 中国循证心血管医学杂志, 2015, 7 (3): 298 – 303.

[78] 李琳, 李春岩, 顾焕, 等. 宽胸气雾剂治疗冠心病心绞痛的临床观察 [J]. 中医药信息, 2014, 31 (3): 131 – 133.

[79] 李立志, 董国菊, 葛长江, 等. 宽胸气雾剂缓解冠心病心绞痛的多中心随机对照临床研究 [J]. 中国中西医结合杂志, 2014, 34 (4): 396 – 401.

[80] 胡文利, 唐榕, 陈路佳, 等. 松龄血脉康胶囊联合血管紧张素 Ⅱ 受体拮抗剂治疗高血压的系统评价 [J]. 中国药业, 2014, 23 (4): 22 – 25.

[81] Yang Xiao-Chen, Xiong Xing-Jiang, Yang Guo-Yan, et. Songling Xuemaikang Capsule for primary hypertension: A systematic review of randomized controlled trials [J]. Chinese Journal of Integrative Medicine, 2015, 21 (4): 312 – 320.

[82] 血脂康调整血脂对冠心病二级预防研究协作组. 中国冠心病二级预防研究 [J]. 中华心血管病杂志, 2005, 33 (2): 109 – 115.

[83] 血脂康胶囊临床应用中国专家共识组. 血脂康胶囊临床应用中国专家共识 [J]. 中华内科杂志, 2009, 48 (2): 171 – 174.

[84] 王洋, 陈智慧, 刘光辉, 等. 血脂康胶囊辅助治疗冠心病随机对照试验系统综述 [J]. 中国中西医结合杂志, 2014, 34 (10): 1182 – 1191.

[85] Shang H Z J Y C. Qi-Shen-Yi-Qi Dripping Pills for the Secondary Prevention of Myocardial Infarction: A Randomised Clinical Trial [J]. Evidence-Based Complementary and Alternative Medicine, 2013 (7329): 738391 – 738400.

[86] Mcmanus D D, Chinali M, Saczynski J S, et al. 30-Year Trends in Heart Failure in Patients Hospitalized With Acute Myocardial Infarction [J]. The American Journal of Cardiology, 2011, 107 (3): 353 – 359.

[87] Wen-Ting S, Fa-Feng C, Li X, et al. Chinese Medicine Shenfu Injection for Heart Failure: A Systematic Review and Meta-Analysis [J]. Evidence-Based Complementary and Alternative Medicine, 2012, 713149 – 713174.

[88] Paiva L, Providencia R, Barra S, et al. Universal definition of myocardial infarction: clinical insights [J]. Cardiology, 2015, 131 (1): 13 – 21.

[89] 杨倩春, 毛炜, 刘旭生, 等. 参附注射液治疗心源性休克有效性和安全性系统评价 [J]. 中华中医药杂志, 2012, 27 (4): 1052 – 1059.

[90] 王月, 张硕, 郭利平. 参附注射液治疗休克的系统评价及 Meta 分析 [J]. 中国中医基础医学杂志, 2015, 21 (5): 559 – 562.

[91] 张春漪, 逯阳, 张良登. 参附注射液治疗急性心肌梗死合并心源性休克的系统评价与 Meta 分析 [J]. 中国中医急症, 2015, 24 (11): 1915 – 1917.

[92] Li X, Zhang J, Huang J, et al. A multicenter, randomized, double-blind, parallel-group, placebo-

controlled study of the effects of qili qiangxin capsules in patients with chronic heart failure［J］. J Am Coll Cardiol, 2013, 62（12）: 1065 – 1072.

［93］姜婷, 王魏魏, 梅勇, 等. 芪苈强心胶囊联合西药治疗慢性心力衰竭疗效的 Meta 分析［J］. 临床心血管病杂志, 2015, 31（8）: 868 – 874.

［94］侯雅竹, 毛静远, 王贤良, 等. 参麦注射液治疗心力衰竭疗效与安全性的系统评价［J］. 中国循证医学杂志, 2010, 10（8）: 939 – 945.

［95］陈弘东, 谢雁鸣, 王连心, 等. 参麦注射液辅助治疗慢性心力衰竭的有效性及安全性系统评价［J］. 中国中药杂志, 2014, 39（18）: 3650 – 3661.

［96］温志浩, 农一兵, 潘朝锌, 等. 黄芪注射液治疗慢性心力衰竭临床研究的 Meta 分析［J］. 中西医结合心脑血管病杂志, 2011, 9（7）: 770 – 772.

［97］左亚东, 刘新灿, 李明. 心脉隆注射液治疗慢性心力衰竭的 Meta 分析［J］. 中医临床研究, 2015, 7（2）: 11 – 14.

［98］薛金贵, 王肖龙, 许勇, 等. 心脉隆注射液治疗慢性心力衰竭（气阳两虚、瘀血内阻证）的多中心随机对照研究［J］. 中国中西医结合杂志, 2015, 35（7）: 796 – 800.

［99］张喜芬, 杨立波. 参松养心胶囊治疗室性期前收缩疗效的 Meta 分析［J］. 疑难病杂志, 2012, 11（1）: 6 – 9.

［100］ZOU Jian gang, ZHANG Jian, JIA Zhen hua and CAO Ke-jiang. Evaluation of the traditional Chinese medicine Shensongyangxin capsule on treating premature ventricular contractions: a randomized, double-blind, controlled multicenter trial. Chin Med J, 2011, 124（1）: 76 – 83.

［101］汪爱虎, 浦介麟, 齐小勇, 等, 参松养心胶囊治疗阵发性心房颤动的多中心研究［J］. 中华医学杂志, 2011, 91（24）: 1677 – 1681.

［102］Yunfang Liu, Ning Li, Zhenhua Jia, et. Chinese Medicine Shensongyangxin Is Effective for Patients with Bradycardia: Results of a Randomized, Double-Blind, Placebo-Controlled Multicenter Trial［J］. Evid Based Complement Alternat Med, 2014, 2014（1）: 605714 – 605719.

［103］卢志红, 吴旭斌, 刘伶, 等. 稳心颗粒对急性冠脉综合征合并心律失常影响的多中心临床研究［J］. 实用临床医药杂志, 2014, 14（1）: 59 – 62.

［104］王慧, 杨波, 周三凤. 稳心颗粒联合胺碘酮治疗心房颤动有效性和安全性的 Meta 分析［J］. 中国循证心血管医学杂志, 2015, 7（2）: 161 – 164.

［105］张国民, 李秋菊, 刘桂清. 心宝丸治疗急性心肌梗塞并发传导障碍 26 例效果观察［J］. 齐齐哈尔医学院学报, 1999, 20（1）: 31.

［106］卢磊, 夏伟, 朱尧, 等. 心宝丸治疗缓慢性心律失常随机对照试验荟萃分析［J］. 辽宁中医药大学学报, 2014, 16（7）: 183 – 185.

［107］玄进, 陈岩. 冠脉微循环的病理生理及中西医结合治疗［J］. 实用中医内科杂志, 2012, 26（3）: 90 – 91.

［108］史载祥. 冠脉微循环障碍及中西医结合治疗［J］. 中日友好医院学报, 2005, 19（6）: 362 – 364.

［109］鹿小燕, 史大卓, 徐浩, 等. 芎芍胶囊干预冠心病介入治疗后再狭窄的研究［J］. 中国中西医结合杂志, 2006, 26（1）: 13 – 17.

[110] Chen K J, Shi D Z, Xu H, et al. XS0601 reduces the incidence of restenosis: a prospective study of 335 patients undergoing percutaneous coronary intervention in China [J]. Chin Med J (Engl), 2006, 119 (1): 6 – 13.

[111] 矫娜, 邹志东, 刘红旭, 等. 214 例急性心肌梗死患者证候分析 [J]. 中国中医急症, 2010, 19 (2): 254 – 255.

[112] 吴伟, 刘勇, 李荣, 等. 急性心肌梗死患者证候特点的回顾性研究 [J]. 广州中医药大学学报, 2012, 29 (5): 502 – 504.

[113] 贾振华, 李叶双, 吴以岭, 等. 急性心肌梗死证候诊断标准规范化研究 [J]. 中国中西医结合急救杂志, 2007, 14 (4): 195 – 199.

[114] 丁邦晗, 陈方, 张敏州, 等. 冠心病介入治疗后冠状动脉再狭窄的中医证候特点——附 33 例病例资料分析 [J]. 中国中西医结合急救杂志, 2004, 11 (2): 110 – 111.

[115] 张敏州, 丁邦晗, 张维东, 等. 375 例胸痹心痛患者冠状动脉造影结果与中医证型的对比研究 [J]. 中国中西医结合急救杂志, 2004, 11 (2): 115 – 117.

[116] 丁邦晗, 马长生, 张敏州, 等. 胸痹心痛患者 375 例的冠脉病变程度及证型分析 [J]. 中医药学刊, 2004, 22 (6): 1096 – 1097, 1104.

[117] 谷鸿秋, 王杨, 李卫. Cochrane 偏倚风险评估工具在随机对照研究 Meta 分析中的应用 [J]. 中国循环杂志. 2014, 29 (2): 147 – 148.

[118] Howard B, Mark H, Holger JS, Andrew DO, Regina K, Jan B, et al. GRADE 指南: Ⅲ. 证据质量分级 [J]. 中国循证医学杂志. 2011, 11 (4): 451 – 455.

[119] Gordon HG, Andrew DO, Gunn EV, Regina K, Yngve F, Pablo A, et al. GRADE: 证据质量和推荐强度分级的共识 [J]. 中国循证医学杂志, 2009, 9 (1): 8 – 11.

[120] GRADE Working Group. Grading quality of evidence and strength of recommendations. BMJ. 2004 (328): 1490 – 1497.

ICS 11.120
C 05

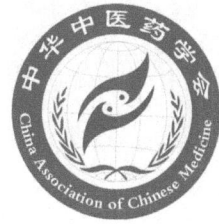

团 体 标 准

T/CACM 1282—2019
代替 ZYYXH/T28—2008

中医内科临床诊疗指南
颤 病

Clinical guidelines for diagnosis and treatment of internal diseases in TCM
Tremor disease

2019—01—30 发布

2020—01—01 实施

中华中医药学会 发布

前　言

本指南按照 GB/T 1.1—2009 给出的规则起草。

本指南替代 ZYYXH/T28—2008 中医内科常见病诊疗指南中医疾病部分·颤病，与 ZYYXH/T28—2008 相比主要技术变化如下：

——删除了辨证论治中中药剂量的标注（见 2008 年版 2.1~2.6）；

——删除了单方验方（见 2008 年版 3.1）；

——修改了中医辨证分型及推荐方药中的内容（见 4.1）；

——增加了辨证论治中方剂循证医学证据等级（见 4.1）；

——增加了中成药治疗（见 4.2.1）；

——增加了其他疗法中灸法治疗的内容（见 4.2.2.2）；

——增加了其他疗法中推拿治疗的内容（见 4.2.3）；

——增加了其他疗法中太极拳的内容（见 4.2.5）；

本指南由中华中医药学会提出并归口。

本指南主要起草单位：泸州医学院附属中医医院、广东省中医院、成都中医药大学附属医院、安徽中医学院第一附属医院、广西中医药大学附属第一医院、云南省中医医院、西安中医脑病医院、辽宁中医药大学附属医院、西安市中医医院、上海中医药大学附属龙华医院、中国中医科学院中国医史文献研究所。

本指南主要起草人：杨思进、白雪、王饶琼、雒晓东、杨东东、杨文明、胡玉英、林亚明、宋虎杰、海英、张伟、邓兵、王凤兰、郭新峰、丁侃。

本指南于 2008 年 7 月首次发布，2019 年 1 月第一次修订。

引　言

本指南为国家中医药管理局立项的"2014年中医药部门公共卫生服务补助资金中医药标准制修订项目"之一，项目负责部门为中华中医药学会，在中医临床诊疗指南制修订专家总指导组和中医内科专家指导组的指导、监督下实施。制订过程与任何单位、个人无利益关系。

本指南主要针对以震颤为主要表现的病证，主要包括帕金森病、帕金森综合征、特发性震颤、肝豆状核变性等所表现出的以震颤为主的疾病，提供中医药的诊断和治疗建议，为中医临床提供参考。其主要目的是推荐有循证医学证据的颤病中医诊断与治疗，规范中医临床诊疗过程。

目前国内 ZYYXH/T28—2008 中医内科常见病诊疗指南中医疾病部分·颤病为中华中医药学会于2008年颁布，本次修订旨在对中医颤病的诊断及治疗做一次梳理，明确颤病的病名诊断、证候诊断、鉴别诊断及治疗规范。

本指南由中华中医药学会组织，在中医临床诊疗指南制修订专家总指导组和中医内科专家指导组的指导、监督下实施，文献评价小组确定筛选证据的标准，并通过检索 CNKI 数据库，筛选出符合纳入标准的文献，并进行文献质量评价及证据分级，根据证据级别达成专家组共识，并提出推荐意见，初步制订出针对颤病的中医临床实践指南。

本指南是根据中医对颤病的中医药临床研究成果并结合专家经验制订。针对的患者群体是震颤相关（西医诊断主要包括帕金森病、帕金森综合征、特发性震颤、肝豆状核变性等）的患者，提供以中医药为主要内容的诊断和治疗建议。

中医内科临床诊疗指南 颤病

1 范围

本指南提出了颤病的诊断、辨证、治疗、预防和调护建议。

本指南适用于颤病的诊断和治疗。

本指南适用于中医科、中医脑病科、神经内科、老年病科等的临床医师使用。

2 术语和定义

下列术语和定义适用于本指南。

2.1

颤病 Tremor disease

颤病是指脑髓失充、肢体筋脉失控而发生以肢体和（或）头部摇动、颤抖，不能自制为主要临床表现的一类病证[14]。轻者仅头摇或手足微颤；重者头部震摇大动，肢体颤动不止，或兼有项强，四肢拘急，失去生活自理能力。颤病亦称"震颤""颤振""振掉"。其症状与西医的帕金森病、帕金森综合征、特发性震颤、肝豆状核变性等所表现出的震颤相类。故以上疾病的中医、中西医结合治疗可参考本指南。

3 临床诊断

3.1 中医诊断

3.1.1 病名诊断

是指脑髓失充、肢体筋脉失控而发生以肢体或（和）头部摇动、颤抖，不能自制为主要临床表现的一类病证。

3.1.2 证候诊断

3.1.2.1 风阳上扰

肢体粗大，颤动程度较大，不能自制，眩晕耳鸣，面赤耳躁，易激动，心情紧张时颤动加重，伴有肢体麻木，口苦而干，语言迟缓不清，流涎，尿赤，大便干。舌质红，苔黄，脉弦。

3.1.2.2 痰热动风

头摇不止，肢麻震颤，重则手不能持物，头晕目眩，胸脘痞闷，口苦口黏，甚则口吐痰涎。舌体胖大，有齿痕，舌质红，舌苔黄腻，脉弦滑数。

3.1.2.3 气血不足

头摇肢颤，面色苍白，表情淡漠，神疲乏力，动则气短，心悸健忘，眩晕，纳呆。舌体胖大，舌质淡红，舌苔薄白滑，脉沉濡无力或沉细弱。

3.1.2.4 阳虚风动

头摇肢颤，筋脉拘挛，畏寒肢冷，四肢麻木，心悸懒言，动则气短，自汗，小便清长或自遗，大便溏。舌质淡，舌苔薄白，脉沉迟无力。

注：以上证候基于《中医内科学》[2]《中医内科常见病诊疗指南·中医疾病部分》[1]及颤病的临床特征。

3.2 西医诊断

3.2.1 诊断原则

肢体和（或）头部震颤常见于帕金森病、帕金森综合征、特发性震颤、肝豆状核变性等疾病。

帕金森病、帕金森综合征的西医诊断参照《2015MDS临床诊断标准：帕金森病》[5]。

特发性震颤的西医诊断参照《2011AAN基于证据的指南更新—特发性震颤治疗指南》[6]。

肝豆状核变性的西医诊断参照《2012EASL临床实践指南：肝豆状核变性》[7]。

3.3 中医鉴别诊断

瘛疭：即抽搐，多见于急性热病或某些慢性疾病急性发作，抽搐多呈持续性，有时伴短阵性间歇，手足屈伸牵引，弛纵交替，部分患者可有发热、两目上视、神昏等症状；颤病是一种慢性疾病过程，以头、手足不自主颤动、振摇为主要症状，手足颤抖动作幅度小，频率较快，而无肢体抽搐牵引和发热、神昏等症状。再结合病史分析，二者不难鉴别。

4 临床治疗与推荐意见

4.1 辨证论治

4.1.1 风阳上扰证

病机：肝阳上亢，风阳侵扰，筋脉失养。

治法：平肝潜阳，息风止颤。

推荐方药：天麻钩藤饮（《中医内科杂病证治新义》）[8-9]加减（证据级别：Ⅱ级；推荐强度：C）。

常用药：天麻、钩藤、牛膝、石决明、山栀、黄芩、杜仲、益母草、桑寄生、夜交藤、茯神木等。

加减：肝火偏盛，头痛面赤，加龙胆草、夏枯草；痰多，加竹沥、天竺黄；肾阴不足，腰膝酸软，眩晕耳鸣，六味地黄丸加减；虚火上扰，口干舌燥，知柏地黄丸或大定风珠加减；心烦失眠，合酸枣仁汤加减；颤动不止，加僵蚕、全蝎。

4.1.2 痰热动风证

病机：痰热内蕴，热极生风，筋脉失养。

治法：清热化痰，息风止颤。

推荐方药：涤痰汤（《奇效良方》）合羚角钩藤汤（《通俗伤寒论》）加减[10-11]（证据级别：Ⅱ级；推荐强度：C）。

常用药：茯苓、人参、甘草、橘红、胆南星、半夏、枳实、石菖蒲、羚羊角、钩藤、桑叶、菊花、生地黄、白芍、贝母、竹茹、茯神木等。

加减：胸闷，口吐痰涎，加白芥子；心烦易怒，加郁金、天竺黄、黄连、牡丹皮；胸闷脘痞，加瓜蒌皮、厚朴、苍术；神识呆滞，加石菖蒲、远志；大便不通，口苦，舌红苔黄腻，加生大黄、茵陈等；肌肤麻木不仁，加地龙、丝瓜络、竹沥；震颤较重，加天麻、生石决明、珍珠母、全蝎、地龙。

4.1.3 气血不足证

病机：气血两虚，筋脉失养，虚风内动。

治法：益气养血，息风止颤。

推荐方药：八珍汤（《瑞竹堂经验方》）加减[12-13]（证据级别：Ⅱ级；推荐强度：C）。

常用药：当归、熟地黄、川芎、白芍、人参、白术、茯苓、炙甘草等。

加减：心悸，失眠，健忘，加远志、柏子仁、酸枣仁；疼痛麻木，加鸡血藤、丹参、桃仁、红花；胸闷脘痞，加半夏、白芥子、胆南星等；震颤较重，加天麻、珍珠母；食少纳呆，加砂仁（后下）、炒谷芽、炒麦芽、焦神曲。

4.1.4 阳虚风动证

病机：阳气虚衰，失于温煦，筋脉失用。

治法：补肾助阳，温煦筋脉。

推荐方药：地黄饮子（《圣济总录》）加减[13-15]（证据级别：Ⅲ级；推荐强度：D）。

常用药：附子、肉桂、巴戟天、山萸肉、熟地黄、党参、石斛、肉苁蓉、五味子、白芍、茯苓、麦冬、石菖蒲、远志。

加减：大便稀溏，加干姜、肉豆蔻；肾阳衰微较甚，可用真武汤加减；心悸较甚，加远志、柏子仁。

4.2 其他疗法

4.2.1 中成药治疗

4.2.1.1 六味地黄丸[16]（证据级别：Ⅱ级；推荐强度：C）

组成：熟地黄、山萸肉、山药、泽泻、茯苓、牡丹皮。

功效：滋阴补肾。适用于肾阴虚为主的震颤。

用法：每丸重9g。口服，1次6~8丸，1日2~3次。

4.2.1.2 天麻钩藤颗粒[17]（证据级别：Ⅱ级；推荐强度：C）

组成：天麻、钩藤、石决明、栀子、黄芩、牛膝、杜仲（盐制）、益母草、桑寄生、首乌藤、茯苓。

功效：平肝息风，清热安神。适用于风阳上扰型颤证。

用法：每袋装5g。开水冲服，1次1袋，1日3次。

4.2.1.3 通心络胶囊[18]（证据级别：Ⅱ级；推荐强度：C）

组成：人参、水蛭、全蝎、赤芍、蝉蜕、土鳖虫、蜈蚣、檀香、降香、乳香（制）、酸枣仁（炒）、冰片。

功效：益气活血，通络止痛。适用于颤病病程较长者，病邪日久入络。

用法：每粒装0.26g，口服。1次2~4粒，1日3次。

4.2.2 针灸治疗

4.2.2.1 针刺治疗[19-30]（证据级别：Ⅱ级；推荐强度：C）

主穴：头部舞蹈震颤控制区、运动区、风池、合谷、太冲、四神聪。

随证选穴：痰热动风证，选取百会、风池、合谷、阴陵泉、丰隆、太冲，百会、风池，针用平补平泻法，余穴用泻法；气血不足证，选取百会、风池、内关、合谷、足三里、三阴交、太冲，百会、风池针用平补平泻法，内关、合谷、太冲针用泻法，足三里、三阴交针用补法；肾阴不足，腰膝酸软，眩晕耳鸣者，选取百会、风池、合谷、阳陵泉、三阴交、太冲、复溜，百会、风池、合谷、阳陵泉针用平补平泻法，三阴交、复溜针用补法，太冲针用泻法；上肢震颤者，加内关、阳池、合谷、太冲，针用泻法；下肢震颤者，加内关、阳陵泉、足三里、太冲，足三里针用补法，余穴均用泻法；四肢紧张、强直挛急、屈伸困难者，加曲池、尺泽、合谷、阳陵泉、足三里、行间，行间、阳陵泉针用泻法，余穴均用平补平泻法。

4.2.2.2 灸法治疗[31-33]（证据级别：Ⅱ级；推荐强度：C）

选取关元、风府、太冲等穴位，采取直接灸、悬起灸方法。

4.2.3 推拿治疗[34-35]（证据级别：Ⅱ级；推荐强度：C）

选用通督推拿法、颜面部鱼际揉法、颜面部循经抹法、头面部腧穴捏揉法、点按法，腹部关元掌颤法等方法进行推拿治疗，可参照《中医康复技术》[36]。

4.2.4 康复训练[37]（证据级别：Ⅱ级；推荐强度：C）

康复训练包括松弛呼吸训练、关节运动范围的训练、平衡训练、姿势恢复和肢体舒展训练、步态训练、日常生活能力训练。

4.2.5 太极拳[38]（证据级别：Ⅳ级；推荐强度：E）

建议患者平时锻炼太极拳，有助于改善其运动功能和生存质量。

5 预防和调护

颤病患者应注意生活调摄，保持情绪稳定，心情舒畅，避免忧思郁怒等不良刺激；饮食宜清淡、富有营养，忌暴饮暴食及嗜食肥甘厚味，戒除烟酒等不良嗜好；注意加强肢体功能训练，适当参加体育活动。晚期卧床患者要预防褥疮的发生。避免中毒、中风、颅脑损伤对预防颤病有重要意义[14]。

附录 A

（资料性附录）

指南质量方法学策略

A.1 临床证据的检索策略

以"颤病""震颤""颤振""振掉""帕金森病""帕金森综合征""特发性震颤""肝豆状核变性""诊断""治疗""辨证""中医药"等作为关键词，检索中国期刊全文数据库（CNKI）、万方全文数据库、中国优秀博硕士学位论文全文数据库等，检索年限近8年内，选择中医及中西医结合治疗性文献作为评价对象，对于来自同一单位同一时间段的研究和报道以及署名为同一作者的实质内容重复的研究和报道，则选择其中一篇作为目标文献。

根据以上检索策略，项目工作组在文献检索阶段共搜集到与本病相关的文献1564篇。

A.2 文献质量评价

对所检索到的每篇临床文献均按以下方法分别做出文献评价。

a）随机临床试验的评价：结合 Cochrane 偏倚风险评价工具评价，选出采用改良 Jadad 量表评分大于等于3分的文献作为指南的证据，Jadad 评分大于3分的有5篇。

b）非随机临床试验的评价：采用 MINORS 条目评分。评价指标共12条，每一条分为0~2分。前8条针对无对照组的研究，最高分为16分；后4条与前8条一起针对有对照组的研究，最高分共24分。0分表示未报道；1分表示报道了但信息不充分；2分表示报道了且提供了充分的信息。选择总分大于等于13分的文献作为治疗性建议证据，共计213篇。

很多文献标题是随机对照，然内容实质是非随机对照，如按就诊顺序分组等，此类归于非随机试验，共计352篇。

如果存在明显质量问题，如分类统计样本例数与该组总样本例数不符、理论分析低劣、作者非临床医生的治疗报道，直接排除，不必用量表评估。

c）Meta 分析的评价：采用 AMSTAR 量表进行文献质量评价。每个条目评价结果分为"是""否""不清楚"或"未提及"四种，并给予计分，如"是"为1分，"否""不清楚"或"未提及"为0分，共11分，Amstar 量表得0~4分为低质量，5~8分为中等质量，9~11分为高质量。选择5分以上文献为证据，共计489篇。

A.3 证据评价分级和文献推荐级别

符合前述质量要求的临床研究，可成为指南的证据：大样本的随机对照试验成果成为高等级推荐的证据，小样本的随机对照试验以及非随机对照试验的成果成为次级或低强度推荐的证据。此外，也可依据文献研究的成果经专家共识法形成推荐建议。（表 A.1）

表 A.1 文献依据分级及推荐级别

中医文献依据分级	推荐级别
Ⅰ：大样本，随机研究，结果清晰，假阳性或假阴性的错误很低	A：至少2项Ⅰ级研究结果支持
Ⅱ：小样本，随机研究，结果不确定，假阳性和/或假阴性的错误较高	B：仅有Ⅰ级研究结果支持
Ⅲ：非随机，同期对照研究和基于古代文献的专家共识	C：仅有Ⅱ级研究结果支持
Ⅳ：非随机，历史对照和当代专家共识	D：至少有1项Ⅲ级研究结果支持
Ⅴ：病例报道，非对照研究和专家意见	E：仅有Ⅳ级或Ⅴ级研究结果支持

文献依据分级标准的有关说明：

a）中医临床诊疗指南制修订的文献分级方法按 ZYYXH/T473—2015 中华人民共和国中医药行业标准·中医临床诊疗指南编制通则（送审稿）"证据分级及推荐强度参考依据"中的"汪受传，虞舜，赵霞，戴启刚，陈争光，徐珊．循证性中医临床诊疗指南研究的现状与策略［J］．中华中医药杂志，2012，27（11）：2759－2763."提出的"中医文献依据分级标准"实施。

b）推荐级别（或推荐强度）分为 A、B、C、D、E 五级。强度以 A 级为最高，并依次递减。

c）该标准的"研究课题分级"中，大样本、小样本定义：

大样本：≥100 例的高质量的单篇随机对照试验报道或系统综述报告。

小样本：＜100 例的高质量的单篇随机对照试验报道或系统综述报告。

d）Ⅲ级中"基于古代文献的专家共识"是指古代医籍记载、历代沿用至今、当代专家意见达成共识者。Ⅳ级中"当代专家共识"是指当代专家调查意见达成共识者。Ⅴ级中的"专家意见"仅指个别专家意见。

A.4　指南工具的评价

AGREE 评测结果：包括临床领域和方法学方面的专家共计 4 位评估员，运用 AGREE 对本指南进行评价。4 位专家对指南总体评价平均分为 6.62 分，并愿意推荐使用该指南。

附录 B
（资料性附录）
改良的 Jadad 评分量表

项目（item）	评分（score）	依据（reasons）
随机序列的产生（random squence production）		
恰当（adequate）	2	计算机产生的随机数字或类似方法
不清楚（unclear）	1	随机试验但未描述随机分配的方法
不恰当（inadequate）	0	采用交替分配的方法如单双号
分配隐藏（allocation concealment）		
恰当（adequate）	2	中心或药房控制分配方案、或用序列编号一致的容器、现场计算机控制、密封不透光的信封或其他使临床医生和受试者无法预知分配序列的方法
不清楚（unclear）	1	只表明使用随机数字表或其他随机分配方案
不恰当（inadequate）	0	交替分配、病例号、星期日数、开放式随机号码表、系列编码信封以及任何不能防止分组的可预测性的措施
盲法（blind method）		
恰当（adequate）	2	采用了完全一致的安慰剂片或类似方法
不清楚（unclear）	1	试验陈述为盲法，但未描述方法
不恰当（inadequate）	0	未采用双盲或盲的方法不恰当，如片剂和注射剂比较
撤出或退出（withdrawal）		
描述了（description）	1	描述了撤出或退出的数目和理由
未描述（undescribed）	0	未描述撤出或退出的数目或理由

注：改良后 Jadad 量表（1~3 分视为低质量，4~7 分视为高质量）

附录 C
（资料性附录）
MINORS 评价条目（适用于非随机对照试验）

序号	条目	提示
1	明确地给出了研究目的	所定义的问题应该是精确的且与可获得文献有关
2	纳入患者的连贯性	所有具有潜在可能性的患者（满足纳入标准）都在研究期间被纳入了（无排除或给出了排除的理由）
3	预期数据的收集	收集了根据研究开始前制订的研究方案中设定的数据
4	终点指标能恰当地反映研究目的	明确地解释用来评价与所定义的问题一致的结局指标的标准。同时，应在意向性治疗分析的基础上对终点指标进行评估
5	终点指标评价的客观性	对客观终点指标的评价采用评价者单盲法，对主观终点指标的评价采用评价者双盲法。否则，应给出未行盲法评价的理由
6	随访时间是否充足	随访时间应足够长，以使得能对终点指标及可能的不良事件进行评估
7	失访率低于5%	应对所有的患者进行随访。否则，失访的比例不能超过反映主要终点指标的患者比例
8	是否估算了样本量	根据预期结局事件的发生率，计算了可检测出不同研究结局的样本量及其95%可信区间；且提供的信息能够从显著统计学差异及估算把握度水平对预期结果与实际结果进行比较
	9~12条适用于评价有对照组的研究的附加标准	
9	对照组的选择是否恰当	对于诊断性试验，应为诊断的"金标准"；对于治疗干预性试验，应是能从已发表研究中获取的最佳干预措施
10	对照组是否同步	对照组与试验组应该是同期进行的（非历史对照）
11	组间基线是否可比	不同于研究终点，对照组与试验组起点的基线标准应该具有相似性。没有可能导致使结果解释产生偏倚的混杂因素
12	统计分析是否恰当	用于计算可信区间或相对危险度（RR）的统计资料是否与研究类型相匹配

注：评价指标共12条，每一条分为0~2分。前8条针对无对照组的研究，最高分为16分；后4条与前8条一起针对有对照组的研究，最高分共24分。0分表示未报道；1分表示报道了但信息不充分；2分表示报道了且提供了充分的信息

附录 D

（资料性附录）

Newcastle-OttawaScale（NOS）评价标准量表

D.1 NOS 评价标准（队列研究）

D.1.1 队列的选择

D.1.1.1 暴露队列的代表性

    a）很好的代表性*；

    b）较好的代表性*；

    c）代表性差，如选择志愿者、护士等；

    d）未描述队列的来源。

D.1.1.2 非暴露队列的选择

    a）与暴露队列来自同一人群，如同一社区*；

    b）与暴露队列来自不同的人群；

    c）未描述来源。

D.1.1.3 暴露的确定

    a）严格确定的记录（如外科的记录）*；

    b）结构式问卷调查*；

    c）自己的记录；

    d）未描述。

D.1.1.4 研究开始时没有研究对象已经发生研究的疾病

    a）是*；

    b）否。

D.1.2 可比性

D.1.2.1 暴露队列和非暴露队列的可比性（设计和分析阶段）

    a）根据最重要的因素选择和分析对照*；

    b）根据其他的重要因素（例如第二重要因素）选择和分析对照*。

注1：可以理解为是否对重要的混杂因素进行了校正

D.1.3 结果

D.1.3.1 结果的测定方法

    a）独立的、盲法测定或评估*；

    b）根据可靠的记录*；

    c）自己的记录；

    d）未描述。

D.1.3.2 对于所研究的疾病，随访时间是否足够长

    a）是的*；

    b）否（时间太短，多数未发生所研究的疾病）。

D.1.3.3 随访的完整性

    a）随访完整，对所有的研究对象均随访到*；

b）随访率>80%（评价者自己可以确定一个合适的随访率），少数失访，失访小并对失访者进行了描述分析∗；

c）随访率<80%，对失访者没有进行描述。

d）未描述

注2：∗为给分点。NOS量表满分9颗"∗"，5颗"∗"及以上为相对高质量文献。每一项研究在"选择"和"暴露"上的每一个条目最多可以有一个，而在"可比性"上的条目最多可以有两个

D.2 NOS评价标准（病例对照研究）

D.2.1 病例组和对照组的选择

D.2.1.1 病例的定义和诊断是否恰当

a）是的，疾病的定义和诊断是正确、独立和有效的（如至少2名医生共同对病例做出诊断，或至少依据2种或2次的诊断结果；或者查阅了原始记录，如X线、医院病历∗；

b）是的，并有联动数据（如根据肿瘤登记数据中的ICD编码来判断是否为病例）或基于自我报告，但无原始记录；

c）没有描述。

D.2.1.2 病例的代表性

a）连续收集且有代表性的病例（如规定时间内患有目标疾病的所有合格病例；或特定饮水供应区的所有病例；或特定医院或诊所、一组医院、健康管理机构的所有病例；或从这些病例中得到的一个合适的样本，如随机样本∗；

b）存在潜在的选择性偏倚或者没有阐明。

D.2.1.3 对照的选择

a）社区对照∗；

b）医院对照；

c）没有描述。

D.2.1.4 对照的定义

a）没有疾病史（或未发生终点事件∗；

b）没有说明来源；

D.2.2 可比性

a）研究控制了_____（选择最重要的因素，如年龄）（如设计时，病例和对照按年龄匹配；或两组人群的年龄比较无统计学差异）∗；

b）2.2.2研究控制了其他重要的混杂因素（如设计时，病例和对照除按年龄匹配以外，还匹配了其他因素；或两组人群的其他重要混杂因素之间的比较无统计学差异∗。

注3：基于设计或分析所得的病例与对照的可比性

D.2.3 暴露

D.2.3.1 暴露的调查和评估方法

a）可靠的记录（例如手术记录）∗；

b）在盲法（不清楚谁是病例、谁是对照）的情况下，采用结构化调查获得∗；

c）在非盲（已清楚谁是病例、谁是对照）的情况下进行的调查；

d）书面的自我报告或病历记录；

e）无描述。

D.2.3.2 病例和对照的暴露是否采用了相同的确定方法

a）是∗；

b）没有。

D.2.3.3 无应答率

a）两组的无应答相同 * ；

b）无描述；

c）两组的无应答率不同且没有说明原因。

注4： * 为给分点。NOS 量表满分 9 颗 " * "，5 颗 " * " 及以上为相对高质量文献。每一项研究在 "选择" 和 "暴露" 上的每一个条目最多可以有一个，而在 "可比性" 上的条目最多可以有两个

参 考 文 献

[1] 中华中医药学会. 中医内科常见病诊疗指南·中医疾病部分 [Z]. 北京：中国中医药出版社，2008：138 - 140.

[2] 周仲瑛. 中医内科学 [M]. 北京：中国中医药出版社，2003.

[3] 凌希森，王行宽，陈大舜. 中西医结合内科学 [M]. 北京：中国中医药出版社，2001.

[4] 张伯礼，薛博瑜. 中医内科学 [M]. 北京：人民卫生出版社，2012.

[5] 国际帕金森和运动障碍学会. 2015MDS 临床诊断标准：帕金森病 [J]. MOV Disod，2015，30 (12)：1591 - 1601.

[6] 美国神经病学学会. 2011AAN 基于证据的指南更新：特发性震颤治疗指南 [J]. Neurology，2011，77 (19)：1752 - 1755.

[7] 欧洲肝脏研究学会. 2012EASL 临床实践指南：肝豆状核变性 [J]. Journal of Hepatology，2012，56：671 - 685.

[8] 李莉. 天麻钩藤饮临床应用举隅 [J]. 中国民间疗法，2015 (9)：49 - 50.

[9] 梁晓鹰. 天麻钩藤饮加减治疗帕金森病睡眠障碍 [J]. 中国民间疗法，2012 (1)：40 - 41.

[10] 史亚楠，刘岑. 帕金森病中医治疗进展 [J]. 辽宁中医药大学学报，2015 (11)：105 - 108.

[11] 裴文慧，刘继馨，吴嘉瑞，等. 基于中医传承辅助系统的治疗帕金森病方剂组方规律分析[J]. 中国实验方剂学杂志，2014 (3)：205 - 208.

[12] 张聪. 八珍汤的临床应用 [J]. 黑龙江中医药，2012 (2)：57 - 58.

[13] 高曦明，邢世荣. 地黄饮子合美多巴治疗帕金森病疗效观察 [J]. 社区中医药，2012，5 (14)：195.

[14] 杨海燕，李燕梅. 地黄饮子治疗帕金森病的机理与临床探讨 [J]. 中医学报，2011，3 (26)：350 - 351.

[15] 郭荣兰，张定华. 地黄饮子治疗帕金森氏病临床观察 [J]. 兰州医学院学报，2002，2 (28)：65.

[16] 沈涌，罗烈岚. 通心络胶囊、六味地黄丸与美多巴合用治疗帕金森病 [J]. 浙江中医药大学学报，2008，32 (2)：197 - 8.

[17] 刘娜，陈红梅. 天麻钩藤颗粒联合美多巴治疗帕金森病68 例疗效观察 [J]. 辽宁医学杂志，2012，6 (26)：314.

[18] 沈涌，罗烈岚. 通心络胶囊、六味地黄丸与美多巴合用治疗帕金森病 [J]. 浙江中医药大学学报，2008，32 (2)：197 - 8.

[19] 陈思岐，陈枫，李振彬. 针刺联合美多巴治疗帕金森病疗效观察 [J]. 河北中医药学报，2013 (1)：33 - 4.

[20] 姜拯坤. 针刺风府、太冲穴治疗帕金森病临床观察 [D]. 武汉：湖北中医药大学，2011.

[21] 索庆芳，王丽晔，彭明华. 电项针结合电头针治疗帕金森病70 例疗效观察 [J]. 中国中医基础医学杂志，2015 (7)：860.

[22] 张海峰，周世江，宣丽华，等. 粗针身柱穴透刺对帕金森病肌僵直的影响. 中华中医药学刊，

2013，31（12）：2745.

［23］李颖哲．针刺舞蹈震颤控制区配合西药治疗帕金森病的临床研究［D］．广州：广州中医药大学，2015.

［24］顾侃，刘昆，陆征宇，等．针药并用治疗帕金森病临床观察［J］．上海针灸杂志，2013，32（12）：993.

［25］刘丹，刘芳，邵滢如．针刺舞蹈震颤控制区配合药物治疗帕金森病疗效观察［J］．上海针灸杂志，2015（9）：1.

［26］夏毅，丁莹，刘卫国，等．电针治疗血管性帕金森综合征 40 例日常生活活动能力评估［J］．山东中医药大学学报．2011；35（6）：519 - 20.

［27］林燕，刘梅．针刺联合药物治疗帕金森病 31 例［J］．河南中医，2015（6）：1430 - 2.

［28］陈枫，袁盈，蔡向红．"颅底七穴"治疗帕金森病 80 例临床疗效观察［J］．中国中医基础医学杂志，2008，14（9）：680 - 2.

［29］陈枫，袁盈，蔡向红，等．"颅底七穴"针法治疗帕金森病 114 例临床观察［J］．中国中医基础医学杂志，2013（5）：547.

［30］谭秋红，陈勇．针刺配合葛根素对帕金森患者肌僵直的临床疗效观察［J］．中医临床研究，2014，6（34）：32 - 4.

［31］雷俊．温和灸配合美多巴对帕金森病患者日常活动改善临床观察［D］．武汉：湖北中医药大学，2011.

［32］伍爱国．温和灸配合美多巴对帕金森病患者日常活动改善临床观察［J］．环球中医药，2014，7（7）：535 - 6.

［33］钟平，许菲，侯玉茹，等．灸法配合药物治疗肝肾不足型帕金森病的疗效［J］．中国老年学杂志，2012，32（13）：2720 - 1.

［34］刘焰刚，赵宇姝．推拿在帕金森氏病康复中的应用［J］．中国中医药信息杂志，2002，12（9）：56.

［35］曾庆云，王强，王永泉通督推拿法辅助治疗帕金森病［J］．山东医药，2008，44（48）：27 - 29.

［36］邱波，尹红．中医康复技术［M］．北京：高等教育出版社，2008.

［37］张红岩，李佩芳．针刺配合康复训练治疗帕金森病的疗效观察［J］．四川中医，2013，10（20）：30 - 32.

［38］李建兴．太极拳配合美多巴对帕金森病患者的运动控制作用［D］．南京：南京中医药大学，2011.

ICS 11.120
C 05

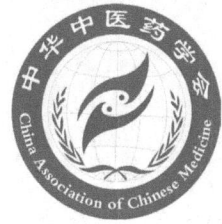

团 体 标 准

T/CACM 1292—2019

中医内科临床诊疗指南
面 瘫 病

Clinical guidelines for diagnosis and treatment of internal diseases in TCM
Facial paralysis

2019-01-30 发布

2020-01-01 实施

中华中医药学会 发布

前　言

本指南按照 GB/T 1.1—2009 给出的规则起草。

本指南由中华中医药学会提出并归口。

本指南主要起草单位：贵州中医药大学第一附属医院、中国中医科学院针灸医院、中国人民解放军海军总医院、中国中医科学院望京医院、北京中医药大学东方医院、湘雅医学院第二医院中西医结合医院、天津中医药大学针灸推拿学院、上海中医药大学附属龙华医院、广西右江民族医学院附属医院、贵州中医药大学第二附属医院。

本指南主要起草人：熊芳丽、吴晓勇、肖淦辰、曾曼杰、王紫衣、刘瑞、李绚、黎喜平、杨华、吕岑、方志聪、李红。

引　言

　　由国家中医药管理局立项，贵州中医药大学第一附属医院承担。本指南工作组按照《2015 年中医临床诊疗指南和治未病标准制修订项目工作方案》（国中医药法监法标便函〔2015〕3 号）相关要求，开展了文献研究、三轮专家问卷调查、专家论证会、同行征求意见、临床评价（临床一致性评价）等工作，最终形成了本指南。

　　本指南主要为以面部口眼歪斜为主要临床表现的周围性面瘫提供中医药的诊断和治疗建议，为中医临床提供参考。其主要目的是推荐有循证医学证据的面瘫病中医诊断与治疗建议，规范中医临床诊疗过程。

　　目前国内尚无面瘫病的中医临床诊疗指南，本指南旨在对面瘫病的中医诊断及治疗做一次梳理，明确面瘫病的病名诊断、证候诊断、鉴别诊断、辨证论治及针灸治疗规范。

　　本指南是根据中医对面瘫病的中医药临床研究成果并结合专家经验制定的。针对的群体是面瘫病患者（西医诊断主要包括 Bell's 面瘫、周围性面瘫等），提供以中医药为主要内容的诊断和治疗建议。

中医内科临床诊疗指南　面瘫病

1　范围

本指南提出了面瘫病的诊断、辨证、针灸治疗及康复指南。

本指南适用于3岁以上人群面瘫病的诊断及治疗。

本指南适用于中医科、针灸科、神经内科等的临床医师使用。

2　定义

下列术语和定义适用于本指南。

2.1

面瘫病　Facial paralysis

面瘫病属于中医"口眼㖞斜""口目僻""口僻"等范畴[1-3]，指以口角歪斜、眼睑闭合不全为主要症状的一类病症[4]。

2.2

周围性面瘫　Peripheral facial paralysis

周围性面瘫又称特发性面神经麻痹、面神经炎。综合美国耳鼻咽喉－头颈外科学会（American Academy of Otolaryngologe-Head and Neck Surgery）[5]、《西氏内科学（Cecil Medicine）》[6]、《神经病学》[7]、《实用耳鼻咽喉头颈科学》[8]中的定义及描述，周围性面瘫主要指是由原因不明的茎乳突孔（面神经管内）面神经的急性非特异性炎症与水肿导致的周围性面神经麻痹。

3　临床诊断

3.1　中医诊断

中医尚无统一诊断标准，主要以症状为主进行中医诊断，参考《针灸学》（梁繁荣主编，上海科学技术出版社2012年出版)[9]及国家重点专科面瘫协作组制订的面瘫治疗方案[10]制定。

3.1.1　病名诊断

中医根据周围性面瘫的临床表现将其称为面瘫病，面瘫病发病突然，常在睡觉醒来时发现一侧面部肌肉麻木、瘫痪，额纹变浅或消失，眼裂变大，流泪，鼻唇沟变浅，口角下垂、歪向健侧，患侧不能皱眉、蹙额、闭目、露齿、鼓腮，可有耳后疼痛，舌前2/3味觉减退或丧失、听觉过敏等。

如果恢复不完全，常伴发瘫痪肌肉挛缩，即患侧鼻唇沟变深、口角反牵向患侧、眼裂缩小，但让患者做自主运动如露齿时，即可发现健侧面肌收缩正常，而挛缩侧的面肌并不收缩，且眼裂更小。患者瞬目时发生患侧上唇轻微颤动，试图闭目时患侧额肌收缩，露齿时患侧不自主闭合，进食咀嚼时患侧流泪，伴面部潮红、出汗等。

3.1.2　证候诊断

中医辨证分型亦无统一标准，认为本病多由正气不足、脉络空虚，风寒风热之邪乘虚侵袭面部经络以致气血阻滞、经气不通、经筋失养、肌肉纵缓不收而致病。另外，情绪波动也是面瘫发生的重要因素。参考《周围性面神经麻痹的中西医结合评定及疗效标准（草案)》[11]、国家重点专科面瘫协作组制订的面瘫治疗方案[10]，中医病（证）辨证分型如下。

3.1.2.1　风寒袭络证

突然口角歪斜，眼睑闭合不全或额纹变浅，面紧拘急、僵滞不舒；或瞬目流泪，畏风无汗；或耳后疼痛。多有受凉吹风史。舌淡红苔薄白，脉浮紧或浮缓。

3.1.2.2　风热袭络证

突然口角歪斜，眼睑闭合不全或额纹变浅，面部松弛无力，有耳内疱疹，或耳后乳突疼痛、压痛；或咽喉疼痛；或见耳鸣，舌木无味。舌红苔薄黄，脉浮滑或浮数。

3.1.2.3 风痰阻络证

口角歪斜，眼睑闭合不全，或面部抽搐，颜面麻木作胀，伴头重如蒙、胸闷或呕吐痰涎。舌胖大，苔白厚腻，脉弦滑。

3.1.2.4 气虚血瘀证

口角歪斜持续3个月以上，闭眼无力及露白，患侧面肌虚胀无力、口颊仍然少许滞留食物或漏水。舌淡红，苔薄白，脉沉细弱。

注1：风寒袭络证、风热袭络证、风痰阻络证多见于面瘫病急性期，风痰阻络证、气虚血瘀证见于恢复期及后遗症期。

3.2 西医诊断

参考美国耳鼻咽喉–头颈外科学会（American Academy of Otolaryngologe-Head and Neck Surgery)[5]、《西氏内科学（Cecil Medicine)》[6]、《神经病学》[7]、《实用耳鼻咽喉头颈科学》[8]中的定义及描述来制订面瘫的西医诊断标准。

3.2.1 危险因素

病毒（单纯疱疹病毒、水痘—带状疱疹病毒、人类免疫缺陷病毒等）暴露史、精神紧张、应激或受凉、吹风、妊娠、高血压、糖尿病等因素。

3.2.2 分期与症状

3.2.2.1 急性期

发病15天以内。通常急性起病，表现为口角歪斜，面部麻木板滞，流泪、多泪，流涎，说话时漏风，部分患者伴有头昏、头痛、眼干、耳后疼痛、听觉过敏，舌前2/3味觉障碍、减退或丧失等。

3.2.2.2 恢复期

发病16天至6个月。急性期过后上述症状逐渐缓解，表现为口角歪斜恢复正常，患侧闭目、皱眉、鼓腮、示齿和闭唇基本恢复，部分患者的头昏、头痛、眼干、耳后疼痛、听觉过敏，舌前2/3味觉障碍、减退或丧失等伴随症状基本消失。

3.2.2.3 后遗症期

发病6个月以上。如果恢复不完全，常伴发瘫痪肌肉挛缩，即患侧鼻唇沟变深、口角反牵向患侧、眼裂缩小，但让患者做自主运动如露齿时，即可发现健侧面肌收缩正常，而挛缩侧的面肌并不收缩，且眼裂更小。患者瞬目时发生患侧上唇轻微颤动，试图闭目时患侧额肌收缩，露齿时患侧不自主闭合，进食咀嚼时患侧流泪，伴面部潮红等。

3.2.3 体征

患侧面部表情肌瘫痪，额纹变浅或消失，眼裂扩大，鼻唇沟变浅或消失，口角下垂，面部被牵向健侧，患侧不能做皱额、蹙眉、闭目、露齿、鼓气和吹口哨等动作。

3.2.4 检查

颞骨CT和颅脑MRI检查并非周围性面瘫所必须的检查，但对于怀疑有颞骨占位病变或其他神经疾病可能者，影像检查是必要的。增强的MRI检查有可能发现面神经水肿。

3.3 鉴别诊断

3.3.1 中医鉴别诊断

3.3.1.1 中风

中风病是在气血失调、阴阳失衡的基础上遇劳倦内伤、忧思恼怒、气候变化、嗜食烟酒或病久失治等诱因，进而引起脏腑阴阳失调，气血逆乱直冲犯脑，导致脑脉痹阻或血溢脑脉之外而发病。临床以半身不遂、口眼㖞斜、神志昏蒙、舌强言謇或不语、偏身麻木为主症。该病具有起病急、变化快、病情危重易损害神志的特点，多见于体衰的中老年人。

3.3.1.2 面风

面风属于中医学"筋惕肉瞤"范畴，主要指西医学中的原发性面肌痉挛。本病以阵发性、不规则的一侧面部肌肉不自主抽动为特点，多发于中年以上患者，可因疲倦、精神紧张及自主运动等而加重。

3.3.2 西医鉴别诊断

首先，排除中枢性面神经麻痹。中枢性面神经麻痹表现为面上部肌肉运动存在，蹙额、闭眼、抬眉功能正常，而面下部肌肉瘫痪，不能完成耸鼻、示齿、鼓腮等动作，味觉、泪腺分泌、唾液分泌等功能正常，并伴有肢体偏瘫，头颅 CT 或 MRI 检查可进一步鉴别。

其次，通过询问病史、耳部及头颈部检查排除其他引起周围性面瘫的疾病，如中耳炎、乳突炎、腮腺炎、腮腺肿瘤、下颌化脓性淋巴结炎、手术损伤、头颅外伤、骨折等。

另外，对不能确定的患者可以进行临床听力学、前庭功能及头颈部影像学检查，以进一步排除其他中枢神经系统疾病如颅内肿瘤或耳部、后颅窝疾病。

4 临床治疗与推荐建议

4.1 治疗原则

面瘫病宜采用分期辨病与辨证相结合、对症支持治疗及针灸或针药联合西药治疗的原则。急性期辨证以风寒、风热、风痰为主，治疗以祛风散寒、清热、化痰通络为主；恢复期、后遗症期以风痰、气虚血瘀为主，治疗以益气化痰、活血通络为主。

中医疗法主要包括内服中药、针灸、拔罐、推拿按摩、药物外治等，但不同医疗单位及医师对本病的认知和治疗差异较大。针灸治疗面瘫病的系统评价提示"针刺治疗周围性面瘫的临床疗效肯定，但文献总体质量一般，目前尚无法为临床提供可信性高的证据，需开展更多高质量、真实性好的临床随机对照研究证明针刺治疗周围性面瘫的临床疗效"[12-18]。

治疗时机，针灸宜尽早介入面瘫的治疗，可有效控制病情的发展，提高缓解率及缩短临床治疗时间[18-21]。针刺治疗采用面部取穴、循经取穴和辨证取穴，以手足阳明经经穴为主。临床常用针刺配合电针、艾灸、刺络拔罐、推拿、穴位敷贴、穴位注射、闪罐及温针灸等治疗，两种或两种以上联合应用疗效优于单用针刺，但因刺络拔罐、推拿、穴位敷贴、穴位注射、闪罐及温针灸等疗法选穴、用药及疗程参差不齐，本指南不予推荐。

4.2 辨证论治[10]

4.2.1 风寒袭络证

治法：祛风散寒，温经通络。

推荐方药：麻黄附子细辛汤（《伤寒论》）加减（证据级别：Ⅳ；推荐强度：E）。

常用药：炙麻黄、熟附子、细辛、荆芥、防风、白芷、藁本、桂枝、甘草等。

4.2.2 风热袭络证

治法：疏风清热，活血通络。

推荐方药：大秦艽汤（《素问病机气宜保命集》）加减（证据级别：Ⅳ；推荐强度：E）。

常用药：秦艽、当归、蝉蜕、赤白芍、金银花、连翘、防风、板蓝根、地龙、生地黄、石膏等。

4.2.3 风痰阻络证

治法：祛风化痰，通络止痉。

推荐方药：牵正散（《杨氏家藏方》）加减（证据级别：Ⅳ；推荐强度：E）。

常用药：白附子、白芥子、僵蚕、全蝎、防风、白芷、天麻、胆南星、陈皮等。

4.2.4 气虚血瘀证

治法：益气活血，通络止痉。

推荐方药：补阳还五汤（《医林改错》）加减（证据级别：Ⅳ；推荐强度：E）。

常用药：黄芪、党参、鸡血藤、当归、川芎、赤芍、桃仁、红花、地龙、全蝎、僵蚕。

4.3 针灸治疗

4.3.1 面瘫病急性期的针灸治疗[22-26]

治法：祛风散邪，通经活络。

选穴：主穴取患侧攒竹、丝竹空、地仓、颊车、四白、阳白、下关，对侧合谷。配穴：头痛取太阳；眼睑闭合不全取睛明、瞳子髎、鱼腰、球后；鼻唇沟变浅取迎香；人中沟歪斜取水沟；颏唇沟歪斜取承浆；示齿不能取巨髎；听力过敏取听宫、听会；乳突区压痛取翳风、完骨；舌前2/3味觉丧失：廉泉。辨证配穴：风寒袭络证取风池、列缺；风热袭络证取曲池、风池、外关、大椎；风痰阻络证取风池、丰隆、廉泉。

刺法：患者取仰卧位或坐位，选用1～1.5寸一次性无菌针灸针，穴位常规消毒，面部穴位浅刺，平补平泻，手法不宜过重；肢体远端腧穴行泻法；捻转得气后，留针30分钟。留针过程中行针2次，行针时间为10～15秒，取针后按压针孔以防出血。建议每周5次，10次为1个疗程（证据级别：Ⅰ；推荐强度：A）。

灸法：主要采用隔姜灸[27]，适用于风寒袭络证和风痰阻络证。可选牵正、地仓、颊车、阳白等，每次3～4穴，每穴灸3壮。建议每周5次，10次为1个疗程（证据级别：Ⅱ；推荐强度：C）。

放血疗法[28-30]：急性期风热袭络证的患者可采用放血疗法，取耳尖（患侧或双侧）、太阳、翳风、大椎、内颊车穴或面部浮络颜色异常处。每次取1～2处，常规消毒，用三棱针（或一次性注射器针头）在上述穴位等处点刺放血，必要时加以拔罐约10分钟，出血量5～10 mL。建议隔日1次，10次为1个疗程（证据级别：Ⅱ；推荐强度：C）。

电针疗法[31-33]：在针刺基础上接电针治疗仪，可选患侧地仓、颊车为一组，下关、牵正为一组等，选疏密波、断续波，根据患者耐受情况调整刺激强度，急性期不宜强刺激，刺激15～20分钟。建议每周5次，10次为1个疗程（证据级别：Ⅱ；推荐强度：C）。

注意事项：急性期进针宜浅，手法宜轻，避免强刺激；急性期（1周内）不推荐使用电针，且不建议使用连续波，以免刺激过强影响预后；妊娠期女性更应避免强刺激，手法宜轻，且不推荐妊娠期女性使用电针治疗。

4.3.2 面瘫病恢复期的针灸治疗[31,34]

治法：扶正祛邪。

选穴：主穴取患侧攒竹、丝竹空、地仓、颊车、阳白、鱼腰、牵正、下关，对侧合谷。配穴选穴同急性期。辨证配穴：风痰阻络证取风池、丰隆、廉泉；气虚血瘀证取足三里、血海。

刺法：患者取仰卧位或坐位，选用1～1.5寸一次性无菌针灸针，穴位常规消毒，快速进针，斜刺或平刺0.5～1寸，平补平泻，地仓透颊车、阳白透鱼腰，其余常规针刺，捻转得气后，留针30分钟。留针过程中行针2次，行针时间为10～15秒，取针时注意按压针孔以防出血。建议每周5次，10次为1个疗程（证据级别：Ⅰ；推荐强度：B）。

电针疗法[30-32]：针刺得气后，接电针仪，每次选2～3组穴，交替进行，按照面神经支配面肌特点和经脉循行特点取穴，地仓、颊车为一组，下关、牵正为一组等，可选连续波、疏密波、断续波，根据患者耐受情况调整刺激强度，刺激30分钟。建议每周5次，10次为1个疗程（证据级别：Ⅱ；推荐强度：C）。

针刺配合灸法：针刺取针后，选取3～4穴，可选牵正、地仓、颊车、阳白等，每穴灸3壮。建议每周5次，10次为1个疗程（证据级别：Ⅱ；推荐强度：C）。

注意事项：针对妊娠期女性手法不宜过重，避免强刺激，且不推荐使用电针治疗。

4.3.3 面瘫病后遗症期的针灸治疗[10,35]

治法：培补肝肾（补益气血），活血化瘀，舒筋养肌，息风止痉。

选穴：主穴取患侧地仓、颊车、阳白、鱼腰、牵正、下关、太阳、颧髎、百会，双侧肝俞、肾俞、太溪、太冲、合谷、足三里。若出现倒错或联动，可以采用缪刺法（即在针刺患侧的同时配合刺健侧），根据倒错或联动部位选用太阳、下关、阳白、鱼腰、承泣、四白、巨髎、地仓、颊车等穴，还可配合艾灸或温针灸治疗。辨证配穴：风痰阻络证取风池、丰隆；气虚血瘀证取足三里、血海。

刺法：患者取仰卧位或坐位，选用 1～1.5 寸一次性无菌针灸针，穴位常规消毒，快速进针，斜刺或平刺 0.5～1 寸，以补法为主，地仓透颊车、阳白透鱼腰，其余常规针刺，捻转得气后，留针 30 分钟。留针过程中行针 2 次，行针时间为 10～15 秒，取针时注意按压针孔以防出血。建议每周 5 次，10 次为 1 个疗程（证据级别：Ⅰ；推荐强度：B）。

电针疗法[30-32]：针刺得气后，接电针仪，每次选 2～3 组穴，交替进行，按照面神经支配面肌特点和经脉循行特点取穴，地仓、颊车为一组，下关、牵正为一组等，可选连续波、疏密波、断续波，根据患者耐受情况调整刺激强度，刺激 30 分钟。建议每周 5 次，10 次为 1 个疗程（证据级别：Ⅱ；推荐强度：C）。

针刺配合灸法：取针后，选取 3～4 穴，可选牵正、地仓、颊车、阳白等，每穴灸 3 壮。建议每周 5 次，10 次为 1 个疗程（证据级别：Ⅱ；推荐强度：C）。

注意事项：针对妊娠期女性手法不宜过重，避免强刺激，且不推荐使用电针治疗。

4.4 其他疗法

4.4.1 白脉软膏疗法[36]

外用白脉软膏。取针后，白脉软膏均匀涂于患侧，先以指掌摩法对其患侧面部自下而上进行按摩，待患者面部发热后，以手指指腹在患侧面部沿阳明经的循行进行循经按摩 5～8 次，然后于阳白、攒竹、丝竹空、太阳、四白、颧髎、巨髎、迎香、下关、地仓、颊车、大迎、承浆中，根据患者情况选择穴位（5～8 穴）进行按摩，每穴用指揉法按摩 1 分钟。每天治疗 1 次，6 次为 1 个疗程（证据级别：Ⅱ；推荐强度：C）。

4.4.2 苗药牵正膏治疗

生扯拢 100g，天南星 50g，红活麻 100g，毛梗 100g，透骨香 50g。打粉，过 80～100 目，用适量凡士林调成膏状，做成穴位贴膏，外贴牵正、地仓、阳白、颊车等穴位，每次 4 小时，每日 1 次，10 日为 1 个疗程（证据级别：Ⅳ；推荐强度：E）。

5 调护[37-38]

5.1 局部护理（证据级别：Ⅲ；推荐强度：D）

由于进食时食物残渣易停留在颊齿间，饭后应及时用温水漱口，注意口腔卫生，可嚼口香糖以保持口腔清洁。眼睑闭合不全或不能闭合，瞬目动作及角膜反射消失，角膜长期外露，易导致眼内感染，损害角膜，外出时应戴墨镜保护，可用有润滑、消炎、营养作用的眼药水，睡觉时可戴眼罩或盖纱布保护；同时注意用眼卫生，不能用手或脏毛巾擦眼，防止感染。

5.2 饮食起居护理（证据级别：Ⅲ；推荐强度：D）

饮食应以清淡、易消化为原则，多食富含钙质及 B 族维生素的食物，切忌食用过冷及辛辣的食物，禁忌吸烟、饮酒。慎起居，防外感，做到室内避免对流风，外出时注意面部和耳后保暖，戴口罩或围巾，患侧面部勿吹风扇空调，勿用冷水洗脸，以温水洗脸为宜。注意休息，避免过度劳累。

5.3 情志护理（证据级别：Ⅲ；推荐强度：D）

患者多为突然起病，难免会产生紧张、焦虑、恐惧情绪，有的患者担心面容改变而羞于见人，有的患者担心治疗效果不好而留下后遗症，医护人员应根据疾病特点，有针对性地向患者及其家属做好解释和安慰疏导工作，缓解其紧张、焦虑情绪，使患者情绪稳定，积极主动接受康复治疗及护理，以提高治疗效果。

5.4 康复指导（证据级别：Ⅲ；推荐强度：D）

5.4.1 抬眉训练

抬眉动作的完成主要依靠枕额肌额腹的运动。在失用型，轻、中度病变型面瘫中，枕额肌额腹的运动功能最容易恢复。嘱患者上提健侧与患侧的眉目，有助于抬眉运动功能的恢复。

5.4.2 闭眼训练

闭眼的功能主要依靠眼轮匝肌的运动收缩完成。训练闭眼时，嘱患者开始时轻轻地闭眼，两眼同时闭合 10～20 次，如不能完全闭合眼睑，露白时可用示指的指腹沿着眶下缘轻轻按摩一下，然后再用力闭眼 10 次，有助于眼睑闭合功能的恢复。

5.4.3 耸鼻训练

耸鼻运动主要靠提上唇肌及压鼻肌的运动收缩来完成。耸鼻训练可促进压鼻肌、提上唇肌的运动功能恢复。有少数患者不会耸鼻运动，在训练时应注意往鼻子方向用力。

5.4.4 示齿训练

示齿动作主要靠颧大、小肌，提口角肌及笑肌的收缩来完成，而这四块肌肉的运动功能障碍是引起口角歪斜的主要原因。嘱患者口角向两侧同时运动，避免只向一侧用力练成一种习惯性的口角偏斜运动。

5.4.5 努嘴训练

努嘴主要靠口轮匝肌收缩来完成。进行努嘴训练时，用力收缩口唇并向前努嘴，努嘴时要用力。口轮匝肌恢复后，患者能够鼓腮，刷牙漏水或进食流口水的症状随之消失。训练努嘴时同时训练了提上唇肌、下唇方肌及颏肌的运动功能。

5.4.6 鼓腮训练

鼓腮训练有助于口轮匝肌及颊肌运动功能的恢复。鼓腮漏气时，用手上下捏住患侧口轮匝肌进行鼓腮训练。患者能够进行鼓腮运动，说明口轮匝肌及颊肌的运动功能可恢复正常，刷牙漏水、流口水及食滞症状消失。此方法有助于防治上唇方肌挛缩。

附录 A

（资料性附录）

制订方法说明

A.1 文献检索策略

以篇名为"面瘫""面神经麻痹""周围性面瘫""Bell 面瘫""中医治疗""针灸治疗""口眼㖞斜""Facial Paralysis""Bell Palsy""Facial Palsy""TCM Therapy""Acupuncture"等作为主题词，检索中国期刊全文数据库（CNKI），中文科技期刊数据库（维普），万方数据知识服务平台，PUBMED、Cochrane Library 等检索年限从 1978 年 01 月 01 日到 2016 年 10 月 01 日，检索近 38 年内，选择中医治疗性文献为评价对象，去除中枢性面瘫、面痛等相关疾病，对于来自同一单位、同一时间段的研究和报道以及署名为同一作者的实质内容重复的研究和报道，则选择其中一篇作为目标文章。

治疗性研究文献纳入标准：研究对象符合周围性面瘫病中西医诊断标准的患者；干预措施为中医中药疗法、针灸疗法；采用中医病证诊断疗效标准、House Brockmann（H-B）面神经功能分级标准以及 FDI 评分量表作为主要疗效指标。

非治疗性研究文献纳入标准：病例报告：研究对象符合周围性面瘫病中西医诊断标准的患者；干预措施为中医中药疗法、针灸疗法；采用中医病证诊断疗效标准、House Brockmann（H-B）面神经功能分级标准以及 FDI 评分量表作为主要疗效指标；专家经验及观点：专家对其治疗经验的总结和回顾。

排除标准：研究对象不符合周围性面瘫病中西医诊断标准的患者。如中枢性面瘫病、面肌痉挛、中风后遗症等；基础研究文献，包括动物实验研究、细胞组织研究、离体器官研究、综述等。

根据以上检索策略，项目工作组在文献检索阶段共检索到与本病相关的中文文献 3382 篇，依据工作组制定的纳排标准进行筛选，经过两轮筛选后，共排除 1587 篇，获得文献 1795 篇。

A.2 文献评价

A.2.1 RCT 的评价

结合 Cochrane 偏倚风险评价工具评价，选出采用改良 Jadad 量表评分大于等于 3 分的文献作为指南的证据。文献总体质量不高，Jadad 量表评分大于 3 分的有 387 篇。

A.2.2 非 RCT 的评价

可采用 MINORS 条目评分，评价指标共 12 条，每一条分 0~2 分，前 8 条针对无对照组的研究，最高分为 16 分；后 4 条与前 8 条一起针对有对照组的研究，最高分共 24 分。0 分表示未报道，1 分表示报道了但信息不充分，2 分表示报道了且提供了充分的信息。选择总分大于等于 13 分的危险作为治疗性建议证据。文献总体质量偏低，Minors 评分大于 13 分的有 104 篇。

很多文献标题为随机对照，但内容实质为非 RCT，如按就诊顺序分组等，此类文献归为非 RCT。如果存在明显质量问题，如分类统计样本例数与该组总样本例数不符、理论分析低劣、作者非临床医生的治疗报道等，应直接排除，不必用量表评估。

A.2.3 Meta 分析的评价

用 AMSTAR 量表进行文献质量评价，每个条目评价结果可以分为"是""否""不清楚"或"未提及"三种，并给予计分，如"是"为 1 分，"否""不清楚"或"未提及"为 0 分，共 11 分，AMSTAR 量表得分 0~4 分为低质量，5~8 分为中等质量，9~11 分为高质量，选择 5 分以上的文献为证据。Meta 分析文献较少，中等及以上质量的有 11 篇。

A.3 证据评价分级和推荐级别

符合前述质量要求的临床研究，可成为指南的证据：大样本的随机对照试验成果成为高等级推荐的证据，小样本的随机对照试验以及非随机对照试验的成果成为次要或低强度推荐的证据。此外，也可依据文献研究的成果经专家共识法形成推荐建议。

表 A.1　文献依据分级及推荐强度

中文文献证据分级	推荐强度
Ⅰ：大样本，随机研究，结果清晰，假阳性或假阴性的错误很低	A：至少有 2 项 Ⅰ 级研究结果支持
Ⅱ：小样本，随机研究，结果不确定，假阳性或假阴性的错误较高	B：仅有 1 项 Ⅰ 级研究结果支持
Ⅲ：非随机，同期对照研究后基于古代文献的专家共识	C：仅有 Ⅱ 级研究结果支持
Ⅳ：非随机，历史对照和当代专家共识	D：至少有 1 项 Ⅲ 级研究结果支持
Ⅴ：病例报道，非对照研究和专家意见	E：仅有 Ⅳ 级或 Ⅴ 级研究结果支持

说明：

a）中医临床诊疗指南制修订的文献分级法按 ZYYXH/T473—2015 中华人民共和国中医药行业标准·中医临床诊疗指南编制通则（送审稿）"证据分级机推荐强度"参考依据中的"汪受传，虞舜，赵霞，等. 循证性中医临床诊疗指南研究的现状与策略［J］. 中华中医药杂志，2012，27（11）：2759－2763."提出的"中医文献依据分级标准"实施。

b）推荐级别分为 A、B、C、D、E 五级，强度以 A 级为最高，并依次递减。

c）该标准中"研究课题分级"中，大样本、小样本定义：

大样本：≥100 例的高质量单篇随机对照试验报道或系统综述报告；

小样本：＜100 例的高质量的单篇随机对照试验报道或系统综述报告。

d）Ⅲ级中"基于古代文献的专家共识"指古代医籍记载、历代沿用至今、当代专家意见达成共识者。Ⅳ级中"当代专家共识"指当代专家调查意见达成共识者。Ⅴ级中"专家意见"仅指个别专家意见。

A.4　AGREE 评价结果

从中医内科常见病诊疗指南·面瘫病（制定）指南评价稿临床指南研究与评估表可以看出，4 位专家对指南总体打分为 7－7－6－6 分，均认为指南的总体质量较高，并都愿意推荐使用该指南。临床指南研究与评估表中针对范围和目的、参与人员、严谨性、清晰性、应用性、独立性等 6 个领域的23 个条目，1 个条目获得 7－7－7－6 的较高得分，2 个条目获得 7－7－7－5 的得分，2 个条目获得7－7－6－6 的得分，8 个条目获得 7－7－6－5 的得分，3 个条目获得 7－7－5－5 的得分，3 个条目获得 7－6－6－5 的得分，3 个条目获得 7－6－5－5 的得分，1 个条目获得 7－6－6－4 的得分，表明面瘫病临床诊疗指南制定过程中采用了适当的方法和较严密的策略，保证最终形成合适的推荐建议，指南开发的方法学和策略的质量获得专家们的基本认同。

4 位专家也对指南的进一步完善提出了具体修改意见，如提出建议适当丰富本指南涵盖的卫生问题的描述，丰富在推荐建议时考虑了对健康的益处、副作用以及危险的相关说明，以及在"编制说明"中增加具体描述应用时促进和阻碍的因素和推荐建议的意见和/或工具，重要的推荐建议需更清楚说明。

项目工作组将根据专家们提出的修改意见认真研讨，采纳，并在同期进行的指南同行临床评价（一致性测试）总结的基础上，将两方面评价意见汇总，进一步修改完善《中医内科常见病诊疗指南·面瘫病》的制订。

附录 B

（资料性附录）

改良的 Jadad 评分量表

项目（item）	评分（score）	依据（reasons）
随机序列的产生（random squence production）		
恰当（adequate）	2	计算机产生的随机数字或类似方法
不清楚（unclear）	1	随机试验但未描述随机分配的方法
不恰当（inadequate）	0	采用交替分配的方法如单双号
分配隐藏（allocation concealment）		
恰当（adequate）	2	中心或药房控制分配方案、或用序列编号一致的容器、现场计算机控制、密封不透光的信封或其他使临床医生和受试者无法预知分配序列的方法
不清楚（unclear）	1	只表明使用随机数字表或其他随机分配方案
不恰当（inadequate）	0	交替分配、病例号、星期日数、开放式随机号码表、系列编码信封以及任何不能防止分组的可预测性的措施
盲法（blind method）		
恰当（adequate）	2	采用了完全一致的安慰剂片或类似方法
不清楚（unclear）	1	试验陈述为盲法，但未描述方法
不恰当（inadequate）	0	未采用双盲或盲的方法不恰当，如片剂和注射剂比较
撤出或退出（withdrawal）		
描述了（description）	1	描述了撤出或退出的数目和理由
未描述（undescribed）	0	未描述撤出或退出的数目或理由

注：改良后 Jadad 量表（1~3 分视为低质量，4~7 分视为高质量）

附录 C

（资料性附录）

MINORS 评价条目（适用于非随机对照试验）

序号	条目	提示
1	明确地给出了研究目的	所定义的问题应该是精确的且与可获得文献有关
2	纳入患者的连贯性	所有具有潜在可能性的患者（满足纳入标准）都在研究期间被纳入了（无排除或给出了排除的理由）
3	预期数据的收集	收集了根据研究开始前制订的研究方案中设定的数据
4	终点指标能恰当地反映研究目的	明确地解释用来评价与所定义的问题一致的结局指标的标准。同时，应在意向性治疗分析的基础上对终点指标进行评估
5	终点指标评价的客观性	对客观终点指标的评价采用评价者单盲法，对主观终点指标的评价采用评价者双盲法。否则，应给出未行盲法评价的理由
6	随访时间是否充足	随访时间应足够长，以使得能对终点指标及可能的不良事件进行评估
7	失访率低于5%	应对所有的患者进行随访。否则，失访的比例不能超过反映主要终点指标的患者比例
8	是否估算了样本量	根据预期结局事件的发生率，计算了可检测出不同研究结局的样本量及其95%可信区间；且提供的信息能够从显著统计学差异及估算把握度水平对预期结果与实际结果进行比较
	9～12条适用于评价有对照组的研究的附加标准	
9	对照组的选择是否恰当	对于诊断性试验，应为诊断的"金标准"；对于治疗干预性试验，应是能从已发表研究中获取的最佳干预措施
10	对照组是否同步	对照组与试验组应该是同期进行的（非历史对照）
11	组间基线是否可比	不同于研究终点，对照组与试验组起点的基线标准应该具有相似性。没有可能导致使结果解释产生偏倚的混杂因素
12	统计分析是否恰当	用于计算可信区间或相对危险度（RR）的统计资料是否与研究类型相匹配

注：评价指标共12条，每一条分为0～2分。前8条针对无对照组的研究，最高分为16分；后4条与前8条一起针对有对照组的研究，最高分共24分。0分表示未报道；1分表示报道了但信息不充分；2分表示报道了且提供了充分的信息

附录 D
（资料性附录）
AMSTAR 量表

条目	描述及说明
1	是否提供了前期设计方案 在系统评价开展以前，应该确定研究问题及纳入排除标准
2	纳入研究的选择和数据提取是否具有可重复性 至少要有两名独立的数据提取员，而且采用合理的不同意见达成一致的方法过程
3	是否实施广泛全面的文献检索 至少检索 2 种电子数据库。检索报告必须包括年份以及数据库，如 Central、EMbase 和 MEDLINE。必须说明采用的关键词/主题词，如果可能应提供检索策略 应咨询最新信息的目录、综述、教科书、专业注册库，或特定领域的专家，进行额外检索，同时还可检索文献后的参考文献
4	发表情况是否已考虑在纳入标准中，如灰色文献 应该说明评价者的检索是不受发表类型的限制 应该说明评价者是否根据文献的发表情况排除文献，如语言
5	是否提供了纳入和排除的研究文献清单 应该提供纳入和排除的研究文献清单
6	是否描述纳入研究的特征 原始研究提取的数据应包括受试者、干预措施和结局指标等信息，并以诸如表格的形成进行总结 应该报告纳入研究的一系列特征，如年龄、种族、性别、相关社会经济学数据、疾病情况、病程、严重程度等
7	是否评价和报道纳入研究的科学性 应提供预先设计的评价方法，如治疗性研究，评价者是否把随机、双盲、安慰剂对照、分配隐藏作为评价标准，其它类型研究的相关标准条目一样要交代
8	纳入研究的科学性是否恰当地运用在结论的推导上 在分析结果和推导结论中，应考虑方法学的严格性和科学性。在形成推荐意见时，同样需要明确说明
9	合成纳入研究结果的方法是否恰当 对于合成结果，应采用一定的统计检验方法确定纳入研究是可合并的，以及评估它们的异质性（如 Chi-squared test）。如果存在异质性，应采用随机效应模型，和/或考虑合成结果的临床适宜程度，如合并结果是否敏感？
10	是否评估了发表偏倚的可能性 发表偏倚评估应含有某一种图表的辅助，如漏斗图、以及其他可行的检测方法和/或统计学检验方法，如 Egger 回归
11	是否说明相关利益冲突 应清楚交待系统评价及纳入研究中潜在的资助来源

注：如果存在明显质量问题，如分类统计样本例数与该组总样本例数不符、理论分析低劣、作者非临床医生的治疗报道等，应直接排除，不必用量表评估。用进行文献质量评价，每个条目评价结果可以分为"是""否""不清楚"或"未提及"三种，并给予计分，如"是"为 1 分，"否""不清楚"或"未提及"为 0 分，共 11 分，AMSTAR 量表得分 0～4 分为低质量，5～8 分为中等质量，9～11 分为高质量，选择 5 分以上的文献为证据

参 考 文 献

[1] 李学智，梁繁荣，吴曦，等．基于文献数据分析的古代针灸治疗周围性面瘫规律探讨［J］．时珍国医国药，2008，19（9）：2176－2178.

[2] 王声强，刘二军，白亚平．关于周围性面神经麻痹中医病名的探讨［J］．中医杂志，2009，50（8）：745－747.

[3] 田丽莉．针灸治疗周围性面瘫文献研究［D］．济南：山东中医药大学，2010.

[4] 石学敏．针灸学［M］．北京：中国中医药出版社，2004.

[5] Baugh RF, Basura GJ, Ishii LE, et al. Clinical practice guideline：Bell's palsy［J］. Otolaryngol Head Neck Surg, 2013, 149（3Suppl）：S1－27.

[6] Lee Goldman, Andrew I, Schafer. Goldman-Cecil medicine［M］.25th ed. Elsevier, 2016.

[7] 王维治．神经病学：上册［M］.2版．北京：人民卫生出版社，2013

[8] 黄选兆，汪吉宝，孔维佳．实用耳鼻咽喉头颈科学［M］.2版．北京：人民卫生出版社，2008.

[9] 梁繁荣．针灸学［M］．上海：上海科学技术出版社，2012.

[10] 国家中医药管理局．中医临床诊疗方案：22个专业95个病种［M］．北京：中国中医药出版社，2012：148－151.

[11] 杨万章，吴芳，张敏．周围性面神经麻痹的中西医结合评定及疗效标准（草案）［J］．中西医结合心脑血管病杂志，2005，3（9）：786－788.

[12] Jong-in kim, Myeongsoo lee, Tai-yongchoi, et al. Acupuncture for Bell Palsy：a systematic review and Meta-analysis［J］. Chin J Integr Med, 2012, 18（1）：48－55.（AMSTAR 评分：6分，证据等级：Ⅰ级）

[13] 潘江，章薇，陈武善，等．针刺治疗周围性面瘫（急性期）的系统评价［J］．针灸临床杂志，2011，27（4）：60－63.（AMSTAR 评分：4分，证据等级：Ⅱ级）

[14] Chen N, Zhou M, He L, et al. Acupuncture for Bell's palsy［J］. Cochrane Database Syst Rev, 2010（8）：1－28.（AMSTAR 评分：6分，证据等级：Ⅰ级）

[15] 赖乾，智方圆，袁振洁．单纯针刺与药物治疗周围性面瘫疗效的系统评价［J］．西部中医药，2015，28（7）：59－62.（AMSTAR 评分：5分，证据等级：Ⅰ级）

[16] 李佳，孙忠人，魏庆双，等．针刺治疗周围性面瘫临床疗效文献的系统评价［J］．针灸临床杂志，2015，31（10）：64－67.（AMSTAR 评分：5分，证据等级：Ⅰ级）

[17] 陈璐，李素荷，曾侠一．针刺治疗急性期贝尔麻痹有效性与安全性的系统评价［J］．中医杂志，2012，53（22）：1921－1926.（AMSTAR 评分：8分，证据等级：Ⅰ级）

[18] 王丽芬，屈箫箫，黄丽萍，等．基于强证据支持的治疗周围性面瘫疗效的研究［J］．世界中西医结合杂志，2014，9（2）：189－191.（AMSTAR 评分：5分，证据等级：Ⅰ级）

[19] 沈特立，曹莲瑛，张伟，等．周围性面瘫针刺介入时机的临床对比研究［J］．中国针灸，2011，29（5）：357－360.（Jadad 评分：5分：证据分级：Ⅰ级）

[20] 张冲，万军．周围性面瘫针刺时机临床循证分析［J］．中国针灸，2011，31（1）：93－96.（AMSTAR 评分：5分，证据等级：Ⅰ级）

［21］王军，赵吉平．周围性面瘫针刺介入时机的临床研究报告［A］．中国针灸学会临床分会全国第 19 届针灸临床学术研讨会论文集［C］．2011：130 - 133．（Jadad 评分：3 分；证据分级：Ⅱ级）

［22］李瑛，李妍，刘立，等．针灸择期治疗周围性面瘫多中心大样本随机对照试验［J］．中国针灸，2011，31（4）：289 - 293．（Jadad 评分：4 分；证据分级：Ⅰ级）

［23］张峻峰，王健雄．针刺治疗急性期周围性面瘫随机对照研究［J］．针灸临床杂志，2014，30（4）：9 - 11．（Jadad 评分：3 分；证据分级：Ⅱ级）

［24］骆雄飞，黎波，杜元，等．针刺配合穴位注射与肌肉注射治疗周围性面瘫随机对照试验疗效评价［J］．天津中医药，2009，26（1）：29 - 31．（AMSTAR 评分：6 分；证据分级：Ⅰ级）

［25］林娜，林旭明，付磊，等．针灸治疗面神经炎急性期疗效观察及 2 年随访［J］．针灸临床杂志，2014，30（11）：29 - 31．（Jadad 评分：7 分；证据分级：Ⅱ级）

［26］邝玲玲，李瑛，陈晓琴，等．经筋排刺法介期治疗贝尔面瘫的临床随机对照研究［J］．世界科学技术—中医药现代化，2009，11（5）：689 - 693．（Jadad 评分：7 分；证据分级：Ⅱ级）

［27］罗劲草，艾宙．隔姜灸对针刺治疗风寒型面瘫疗效的干预作用［J］．针灸临床杂志，2014，30（4）：46 - 48．（Jadad 评分：4 分；证据分级：Ⅱ级）

［28］张莉君，杨改琴．翳风穴刺络放血法治疗周围性面瘫急性期的疗效观察［J］．陕西中医，2016，12（37）：1656 - 1657．（Jadad 评分：3 分；证据分级：Ⅱ级）

［29］郑智，魏文著，文胜．刺络放血结合拔罐治疗贝尔面瘫临床观察［J］．上海针灸杂志，2013，12（32）：1030 - 1031．（Jadad 评分：3 分；证据分级：Ⅱ级）

［30］周渲芸．耳尖放血疗法对面瘫急性期疗效的影响［J］．现代中西医结合杂志，2009，27（9）：3318 - 3319．（MINORS 评价条目：14；证据分级：Ⅲ级）

［31］刘立安，朱云红，李清华，等．不同波型电针治疗周围性面瘫的疗效比较与安全性评价［J］．中国针灸，2012，32（7）：587 - 590．（Jadad 评分：3 分；证据分级：Ⅱ级）

［32］张中一，刘茵．电针干预急性期周围性面瘫临床疗效观察［J］．上海针灸杂志，2009，28（9）：517 - 519．（Jadad 评分：3 分；证据分级：Ⅱ级）

［33］桑久华，孙丽艳．电针浅刺治疗急性期周围性面瘫疗效观察［J］．上海针灸杂志，2013，32（9）：715 - 716．（MINORS 评价条目：18；等级证据：Ⅲ级）

［34］卫彦，寇吉友．基于正交试验设计的电针治疗周围性面瘫疗效评价［J］．上海针灸杂志，2011，30（12）：830 - 832．（Jadad 评分：3 分；证据分级：Ⅱ级）

［35］洪钰芳．针灸加中药内服外敷治疗周围性面瘫后遗症临床观察［J］．世界临床药物，2011，32（5）：287 - 290．（Jadad 评分：3 分；证据分级：Ⅱ级）

［36］俞海捷．白脉软膏配合特定电磁波治疗周围性面瘫 46 例［J］．中华全科医学，2013，6（11）：909．（Jadad 评分：7 分；证据分级：Ⅱ级）

［37］张玲，张雅琴，杜莉花，等．中医健康教育在周围性面瘫患者护理中的应用［J］．中医教育，2014，33（4）：63 - 65．（Jadad 评分：2 分；证据分级：Ⅲ级）

［38］陈华勇．周围性面瘫的康复治疗及评价［J］．医学信息，2009，22（2）：224 - 226．（Jadad 评分：2 分；证据分级：Ⅲ级）

ICS 11.120
C 05

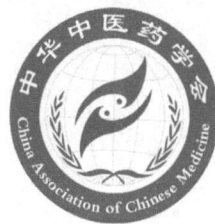

团　体　标　准

T/CACM 1316—2019

中医内科临床诊疗指南
中风后吞咽困难

Clinical guidelines for diagnosis and treatment of internal diseases in TCM

Post-stroke dsyphagia

2019-01-30 发布　　　　　　　　　　　　　　　　2020-01-01 实施

中华中医药学会 发布

前　言

本指南按照 GB/T 1.1—2009 给出的规定起草。

本指南由中华中医药学会提出并归口。

本指南主要起草单位：云南省中医医院、北京中医药大学东直门医院、天津中医药大学第一附属医院、黑龙江中医药大学针推学院、成都中医药大学、首都医科大学附属北京中医医院、安徽省中医院、广东省中医院、南京中医药大学第二附属医院、河南中医药大学、江苏省中医院、湖南中医药大学第一附属医院、黑龙江中医药大学附属第二医院、黑龙江中医药大学附属第一医院。

本指南主要起草人：施静、常静玲、孙忠人、张霞辉、杜元灏、梁繁荣、倪光夏、高希言、徐振华、袁爱红、艾炳蔚、王桂玲、刘密、王东岩、冯斯峰、马磊、梁清、尹洪娜、王玲姝、李启勇。

引　言

　　中风后吞咽困难是脑卒中后严重并发症之一。急性卒中后吞咽障碍的发生率达 37% ~ 78%，中风病发病后 3 个月内的发生率为 34.7%。以出血性脑卒中和大脑中动脉梗死后的发生为主，病变部位以脑干、小脑、丘脑等多见，易出现多部位现象。中医学认为，中风后吞咽困难主要由痰瘀阻滞脑络舌窍而致，病位在脑，累及舌咽，与心、肝、脾、肾关系密切。其所致的饮水呛咳、吞咽困难症状，极易造成患者营养不良、水盐电解质紊乱、吸入性肺炎，严重者危及生命。

　　目前国内"中风后吞咽困难"相关指南仅提供了以不同角度为切入点。譬如《卒中患者吞咽障碍和营养管理的中国专家共识（2013 版）》《中国吞咽障碍康复评估与治疗专家共识（2013 年版）》、WHO 西太区资助项目《中风假性球麻痹针灸临床实践指南》等。故制订本指南主要目的是推荐有循证医学证据的中风后吞咽困难的中医药诊断与治疗方法，明确并规范病名诊断、证候诊断、鉴别诊断、治疗方案，指导临床医生、护理人员规范使用中医药进行诊疗；加强对中风后吞咽困难患者的管理。

　　本指南由中华中医药学会内科分会负责指导监督，分会成立了以孙塑伦、高颖、汪受传、刘建平、唐启盛、张洪春、韩学杰、赵海滨、刘清泉、郭义、何丽云等为主要指导专家的中医临床诊疗指南制修订专家总指导组。在专家的指导和监督下，指南工作组制订文献检索策略，遵循循证医学理念，综合古代文献、专家经验、现代文献证据以及患者价值观，筛选出符合纳排标准的高质量文献 302 篇，通过国际公认的证据质量评价与推荐方案分级规范进行证据分级，证据级别达成专家组共识，初步形成中风后吞咽困难的中医临床实践指南，再通过专家论证会、14 家医院的一致性评价、4 名专家的质量方法学的评价、广泛征求意见、专家指导组审核、网上公开征求意见，并经过中华中医药学会内科分会组织的专家审核组严格审查后，形成本指南。

中医内科临床诊疗指南 中风后吞咽困难

1 范围

本指南提出中风后吞咽困难的定义、诊断、辨证论治、针刺疗法、其他疗法、预防与调护的建议。

本指南适用于18周岁以上人群中风后吞咽困难病的诊断及病情平稳48小时后的防治。

本指南适用于脑病科、中医科、针灸科、康复科、中医医师等相关科室的临床医师使用。

2 术语和定义

下列术语和定义适用于本指南。

2.1

中风后吞咽困难 Post-stroke dsyphagia

是指由于卒中导致的吞咽功能受损，以致不能安全有效地把食物输送到胃内的一类病证[1-2,7]。本病不包括卒中后认知精神心理障碍引起的行动异常所导致的吞咽困难[3]。其主要病因病机包括风痰阻络、肝阳上亢、气虚血瘀、肝肾亏虚等。本病属于中医的"类噎膈""痦痱"类病证；常见于西医的脑血管意外后吞咽障碍疾病[4-7]。

3 临床诊断

3.1 西医诊断

3.1.1 西医诊断标准

符合《中国脑血管病防治指南》2010版关于急性脑梗死、脑出血或蛛网膜下腔出血的诊断标准[8]。

3.1.2 临床表现

以卒中后出现吞咽困难、饮水呛咳、声音嘶哑等为主要表现，可伴有误吸、反复发热、肺部感染、营养不良等症状，亦可伴有口舌歪斜、面部麻木、肢体无力、僵直、麻木等神经系统损伤的表现[1,3,9]。

3.1.3 体征

具有吞咽障碍、构音障碍体征；可伴有其他神经系统病理征[1]。

3.1.4 辅助检查

a）符合《中国脑血管病防治指南》2010版关于头颅计算机断层扫描（CT）、头颅磁共振（MRI）等检查的诊断标准；

b）洼田饮水试验检查阳性；

c）吞咽功能评估：按照《中国吞咽障碍康复评估与治疗专家共识（2013年版）》提供的《临床吞咽功能评估表》[3,7]进行吞咽功能评估（见附录），评估结果符合吞咽障碍；

d）必要时根据具体情况行视频透视吞咽检查（videofluoroscope swallowing study，VFSS）和纤维内镜吞咽功能检查（fibreoptic endoscopic evaluation of swallowing，FEES），其中VFSS是目前诊断的金标准[3,7]。

3.2 中医诊断

3.2.1 病名诊断

中风后吞咽困难是指由于卒中导致的吞咽功能受损，以致不能安全有效地把食物输送到胃内的一类病证。本病以吞咽困难、饮水呛咳、构音障碍、肢体瘫痪等为主要临床表现[1-2,7]。

3.2.2 证候诊断

3.2.2.1 风痰阻络证

吞咽困难，舌强语謇，肢体麻木；或兼有恶风头痛，肢体拘急，关节酸痛。舌质淡红，苔薄白腻，脉浮或弦滑。[9-11]

3.2.2.2 肝肾亏虚证

吞咽困难，言语不利，足废不能用，足冷面赤，口干不欲饮，腰膝酸软。舌淡红少苔，脉沉细弱。[9-11]

3.2.2.3 气虚血瘀证

吞咽困难，言语不利，身倦乏力，少气懒言；伴肌肤甲错，口干不欲饮。舌淡紫或有紫斑，脉沉涩。[9-11]

3.2.2.4 肝阳上亢

吞咽不利，语言不利，舌强语謇，头胀而痛，烦躁不安，舌歪，舌颤。舌质红或红绛，舌苔薄黄，脉弦数或弦滑。[10-12]

3.3 鉴别诊断

3.3.1 西医鉴别诊断[1,3]

3.3.1.1 真性球麻痹

真性球麻痹是指舌咽神经完全麻痹，是下运动神经元性延髓麻痹，主要为延髓疑核、舌下神经核或其下运动神经元神经损伤所致。其主要临床表现为饮水进食呛咳、吞咽困难、声音嘶哑或失音、同侧软腭下垂、患侧咽反射消失、声带固定。

3.3.1.2 运动神经元疾病

运动神经元疾病是指上运动神经元和下运动神经元损伤后导致包括球部、四肢、胸腹肌肉的逐渐无力和萎缩。其主要临床表现为起病缓慢、肌肉无力萎缩、吞咽困难、语言困难、锥体束征。CT、MRI等检查无明显异常表现。

3.3.1.3 多系统萎缩

多系统萎缩是指成年期发病、散发性的神经系统变性疾病，临床表现为进行性小脑共济失调、自主神经功能不全、帕金森综合征等症状。

3.3.1.4 重症肌无力

重症肌无力是一种由神经—肌肉接头处传递功能障碍的获得性自身免疫性疾病。其主要表现为全身骨骼肌无力和极易疲劳、活动后症状加重。

3.3.1.5 精神心理因素

抑郁症、癔病、神经性厌食症，影响精神状态的药物等所导致的吞咽困难。

3.3.2 中医鉴别诊断[9-11]

噎膈：主要以饮食难以下咽为主要临床表现的一类病证，一般不伴有肢体瘫痪、言语不利等症状。与西医学的口咽部器质性疾病、食管器质性病变、外源性纵隔肿瘤等疾病所导致的吞咽障碍的临床症状相类似的一类疾病。

4 临床治疗与推荐建议

4.1 论治原则

急性期以实证多见，以平肝息风、化痰祛瘀通络为主。恢复期及后遗症期，多为虚实夹杂，治当扶正祛邪，标本兼顾；平肝息风、化痰祛瘀当与滋养肝肾、益气养血之法并用[11,13-19]。

4.2 辨证论治

辨证论治是中医诊疗疾病的核心原则，本指南推荐使用中药治疗中风后吞咽困难[13-17,19]（推荐类别：B；证据级别：2b级）。

4.2.1 风痰阻络证

病机：风痰夹杂，瘀阻脑窍、舌窍。

治法：搜风化痰，祛瘀通络。

推荐方药：解语丹[9,11]（《医学心悟》）加减（推荐类别：D；证据级别：5级）。

常用药：天麻、胆南星、天竺黄、半夏、陈皮、地龙、僵蚕、全蝎、远志、菖蒲、豨莶草、桑枝、鸡血藤、丹参、红花等。

加减：痰热偏盛者，加全瓜蒌、竹茹、川贝母清化热痰；兼有肝阳上亢，头晕头痛，面赤，苔黄舌红，脉弦劲有力，加钩藤、石决明、夏枯草平肝息风潜阳；咽干口燥，加天花粉、天冬养阴润燥。

4.2.2 肝肾亏虚证

病机：下元虚衰，虚火挟痰，上犯脑窍、舌窍。

治法：滋养肝肾，活络通窍。

推荐方药：地黄饮子[11,18]（《宣明论方》）加减（推荐类别：D；证据级别：5级）。

常用药：干地黄、首乌、枸杞子、山萸肉、麦冬、石斛、当归、鸡血藤等。

加减：若腰酸腿软较甚，加杜仲、桑寄生、牛膝补肾壮腰；夹有寒湿，加附子、肉桂引火归原；夹有痰浊，加菖蒲、远志、茯苓化痰开窍。

4.2.3 气虚血瘀证

病机：气血亏虚，血脉瘀阻脑窍、舌窍。

治法：益气养血，化瘀通络。

推荐方药：补阳还五汤[9-11]（《医林改错》）加减（推荐类别：D；证据级别：5级）。

常用药：黄芪、桃仁、红花、赤芍、当归、地龙、牛膝等。

加减：血虚甚者，加枸杞、首乌藤以补血；肢冷，阳失温煦，加桂枝温经通脉；腰膝酸软，加续断、桑寄生、杜仲以壮筋骨、强腰膝。

4.2.4 肝阳上亢证

病机：阴亏于下，肝风内动，上扰脑窍、舌窍。

治法：镇肝息风，育阴潜阳。

推荐方药：镇肝息风汤[11,18]（《医学衷中参西录》）加减（推荐类别：D；证据级别：5级）。

常用药：龙骨、牡蛎、代赭石、珍珠母、石决明、龟板、天麻、钩藤、菊、白芍、玄参、牛膝、桑叶、菊花等。

加减：阳亢火盛，头痛剧烈者，加夏枯草清肝息风；肢搐手抖者，加僵蚕、地龙息风镇痉；痰热较甚，加胆南星、竹沥、川贝母以清热化痰；心烦燥热者，加黄芩、山栀、茯神清热除烦宁神；痰蒙心神，语言不利者，加菖蒲、远志化痰开窍；若伴肾阴不足，腰膝酸软无力，加当归、首乌、枸杞、桑寄生、熟地黄等补益肝肾。

4.3 针刺疗法

针刺可以作为中风后吞咽困难的一种安全的治疗方法，对于急性期患者则需要评估风险获益后实施[20-25]（推荐类别：A；证据级别：1a级）。

4.3.1 治则治法

实则泻之，虚则补之；祛痰化浊，通关利窍[12,26]。

4.3.2 针刺选穴原则

以局部选穴为主，结合辨经选穴和/或辨证选穴[12,26]。

4.3.2.1 针刺选穴

主穴：水沟、廉泉、金津、玉液、咽后壁、风池、翳风、列缺、照海、通里；配穴：肝阳上亢者，配太冲、太溪；风痰阻络者，配中脘、丰隆；气虚血瘀者，配足三里、气海、血海、膈俞；肝肾亏虚者，配肝俞、肾俞、太溪[9,10,12,20-25]。

操作：水沟、廉泉用泻法；金津、玉液用三棱针点刺出血，用 3 寸以上长针在咽后壁点刺 3~5 次；风池、翳风针向喉结，震颤徐入 2~2.5 寸，施小幅度捻转平补平泻法，以咽喉部麻胀为佳，持续捻转 1~3 分钟。其余各穴进行补虚泻实的常规针刺法。1 次/日，30 分钟/次[20-25]。（推荐类别：A；证据级别：1a 级）

4.3.2.2 头针

在体针的基础上，可以选择实施头针治疗中风后吞咽困难[26-27]。

国际标准化头穴：参照 WHO《头针穴名国际标准化方案》，交替选用双侧顶颞前斜线下 2/5，顶颞后斜线下 2/5 治疗。

操作：一般选用 28~30 号 1.5~3 寸的毫针，针体与头皮成 30° 左右的夹角，当针尖到达帽状腱膜下层时，再将针体沿帽状腱膜下层按穴线方向进针。1 次/日，30 分钟/次[28]。（推荐类别：B；证据级别：2b 级）

4.3.2.3 电针

电针可作为治疗中风后吞咽困难的选择，处方配穴与毫针刺法相同。按电流回路要求，一般选用同侧肢体的 1~3 对穴位为宜。采用疏密波，以患者耐受为度。1 次/日，30 分钟/次[29-30]。（推荐类别：B；证据级别：2b 级）

4.3.2.4 醒脑开窍针法

取穴：风池，翳风，完骨，三阴交，内关，水沟，风池，翳风，完骨。

操作：针向结喉，震颤徐入 2.5 寸，小幅度、高频率捻转 1 分钟，以咽喉部麻胀感为宜。三阴交直刺 1~1.5 寸，行提插补法 1 分钟。水沟行雀啄刺，以眼球湿润或流泪为度。内关行提插捻转泻法 1 分钟。首次治疗先刺水沟、内关，以后可 2~3 天针刺 1 次；风池、翳风或完骨、三阴交每日 1 次，30 分钟/次[31-32]。（推荐类别：B；证据级别：2b 级）

4.3.2.5 项针

取穴：风池，翳明，治呛（甲状软骨上切迹上缘与舌骨下缘之间），供血（风池穴之下 1.5 寸），吞咽（喉结与舌骨体中点，旁开 0.5 寸），发音（甲状软骨与环状软骨的中点，旁开 0.2 寸），治反流（发音穴外 0.5 寸），廉泉，外金津、玉液。

操作：风池、翳明、供血，针尖稍向内下方，刺入 1~1.5 寸。廉泉，外金津、玉液，向舌根刺入 1.2~1.5 寸。治呛、吞咽直刺 0.3 寸。发音、治反流直刺 0.2 寸。每日上、下午各治疗 1 次[33-34]。（推荐类别：B；证据级别：2b 级）

4.4 康复治疗

中风后吞咽困难的患者应给予促进吞咽功能恢复的康复治疗。参照《中国吞咽障碍康复评估与治疗专家共识（2013 年版）》[3-4]。

5 预防与调护

5.1 中风的预防

高度重视中风病的先兆症状，经常出现一过性头晕、肢麻肉瞤者，乃中风先兆，应及早治疗，以防止中风病的发生[11]。

5.2 主要并发症的预防

5.2.1 营养不良的预防

参照《卒中患者吞咽障碍和营养管理的中国专家共识（2013 版）》进行[7]。

5.2.2 误吸致肺部感染的预防

参照《卒中患者吞咽障碍和营养管理的中国专家共识（2013 版）》《中国吞咽障碍康复评估与治疗专家共识（2013 年版）》进行[3,7]。

5.3 调护[9]

5.3.1 护理

遵循卒中护理原则。指导患者强化舌咽部肌肉力量的训练，加强口唇部、下颌、颈部活动度的训练、咳嗽训练、冰刺激训练等。

5.3.2 饮食调理

遵循流质、半流质、软质饮食原则。饮食宜清淡，注意营养调配。饮食姿势以半卧位为主，头抬高25°~40°，头前屈。饮食先易后难。饮食有节，保持二便通畅。

5.3.3 情志调摄

消除忧虑等不良情绪，避免不良情志刺激，让患者了解吞咽的目的、方法及注意事项。

附录 A

（资料性附录）

指南方法学策略

A.1 临床证据的检索策略

以"中风后吞咽困难的中医诊疗"为临床问题，制订以"中风""脑梗死""脑出血""脑栓塞"或"吞咽困难""吞咽障碍""噎膈"或"中医""中药""辨证""针刺"等为主的检索策略，以计算机检索为主，辅以手工检索，根据不同的文献来源进行检索。中文检索库为：中国生物医学文献数据库（CBM）、CNKI、万方、维普，共检索出 1023 篇文章；英文检索库为：pubmed、embase，共检索出 504 篇相关文献。除此之外，还在 cochrane 网站、国内外指南检索网站以及科技部、973 计划、中医药管理局、国家自然基金、世界卫生组织、卫生部等网站进行相关检索。古文献检索方面，主要是与中国中医科学研究院古文献研究所合作，检索结果按词条分类为：病症 169 条，方剂 541 条，其他疗法70 条，医案 20 条。根据纳排标准，由两名以上专门人员进行筛选、摘要录入及评价工作。文献评价根据不同文献类型采用国际上通用的评价标准，其中随机对照试验采用改良 Jaded 量表，非随机对照试验及描述性研究采用 MINORS 评价条目，meta 分析与系统评价采用 AMSTAR 条目。根据评价结果，进行数据分析，再根据牛津循证医学中心临床证据分级和推荐级别得出推荐意见（详见编制说明）。

A.2 质量评价和证据强度

A.2.1 文献质量评价

对于检索到的每篇临床文献均按以下方法分别作出文献评价。

a）随机临床试验的评价：采用改良 Jadad 量表（附录 B），评分大于 3 分的文献作为指南的证据。文献总体质量较差，Jadad 评分大于 3 分的有 35 篇。

b）非随机临床试验的评价及描述性试验评价采用 MINORS 条目（附录 C）。文献总体质量较差，MINORS 评分大于 3 分的有 25 篇。

c）系统评价与 meta 分析采用 AMSTAR 量表评分（附录 D）。文献总体质量较差，应用 AMSTAR量表评分达 18 有 2 篇，达 22 的有 2 篇。

A.2.2 证据评价分级及推荐等级

表 A.1 牛津循证医学中心临床证据分级和推荐级别（2009 年 3 月）

推荐意见	证据级别	描 述
A	1a	同质性 * RCT 的系统综述
	1b	单一的 RCT（可信区间较窄）
	1c	"全或无"（未治疗前所有患者均死亡或部分死亡，治疗后部分死亡或全部存活）
B	2a	同质性队列研究的系统综述
	2b	单一的队列研究（包括低质量 RCT，如随访率＜80%）
	3a	同质性病例对照研究的系统综述
	3b	单独的病例对照研究
C	4	病例系列（和低质量的队列和病例对照研究）
D	5	没有的严格评价的专家意见，或完全甚至基于生理学和基础研究

注：同质性 * 指包括在一个系统综述中的各项研究，其结果的方向和程度一致；RCT：随机对照研究，由 Bob Phillips，Chris Ball，Dave Sackett，Doug Badenoch，Sharon Straus，Brian Haynes，Martin Dawes1998 年制作。2009 年 3 月由 Jeremy Howick 更新。

注意：使用者可增加一个"-"来表明不能提供一个肯定结论的水平，包括一个单个结果，但可信限宽；或者同质性有问题的系统综述。因此这些证据是非结论性的，因此只能给予 D 级推荐。

推荐级别：A 为同 1 级研究一致；B 为同 2 或 3 级研究一致，或者来自 1 级研究的推导；C 为同 4 级研究一致，或者来自 2 或 3 级研究的推导；D 为同 5 级证据，或者任何水平的研究的结果，但这些研究有一定程度的不一致或无法得出肯定结论。

A.3 指南工具的评价

AGREE 评测结果：包括临床领域和方法学方面的专家共计 4 位评估员，应用 AGREE 对本指南进行评价。4 位专家对指南总体评价平均分为 6 分，全部同意推荐使用该指南。

附录 B
（资料性附录）
改良的 Jadad 评分量表

项目（item）	评分（score）	依据（reasons）
随机序列的产生（random squence production）		
恰当（adequate）	2	计算机产生的随机数字或类似方法
不清楚（unclear）	1	随机试验但未描述随机分配的方法
不恰当（inadequate）	0	采用交替分配的方法如单双号
分配隐藏（allocation concealment）		
恰当（adequate）	2	中心或药房控制分配方案、或用序列编号一致的容器、现场计算机控制、密封不透光的信封或其他使临床医生和受试者无法预知分配序列的方法
不清楚（unclear）	1	只表明使用随机数字表或其他随机分配方案
不恰当（inadequate）	0	交替分配、病例号、星期日数、开放式随机号码表、系列编码信封以及任何不能防止分组的可预测性的措施
盲法（blind method）		
恰当（adequate）	2	采用了完全一致的安慰剂片或类似方法
不清楚（unclear）	1	试验陈述为盲法，但未描述方法
不恰当（inadequate）	0	未采用双盲或盲的方法不恰当，如片剂和注射剂比较
撤出或退出（withdrawal）		
描述了（description）	1	描述了撤出或退出的数目和理由
未描述（undescribed）	0	未描述撤出或退出的数目或理由

注：改良后 Jadad 量表（1~3 分视为低质量，4~7 分视为高质量）

附录 C

（资料性附录）

MINORS 评价条目（适用于非随机对照试验）

序号	条目	提示
1	明确地给出了研究目的	所定义的问题应该是精确的且与可获得文献有关
2	纳入患者的连贯性	所有具有潜在可能性的患者（满足纳入标准）都在研究期间被纳入了（无排除或给出了排除的理由）
3	预期数据的收集	收集了根据研究开始前制订的研究方案中设定的数据
4	终点指标能恰当地反映研究目的	明确地解释用来评价与所定义的问题一致的结局指标的标准。同时，应在意向性治疗分析的基础上对终点指标进行评估
5	终点指标评价的客观性	对客观终点指标的评价采用评价者单盲法，对主观终点指标的评价采用评价者双盲法。否则，应给出未行盲法评价的理由
6	随访时间是否充足	随访时间应足够长，以使得能对终点指标及可能的不良事件进行评估
7	失访率低于 5%	应对所有的患者进行随访。否则，失访的比例不能超过反映主要终点指标的患者比例
8	是否估算了样本量	根据预期结局事件的发生率，计算了可检测出不同研究结局的样本量及其 95% 可信区间；且提供的信息能够从显著统计学差异及估算把握度水平对预期结果与实际结果进行比较
9 ~ 12 条适用于评价有对照组的研究的附加标准		
9	对照组的选择是否恰当	对于诊断性试验，应为诊断的"金标准"；对于治疗干预性试验，应是能从已发表研究中获取的最佳干预措施
10	对照组是否同步	对照组与试验组应该是同期进行的（非历史对照）
11	组间基线是否可比	不同于研究终点，对照组与试验组起点的基线标准应该具有相似性。没有可能导致使结果解释产生偏倚的混杂因素
12	统计分析是否恰当	用于计算可信区间或相对危险度（RR）的统计资料是否与研究类型相匹配

注：评价指标共 12 条，每一条分为 0~2 分。前 8 条针对无对照组的研究，最高分为 16 分；后 4 条与前 8 条一起针对有对照组的研究，最高分共 24 分。0 分表示未报道；1 分表示报道了但信息不充分；2 分表示报道了且提供了充分的信息

附录 D
（资料性附录）
AMSTAR 评价条目

序号	条目	提　　示
1	是否提供了前期设计方案	在系统评价开展以前，应该确定研究问题及纳入排除标准
2	纳入研究的选择和数据提取是否具有可重复性	至少要有两名独立的数据提取员，而且采用合理的不同意见达成一致的方法过程
3	是否实施广泛全面的文献检索	● 至少检索 2 种电子数据库。检索报告必须包括年份以及数据库，如 Central、EMbase 和 MEDLINE。必须说明采用的关键词/主题词，如果可能应提供检索策略 ● 应咨询最新信息的目录、综述、教科书、专业注册库，或特定领域的专家，进行额外检索，同时还可检索文献后的参考文献
4	发表情况是否已考虑在纳入标准中如灰色文献	● 应该说明评价者的检索是不受发表类型的限制 ● 应该说明评价者是否根据文献的发表情况排除文献，如语言
5	是否提供了纳入和排除的研究文献清单	应该提供纳入和排除的研究文献清单
6	是否描述纳入研究的特征	原始研究提取的数据应包括受试者、干预措施和结局指标等信息，并以诸如表格的形成进行总结 ● 应该报告纳入研究的一系列特征，如年龄、种族、性别、相关社会经济学数据、疾病情况、病程、严重程度等
7	是否评价和报道纳入研究的科学性	应提供预先设计的评价方法，如治疗性研究，评价者是否把随机、双盲、安慰剂对照、分配隐藏作为评价标准，其他类型研究的相关标准条目一样要交代
8	纳入研究的科学性是否恰当地运用在结论的推导上	在分析结果和推导结论中，应考虑方法学的严格性和科学性。在形成推荐意见时，同样需要明确说明
9	合成纳入研究结果的方法是否恰当	对于合成结果，应采用一定的统计检验方法确定纳入研究是可合并的，以及评估它们的异质性（如 Chi-squared test）。如果存在异质性，应采用随机效应模型，和/或考虑合成结果的临床适宜程度，如合并结果是否敏感
10	是否评估了发表偏倚的可能性	发表偏倚评估应含有某一种图表的辅助，如漏斗图、以及其他可行的检测方法和/或统计学检验方法，如 Egger 回归
11	是否说明相关利益冲突	应清楚交待系统评价及纳入研究中潜在的资助来源

附件 E

（资料性附录）

吞咽功能评估表

姓名：性别：年龄：科室：床号：住院号：联系电话：

发病日期：影像学诊断：临床诊断：

主观资料（Objective，O）

诊断/主要病史和体格检查概况

既往言语语言病理治疗

疼痛报告

既往的疾病史：

□慢性阻塞性肺病，肺气肿，哮喘或其他呼吸道问题

□胃食管反流性疾病

□哽噎感

□短暂性缺血发作，脑血管意外

□其他神经疾病

□认知障碍

□手术史

□化疗/放疗

□误吸/吸入性肺炎

□气管套管存在或其他影响吞咽的情况

□其他

患者的主诉：

目前影响吞咽功能的药物使用情况□无/有

症状的发生：□突然　　□逐渐——开始接着——

症状：□进食固体差　　□进食液体差　　□疲劳时差

□口腔期出现症状　　□导致体重减轻　　□其他

客观资料（Objective，O）

意识水平：□清醒　　□嗜睡　　□昏迷

认知/语言情况：□需更进一步评估　　□不需评估

口腔/颜面检查

呕吐：□完整　　□缺失

咳嗽：□强烈　　□弱　　□缺失

咳嗽反应时间：□马上　　□推迟

清嗓：□强烈　　□弱　　□缺失

清嗓反应时间：□马上　　□推迟

声音质量：□沙哑　　□带呼吸声　　□湿润

唇运动：□流涎 a b c d e　　□唇拢 a b c d e

□唇缩 a b c d e　　□鼓腮 a b c d e

舌运动：□下垂 a b c d e　□咀嚼运动 a b c d e
软腭运动：□提升 a b c d e　□咽反射 a b c d
语言：□构音障碍　□失语症

食物选择：
进食场所：
进食体位：躯干位置头部位置
帮助方式：

食物选择：
□冰块无须检查/正常范围/损伤记录（请描述）
□水无须检查/正常范围/损伤记录（请描述）
□浓汤无须检查/正常范围/损伤记录（请描述）
□固体无须检查/正常范围/损伤记录（请描述）
□稠的液体无须检查/正常范围/损伤记录（请描述）
□混合物无须检查/正常范围/损伤记录（请描述）
一口量（mL）：
食物放入位置：
吞咽模式：
吞咽时间：
吞咽动作：
喉活动度：
咳嗽力量：
口腔残留/量：
食物反流：
呛咳：
咽残留感：
吞咽后声音的变化：
咳出的痰中是否带有所进食的食物：
饮水试验：□Ⅰ　□Ⅱ　□Ⅲ　□Ⅳ　□Ⅴ
吞咽障碍的分级：□Ⅰ　□Ⅱ　□Ⅲ　□Ⅳ　□Ⅴ

评估分析（Assessment，A）
□患者没有临床误吸的症状或体征
□患者存在明确的临床误吸体征
□患者存在（□严重　□中等　□轻微）的口腔期吞咽困难
□患者存在（□严重　□中等　□轻微）的咽腔期吞咽困难
□其他：
预后（选一项）：□很好＊　□好＊　□一般　□差
影响因素：

计划（Plan，P）

1. □不能经口进食，改变营养方式

□不能经口进食，需进一步进行检查

□纤维电子喉镜吞咽检查（FEES）

□改良的吞咽造影检查（MBSS）

□不能经口进食，在＿＿天内重复临床评估

□能经口进食以下食物：□冰块　□水　□浓汤

□稠的液体　□混合物

2. □需要吞咽治疗次/周，持续周，目标如下：

□增加　□口腔吞咽的运动功能

□增加患者吞咽过程中的气道保护功能

□增加咽的功能

□提供给患者或照顾者安全的吞咽技巧

□其他：

3. 患者及其照顾者的教育：□根据治疗提供了建议与教育

□其他：

治疗师签名：

日期：年　　月　　日

参 考 文 献

[1] 贾建平. 神经病学 [M]. 北京：人民卫生出版社，2008：171-209.

[2] 窦祖林. 吞咽障碍评估与治疗 [M]. 北京：人民卫生出版社，2009：148-185.

[3] 中国吞咽障碍康复评估与治疗专家共识组. 中国吞咽障碍康复评估与治疗专家共识（2013 年版）[J]. 中华物理学与康复杂志，2013，35（12）：916-929.

[4] Martino R, Foley N, Bhogal S, et al. Dysphagia after stroke：incidence, diagnosis, and pulmonary complications [J]. Stroke, 2005, 36：2756-2763.

[5] Smithard DG, Smeeton NC, Wolfe CD. Long-term outcome after stroke：does dysphagia matter? [J]. Age Ageing, 2007 (36)：90-94.

[6] National Alliance for Infusion Therapy and the American Society for Parenteral and Enteral Nutrition Public Policy Committee and Board of Directors. Disease-related malnutrition and enteral nutrition therapy：a significant problem with a cost-effective solution [J]. NutrClinPract, 2010 (25)：548-554.

[7] 卒中患者吞咽障碍和营养管理中国专家组. 卒中患者吞咽障碍和营养管理的中国专家共识（2013 版）[J]. 中国卒中杂志，2013，8（12）：973-983.

[8] 中华医学会神经病分会脑血管病学组急性缺血性脑卒中诊治指南撰写组. 中国急性缺血性脑卒中诊治指南 2010 [J]. 中华神经科杂志，2010，43（2）：1-8.

[9] 国家中医药管理局. 中风后吞咽障碍中医诊疗方案：24 个专业 104 个病种中医诊疗方案（试行）[M]. 北京：中国中医药出版社，2012：504-509.

[10] 王华，杜元灏. 针灸学 [M]. 北京：中国中医药出版社，2012：239.

[11] 吴勉华，王新月. 中医内科学 [M]. 北京：中国中医药出版社，2012：287-295.

[12] 中国中医科学院，中国针灸学会. 中医循证临床实践指南（针灸）[M]. 北京：中国中医药出版社，2011：124-141.

[13] 赵建喜，商亚贞，王涛，等. 丹红解语汤对脑梗死吞咽障碍患者的影像学表现分析 [J]. 中国实用医药，2010，5（26）：128-129.

[14] 余向东，成晓霞，陈进. 涤痰汤合通窍活血汤加减治疗脑梗死后吞咽障碍疗效观察 [J]. 新中医，2013，45（7）：12-13.

[15] 朱文宗，郑国庆，金永喜，等. 地黄止痉汤治疗中风后吞咽困难的临床研究 [J]. 中华中医药学刊，2013，31（6）：1294-1296.

[16] 朱涛. 中药加针刺治疗中风后吞咽障碍的临床研究 [J]. 光明中医，2010，11，25（11）：2074-2075.

[17] 葛俊领，沈凤梅，焦月玲，等. 针刺联合醒脑化痰汤治疗脑梗死后吞咽困难 100 例 [J]. 中国中医急症，2011，20（10）：1658.

[18] 周钟英. 中医内科学 [M]. 北京：中国中医药出版社，2001：304-315.

[19] 田志莲. 通心络胶囊对治疗脑梗死患者吞咽和肢体运动障碍 30 例 [J]. 陕西中医，2006，27（6）：690-691.

[20] 何竟，郑敏，何成奇，等. 穴位刺激疗法治疗脑卒中后吞咽障碍的系统评价 [J]. 中国针灸，

2009, 29 (1): 66 - 71.

［21］ 王丽平，解越．针灸治疗卒中后吞咽困难的系统评价［J］．中国针灸，2006，26（2）：141 - 146.

［22］ Long YB, Wu XP. Ameta-analysis of the efficacy of acupuncture intreating dysphagia in patients with a stroke. Acupunct Med, 2012, 30 (4): 291.

［23］ Ivy S. Y. Wong, K. F. Ng, Hector W. H. Tsang. Acupuncture For Dysphagia Following stroke：ASystematicreview. European Journal of Integrative Medicine 4 (2012) e141 - e150.

［24］ Geeganage C, Beavan J, Ellender S, et al. Interventions for dysphagia and nutritional support in acute and subacute stroke ［EB/OL］．［2012-10-17］（2013-08-01）. http：//onlinelibrary. wiley. com/doi/10. 1002/14651858. CD000323. pub2/abstract；jsessionid = A59F7BBF86D48A6F4B63D8235296B529. f04t03.

［25］ YueXie, LipingWang, JinghuaHe, etal. Acupuncture for dysphagia in acute stroke. Cochrane Database Syst Rev, 2008, 16 (3): CD006076.

［26］ 王华，杜元灏．针灸学［M］．北京：中国中医药出版社，2012：214 - 215.

［27］ 王华，杜元灏．针灸学［M］．北京：中国中医药出版社，2012：189 - 190.

［28］ 周震，方京龙，袁河，等．采用动态荧光透视技术评估头体针治疗中风后吞咽障碍疗效［J］．上海针灸杂志，2013，32（10）：805 - 807.

［29］ 杨海芳，李小霞，王婷．电针联合康复训练治疗脑卒中后吞咽障碍的电视荧光透视研究［J］．2011，28（3）：239 - 242.

［30］ 张俊杰．电针配合吞咽康复训练治疗脑卒中后吞咽困难60例［J］．云南中医中药杂志，2014，35（6）：57 - 59.

［31］ 苏瑜，韩宝杰．醒脑开窍针刺法治疗中风后假性球麻痹吞咽困难47例［J］．四川中医，2012（11）：127 - 128.

［32］ 赵瑞珍，熊杰，丁淑强，等．醒脑开窍针刺法治疗中风后假性延髓麻痹34例疗效观察［J］．新中医，2006（3）：61 - 62.

［33］ 杨永梅．项针治疗脑血管意外所致假性延髓麻痹的临床疗效研究［D］．哈尔滨：黑龙江中医药大学，2003：1 - 36.

［34］ 高维滨，高金立，王鹏，等．项针治疗假性延髓麻痹的临床研究［J］．上海针灸杂志，2000（6）：14 - 15.

————————————

ICS 11.120
C 05

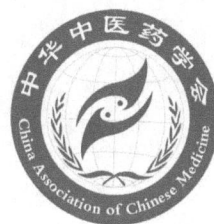

团　体　标　准

T/CACM 1317—2019

中医内科临床诊疗指南
动眼神经麻痹

Clinical guidelines for diagnosis and treatment of internal diseases in TCM
Oculomotor nerve palsy

2019-01-30 发布
2020-01-01 实施

中华中医药学会 发布

前　　言

本指南按照 GB/T 1.1—2009 给出的规定起草。

本指南由中华中医药学会提出并归口。

本指南主要起草单位：云南省中医医院、北京中医药大学东直门医院、天津中医药大学第一附属医院、成都中医药大学、首都医科大学附属北京中医医院、安徽省中医院、云南省第三人民医院、南京中医药大学第二附属医院、河南中医药大学、江苏省中医院、湖南中医药大学第一附属医院、哈尔滨医科大学附属第一医院、黑龙江中医药大学附属第二医院、黑龙江中医药大学附属第一医院。

本指南主要起草人：施静、常静玲、孙忠人、熊尤龙、杜元灏、梁繁荣、倪光夏、尹勇、杨骏、王麟鹏、常小荣、周凌云、王东岩、高希言、艾炳蔚、刘密、吴向农、邓星佑、王玲姝、刘梅芳、钟晓君、熊光轶。

引　言

　　动眼神经麻痹病因复杂多样，常见有糖尿病、高血压动脉硬化、脑梗死、血管性疾病、炎症感染、外伤、颅底动脉瘤或肿瘤术后损伤以及多种脑神经损害综合征等。中医学认为，该病是因邪中经络，或头面部外伤，兼夹气虚、脾胃虚弱或肝肾阴虚，导致气血亏虚，经络瘀阻，眼部筋脉失养、弛张不收的外障类疾病。该病诊治难度较大，严重影响患者的生活质量。

　　临床上中医药治疗动眼神经麻痹的报道较多，但均未形成诊疗指南，且中医辨证分型不尽统一，各家学说百家争鸣。本指南主要目的是推荐有循证医学证据的动眼神经麻痹的中医药诊断与治疗方法，明确并规范病名诊断、证候诊断、鉴别诊断、治疗方案，指导临床医生、护理人员规范使用中医药进行诊疗；加强对动眼神经麻痹患者的管理。

　　本指南由中华中医药学会内科分会负责指导监督，分会成立了以孙塑伦、高颖、汪受传、刘建平、唐启盛、张洪春、韩学杰、赵海滨、刘清泉、郭义、何丽云等为主要指导专家的中医内科临床诊疗指南制修订专家总指导组。在专家的指导和监督下，指南工作组制定文献检索策略，遵循循证医学理念，综合古代文献、专家经验、现代文献证据以及患者价值观，筛选出符合纳排标准的高质量文献311篇，通过国内公认的证据质量评价与推荐方案分级规范进行证据分级，证据级别达成专家组共识，初步形成动眼神经麻痹的中医临床实践指南，再通过专家论证会、14家医院的一致性评价、4名专家的质量方法学的评价、广泛征求意见、专家指导组审核、网上公开征求意见，并经过中华中医药学会内科分会组织的专家审核组严格审查后，形成本指南。

中医内科临床诊疗指南 动眼神经麻痹

1 范围

本指南提出动眼神经麻痹的定义、中西医诊断、中医辨证论治、针灸疗法、其他疗法、预防与护理的建议。

本指南适用于18周岁以上人群动眼神经麻痹，包括多种复杂病因引起而临床表现为动眼神经麻痹症状的诊断及防治。

本指南适用于眼科、脑病科、中医科、针灸科、中医基层医师等相关科室临床医师使用。

2 术语和定义

下列术语和定义适用于本指南。

2.1

动眼神经麻痹 Oculomotor nerve palsy

是指由多种病因引起，以动眼神经受损或病变而导致上睑下垂、眼球活动障碍（眼球向外下斜视，不能向上、向内、向下转动）、复视、瞳孔散大、光反射及调节反射减弱或消失等为主要表现的一类疾病[1-6]。主要病因病机包括风邪袭络、风痰阻络、肝风内动、瘀血阻络、气血亏虚等。本病属于中医学"目偏视""风牵偏视""上胞下垂"范畴。西医多由糖尿病、高血压动脉硬化、脑梗死、血管性疾病、炎症感染、外伤、颅底动脉瘤或肿瘤术后损伤，以及多种脑神经损害综合征（如海绵窦综合征、眶上裂综合征、眶尖综合征、一侧颅底综合征）等所引起。

3 临床诊断

3.1 西医诊断

3.1.1 西医诊断标准

动眼神经麻痹的西医诊断标准参照人民卫生出版社出版的《神经病学》《眼科学》《实用神经眼科学》的诊断依据，并结合临床特征进行诊断[2,4-7,10-12,18-19]。

3.1.2 临床表现

动眼神经分为脑内段、后颅窝段、海绵窦段和眶内段，不同部位受损可出现不同的动眼神经麻痹症状，如上睑下垂、睑裂变窄、复视、眼位偏斜（外斜视）。部分可伴头晕目眩、恶心呕吐、代偿头位等[2,4-6,10-12]。

3.1.3 体征

动眼神经完全损害时，因眼外肌麻痹致上睑下垂、睑裂变窄，眼球活动障碍（眼球向外下斜视，不能向上、向内、向下转动）；双眼水平和/或垂直复视；眼内肌麻痹至瞳孔散大，光反射及调节反射减弱或消失[10-12]。

3.1.4 眼科检查

外观：观察睑裂是否对称，是否上睑下垂。观察眼球是否前凸或内陷，是否存在斜视、同向偏斜、眼震等自发运动。并测定患眼眼裂大小[4,18-19]。

眼球运动：固定患者头部，患者两眼注视检查者的手指并随之移动，移向鼻侧、鼻上方、鼻下方、颞侧、颞上方、颞下方等6个方向，最后为两眼聚合。分别记录测定距离[4,18-19]。

瞳孔及其反射：观察瞳孔大小、形状、位置是否对称。在亮处和暗处分别观察瞳孔大小及对光反射、调节反射[4,18-19]。

3.1.5 实验室检查

根据病史进行各专科相关检查，如血糖、血脂、肿瘤指标、免疫功能、头颅CT、眼眶CT平扫，必要时可行头颅 CTA、DSA、MRA 等检查[10-11,18-19]。伴复视者需进行复视像检查，必要时行同视机、眼动仪、三棱镜、眼肌肌电图等检查。

3.2 中医诊断

3.2.1 病名诊断

根据中华人民共和国中医药行业标准《中医内科病证诊断疗效标准》、中华人民共和国国家标准《中医临床诊疗术语·疾病部分》、国家中医药管理局医政司《目偏视（眼肌麻痹）中医诊疗方案（试行）》以及结合该病中医临床特征进行诊断。本病属于中医学"目偏视""风牵偏视""睢目""上胞下垂""睑废""瞳神散大"等范畴。其临床表现可概括为目偏视、视一为二；上胞下垂；瞳神散大；部分患者可伴头晕目眩、恶心呕吐及代偿头位。凡符合上述症状之一者可诊断为动眼神经麻痹[4-5,13-17]。

3.2.2 病因病机

本病多与风、热、痰、瘀等邪气有关，病性多属本虚标实，病位在眼部经络及经筋。中医病机是素体脾胃之气不足，运化失司，气血亏虚，络脉空虚，风邪乘虚侵袭，致气血不和；或肾阴亏虚，肝风内动，上扰入络；或头面外伤，经络受损，气血瘀阻；或痰郁化热，由热生风，热伤筋脉；导致目珠经筋迟缓或挛急，维系失衡而致本病[9,13-14,27-29]。本病基本病机是气血不和，筋脉失养，弛张不收[9,13-14,17,27-28]。

3.2.3 证候诊断

3.2.3.1 风邪袭络证

目偏斜，视一为二，或伴上胞下垂，发病急骤或有眼疼，头痛发热。舌红，苔薄，脉弦浮[2,5,13-17,29]。

3.2.3.2 风痰阻络证

目偏斜，视一为二，或伴上胞下垂，头晕目眩，呕恶，痰多色白。舌红，苔白腻，脉弦滑[2,5,13-17,29]。

3.2.3.3 肝风内动证

目偏斜，视一为二，或伴上胞下垂，头晕耳鸣，面赤心烦，肢麻。舌红，苔黄，脉弦[2,5,13-17,29]。

3.2.3.4 瘀血阻络证

目偏斜，眼痛，活动受限，视一为二，或伴上胞下垂。舌质紫暗，或有瘀斑，苔薄白，脉细涩[2,5,13-17,29]。

3.2.3.5 气血亏虚证

目偏斜，复视，上胞提举乏力，掩及瞳神，伴神疲肢倦、食欲不振等症。舌淡，苔薄白，脉细弱[2,5,13-17,29]。

3.3 鉴别诊断

3.3.1 西医鉴别诊断

3.3.1.1 滑车神经麻痹及展神经麻痹

滑车神经麻痹表现为患侧眼球位置稍偏上，向外下方活动受限，下视时出现复视。展神经麻痹表现为患侧眼球内斜视，外展运动受限或不能，伴有复视[4]。

3.3.1.2 眼型重症肌无力和 Graves 病

眼型重症肌无力和 Graves 病的表现可以类似许多动眼神经麻痹类型，若考虑眼型重症肌无力，需进行新斯的明试验。对于瞳孔正常的无痛型眼肌麻痹患者，应进行腾西龙试验、被动牵拉试验等辅助检查[11,18]。

3.3.1.3 眼外伤引起的肌源性损伤

眼外伤病史为鉴别要点。

3.3.2 中医鉴别诊断
3.3.2.1 面瘫
面瘫是以口角歪斜于一侧、目不能闭合为主要表现的一类病症。与目偏斜，视一为二，或伴上胞下垂的临床表现不同。
3.3.2.2 面肌痉挛
面肌痉挛是指一侧面部肌肉间断性不自主阵挛性抽动或无痛性强直，多限于一侧。无目偏斜等临床表现。

4 临床治疗与推荐建议
4.1 中医辨证论治原则
本病以标本同治为原则，以祛风化痰、活血通络、补益气血、疏调经筋为治法。推荐以中药辨证论治结合针灸治疗[2,5,9,13-17,20-29,30-57]，并可适当采取康复、推拿等外治法[34-37,48]。
4.2 中医中药治疗[15-16,21-26]
4.2.1 风邪袭络证
病机：风邪入中，气血不和，筋脉失养，弛张不收。
治法：祛风通络，疏调经筋。
推荐方药：正容汤[21-22]（《审视瑶函》）加减（证据级别：Ⅱ；推荐级别：C）。
常用药：白附子、僵蚕、法半夏、胆南星、羌活、防风、秦艽、白芍、木瓜、当归、地龙、川牛膝等。
4.2.2 风痰阻络证
病机：脾胃运化失司，风痰夹杂，阻滞经络，筋脉失养，弛张不收。
治法：祛风化痰通络。
推荐方药：牵正散[21-31,24-25]（《杨氏家藏方》）加减（证据级别：Ⅱ；推荐级别：C）。
常用药：白附子、白僵蚕、全蝎、防风、白芷、竹茹等。
4.2.3 肝风内动证
病机：素体肾阴亏虚，肝风内动，上扰入络，筋脉失养，弛张不收。
治法：平肝潜阳，息风通络。
推荐方药：天麻钩藤饮[15,21,24]（《中医内科杂病证治新义》）加减（证据级别：Ⅱ；推荐级别：C）。
常用药：天麻、钩藤、石决明、山栀子、黄芩、川牛膝、杜仲、益母草、桑寄生、夜交藤、茯神等。
4.2.4 瘀血阻络证
病机：头面外伤，经络受损，气血瘀阻，筋脉失养，弛张不收。
治法：活血化瘀，通窍活络。
推荐方药：通窍活血汤[21,24]（《医林改错》）加减（证据级别：Ⅱ；推荐级别：C）。
常用药：赤芍、川芎、桃仁、红花、生姜、大枣等。
4.2.5 气血亏虚证
病机：素体脾胃虚弱，气血生化不足，筋脉失养，弛张不收。
治法：益气活血，祛风通络。
推荐方药：培土健肌汤（《中医眼科临床实践》）合补中益气汤[16,22,24,26]（《脾胃论》）加减（证据级别：Ⅱ；推荐级别：C）。
常用药：生黄芪、党参、白术、茯苓、炙甘草、升麻、柴胡、当归、川芎、熟地黄、防风、羌活、钩藤等。

4.3 针刺疗法

动眼神经麻痹针刺选穴以眼周局部穴位为主配合循经取穴[2,15,30-34]。眼周局部穴位多以麻痹肌的局部选穴及眼部循行各经交会穴为常用，如睛明、承泣、瞳子髎、阳白、臂臑、三阴交[32,53]。目前研究显示眼三针[15,38]及眼部内刺法疗效明确[39-41]。

4.3.1 普通针刺[2,15,30]

4.3.1.1 眼周局部取穴[19,31-34,42-45]（证据级别：Ⅰ；推荐级别：A）

主穴：睛明、阳白、攒竹、太阳、印堂、上明、鱼腰、丝竹空、承泣、球后、四白、瞳子髎。

配穴：根据麻痹肌选穴。内直肌麻痹：睛明、攒竹、印堂。上直肌麻痹：上明、攒竹、鱼腰。下直肌麻痹：承泣、球后、四白。下斜肌麻痹：丝竹空、上明。提上睑肌麻痹：攒竹、丝竹空、阳白、鱼腰。

操作：患者取仰卧位，闭目，选用 0.20mm×25mm 毫针，严格执行无菌操作，刺入以上腧穴，得气后留针 30 分钟，隔日 1 次，21 天为 1 个疗程。

针刺睛明穴，医者将其眼球轻推向外固定，沿目眶鼻骨边缘缓缓刺入 15～20mm 深；针刺球后穴，于眶下缘外侧 1/4 处，以押手将眼球稍向上方固定，刺手直刺后针体朝内上方即视神经孔方向缓慢刺入 15～20mm，以眼球酸胀或突出感为宜。睛明、球后切勿提插捻转，得气后留针 30 分钟，起针时立即按压局部 2～3 分钟，以防止出血。

4.3.1.2 循经取穴[31-34,43]（证据级别：Ⅰ；推荐级别：A）

主穴：风池、大椎、合谷、外关、光明、后溪、内庭、足三里、三阴交、光明、臂臑、申脉、照海、足临泣。

配穴：风邪袭络证加风门、肺俞；风痰阻络证加丰隆、中脘；肝风内动证加太溪、太冲；瘀血阻络证加膈俞、内关；气血亏虚证加脾俞、血海。

操作：患者取仰卧位，选用 0.30mm×40mm 毫针，严格执行无菌操作，刺入深度为 20～30mm，可提插、捻转，以得气为宜，留针 30 分钟，隔日 1 次，21 天为 1 个疗程。

4.3.2 眼部内刺法[39-41]（证据级别：Ⅱ；推荐级别：C）

眼部内刺法是根据动眼神经眼外肌肌腹生理解剖位置在体表的投影定位为内直肌穴、上直肌穴、下直肌穴、下斜肌穴，在辨证取穴基础上进行眼眶内的针刺手法，其手法宜轻柔，避免伤及眼球或引起眼内出血。伴有上睑下垂，取阳白、鱼腰、攒竹、丝竹空、风池、合谷，相近穴位可采用透刺法。目前该法需由有经验的针灸医师操作。

4.3.3 眼三针[38]（证据级别：Ⅱ；推荐级别：C）

选穴：眼针Ⅰ、眼针Ⅱ、眼针Ⅲ。

眼针Ⅰ：睛明穴上 0.2 寸，向眼底进针 1.2～1.5 寸。

眼针Ⅱ：眶下缘中点，向眼底进针 1.2～1.5 寸，将眼球向上推。

眼针Ⅲ：眶上缘中点，向眼底进针 1.2～1.5 寸，将眼球向下推。

操作：深刺达眼底，不提插，不捻转，不使用电针。留针 30 分钟，隔日 1 次，21 天为 1 个疗程。目前该法需由有经验的针灸医师操作。

4.3.4 眼部经筋刺法[46-47]（证据级别：Ⅱ；推荐级别：C）

选穴：目上筋点 1、2、3，目下筋点 1、2。

目上筋点 1：面部，目内眦角稍上 0.5 寸，内直肌止端。

目上筋点 2：面部，眉弓中点垂线鼻侧移 0.5 寸，眶上缘凹陷中取穴，上直肌及提上睑肌止端。

目上筋点 3：上眼睑中线，眼轮匝肌。

目下筋点 1：瞳孔直下鼻侧 0.5 寸，在眶下缘于眼球之间取穴，下直肌止端。

目下筋点 2：眶下缘外 1/4 与内 3/4 交界处下斜肌止端。

操作：患者取仰卧位，选用 0.20mm×25mm 毫针，严格执行无菌操作，进针 15～25mm，刺中内部眼肌，产生酸胀重感，留针 30 分钟；禁止提插，起针时按压局部 2～3 分钟，以防出血。目前该法需由有经验的针灸医师操作。

4.3.5 其他针刺类疗法[2,5,34,39-40,55-56]

4.3.5.1 眼球运动功能障碍

眼球运动功能障碍可行皮肤针及电针仪治疗[39-40,55-56]（证据级别：Ⅱ；推荐级别：C）

皮肤针法：眼眶周围穴及太阳、风池等。用中强度刺激，隔日 1 次，21 天为 1 个疗程。

电针治疗：眼眶周围穴、眼外肌穴、攒竹、四白、瞳子髎、太阳为主，亦可配合四肢远端穴如合谷、太冲、太溪、光明、足三里等。电针疏密波或断续波，电流强度以患者能耐受为度。隔日 1 次，21 天为 1 个疗程。

4.3.5.2 上胞下垂

上胞下垂可行皮肤针及神经干电刺激法[35-58]（证据级别：Ⅱ；推荐级别：C）

皮肤针法[35-56]：攒竹、眉冲、阳白、头临泣、目窗、目内眦—上眼睑—瞳子髎连线。轻度叩刺。隔日 1 次，21 天为 1 个疗程。

神经干电刺激法[55-56]：眶上神经、面神经刺激法（耳上切迹与眼外角连线中点）。针刺后接电针仪，眶上神经接负极，面神经接正极，电流强度以患者能耐受为度。隔日 1 次，21 天为 1 个疗程。

4.3.6 穴位注射[49-57]（证据级别：Ⅰ；推荐级别：C）

穴位注射一般选取眼周穴位，由接受正规培训且有经验的医师操作。

a）眼周常见选穴：患侧阳白、四白、瞳子髎，远端可取双侧肝俞、足三里。常规药物多为复方当归注射液，可以根据不同证型采用不同配穴及药物。

b）以复方樟柳碱注射液 1～2mL 注射太阳穴[54-55]。

c）以注射用腺苷钴胺、甲钴胺粉针剂 0.5mg，每穴 0.5～1mL[56-57]。

4.4 其他疗法

4.4.1 推拿治疗[31,37]（证据级别：Ⅱ；推荐级别：C）

眼周穴位推拿：患者取仰卧位，医者位于患者头部，先在眼眶周围涂抹润滑油，以推拿手法在睛明、攒竹、鱼腰、阳白、四白、太阳、丝竹空、瞳子髎等穴处行指压点穴推拿，5～10 分钟，以酸胀为度；再反复按摩眼眶周围，最后点揉风池、百会两穴，全部手法操作时间约 20 分钟[31,37]。

4.4.2 康复治疗[34-36]（证据级别：Ⅱ；推荐级别：C）

动眼神经麻痹患者可进行以下康复治疗：

a）提上睑肌训练：在上眼睑及其周围肌肉处进行按摩放松，最大限度翻开上眼睑 5～10 次。早期上眼肌无力，可给予被动活动并让患者配合做眼睑上抬运动。

b）眼球运动功能训练：嘱患者仰卧，头部固定不动，两眼分别向鼻侧、颞侧、颞上方、颞下方、鼻上方、鼻下方等 6 个方向运动，每次 3～5 分钟，每日 3 次，至患者稍感疲惫[15,28]。

c）瞳孔收缩训练：用医用手电筒对患者瞳孔进行快速照射，刺激瞳孔收缩，但不可时间过长、次数过多，以免损伤眼睛[30]。

5 预防与护理

5.1 预防

积极预防及治疗原发病及并发症。如糖尿病、高血压等基础疾病应尽早治疗，专科治疗方法参考相应诊疗指南。

5.2 护理

加强眼部保护及眼部清洁护理；局部可眼周热敷，眼周自我按摩。避风寒、慎起居、调饮食。

附录 A

（资料性附录）

指南方法学策略

A.1 临床证据的检索策略

以"动眼神经麻痹的中医诊疗"为临床问题，制定以"动眼神经损伤""第三脑神经损伤""第三脑神经麻痹""麻痹性斜视"，或"斜视"或"眼肌麻痹"或"目偏视"或"风牵偏视"或"上胞下垂"或"睢目"或"上胞下垂"或"睑废"或"瞳神散大"或"中医""中药""辨证""针刺"等为主的检索策略。以计算机检索为主，辅以手工检索，根据不同的文献来源进行检索。中文检索库：中国生物医学文献数据库（SinoMed）、CNKI、万方、维普。中文检索结果：958 篇；英文检索库：pubmed、embase，英文检索结果：68 篇；cochrane 图书馆中检索；国际、国内指南、诊疗路径、诊疗方案、临床路径的检索；共搜集国内外指南及教材 15 篇；诊疗路径、诊疗方案、临床路径：6 篇；科技部、973 计划、国家中医药管理局、国家自然科学基金、世界卫生组织、卫生部（现卫生健康委员会）等网站的检索，结果近十年内未发现相关内容。检索相关教科书及行业标准。古文文献的检索，与中国中医科学研究院的古文献研究所合作检索。根据纳排标准，由两名以上专门人员进行筛选、摘要录入及评价工作。文献评价根据不同文献类型采用国际上通用的评价标准，其中随机对照试验采用改良 Jaded 量表，非随机对照试验及描述性研究采用 MINORS 评价条目，meta 分析与系统评价采用 AMSTAR 条目评价。根据评价结果，进行数据分析，再根据文献依据分级及推荐级别得出推荐意见（详见编制说明）。

A.2 质量评价和证据强度

A.2.1 文献质量评价

对于检索到的每篇临床文献均按以下方法分别做出文献评价。

a）随机临床试验的评价：采用改良 Jadad 量表（附录 B），评分大于 3 分的文献作为指南的证据。文献总体质量较差，Jadad 评分大于 3 分的有 3 篇。

b）非随机临床试验的评价及描述性试验评价采用 MINORS 条目（附录 C）。文献总体质量较差，MINORS 评分大于 3 分的有 13 篇。

c）系统评价与 meta 分析采用 AMSTAR 量表评分（附录 D）。文献总体质量较差，应用 AMSTAR 量表评分无结果。

A.2.2 证据评价分级及推荐等级

符合前述质量要求的临床研究，可成为指南的证据：大样本的随机对照试验成果成为高等级推荐的证据，小样本的随机对照试验以及非随机对照试验的成果成为次级或低强度推荐的证据。依据文献研究的成果经专家共识法形成推荐建议。

表 A.1 文献依据分级及推荐级别

中医文献依据分级	推荐级别
Ⅰ：大样本，随机研究，结果清晰，假阳性或假阴性的错误很低	A：至少 2 项Ⅰ级研究结果支持
Ⅱ：小样本，随机研究，结果不确定，假阳性和/或假阴性的错误较高	B：仅有Ⅰ级研究结果支持
Ⅲ：非随机，同期对照研究和基于古代文献的专家共识	C：仅有Ⅱ级研究结果支持

中医文献依据分级	推荐级别
Ⅳ：非随机，历史对照和当代专家共识	D：至少有 1 项Ⅲ级研究结果支持
Ⅴ：病例报道，非对照研究和专家意见	E：仅有Ⅳ级或Ⅴ级研究结果支持

文献依据分级标准的有关说明：

a）中医临床诊疗指南制修订的文献分级方法按 ZYYXH/T473—2015 中华人民共和国中医药行业标准·中医临床诊疗指南编制通则（送审稿）"证据分级及推荐强度参考依据"中的"汪受传，虞舜，赵霞，等．循证性中医临床诊疗指南研究的现状与策略［J］．中华中医药杂志，2012，27（11）：2759－2763．"提出的"中医文献依据分级标准"实施。

b）推荐级别（或推荐强度）分为 A、B、C、D、E 五级。强度以 A 级为最高，并依次递减。

c）该标准的"研究课题分级"中，大样本、小样本定义：

大样本：≥100 例的高质量的单篇随机对照试验报道或系统综述报告。

小样本：＜100 例的高质量的单篇随机对照试验报道或系统综述报告。

d）Ⅲ级中"基于古代文献的专家共识"是指古代医籍记载、历代沿用至今、当代专家意见达成共识者。Ⅳ级中"当代专家共识"是指当代专家调查意见达成共识者。Ⅴ级中的"专家意见"仅指个别专家意见。

A.3　指南工具的评价

AGREE 评测结果：包括临床领域和方法学方面的专家共计 4 位评估员，应用 AGREE 对本指南进行评价。4 位专家对指南总体评价平均分为 5.5 分，全部同意推荐使用该指南。

附录 B
（资料性附录）
改良的 Jadad 评分量表

项目（item）	评分（score）	依据（reasons）
随机序列的产生（random squence production）		
恰当（adequate）	2	计算机产生的随机数字或类似方法
不清楚（unclear）	1	随机试验但未描述随机分配的方法
不恰当（inadequate）	0	采用交替分配的方法如单双号
分配隐藏（allocation concealment）		
恰当（adequate）	2	中心或药房控制分配方案、或用序列编号一致的容器、现场计算机控制、密封不透光的信封或其他使临床医生和受试者无法预知分配序列的方法
不清楚（unclear）	1	只表明使用随机数字表或其他随机分配方案
不恰当（inadequate）	0	交替分配、病例号、星期日数、开放式随机号码表、系列编码信封以及任何不能防止分组的可预测性的措施
盲法（blind method）		
恰当（adequate）	2	采用了完全一致的安慰剂片或类似方法
不清楚（unclear）	1	试验陈述为盲法，但未描述方法
不恰当（inadequate）	0	未采用双盲或盲的方法不恰当，如片剂和注射剂比较
撤出或退出（withdrawal）		
描述了（description）	1	描述了撤出或退出的数目和理由
未描述（undescribed）	0	未描述撤出或退出的数目或理由

注：改良后 Jadad 量表（1~3 分视为低质量，4~7 分视为高质量）

附录 C

（资料性附录）

MINORS 评价条目（适用于非随机对照试验）

序号	条目	提示
1	明确地给出了研究目的	所定义的问题应该是精确的且与可获得文献有关
2	纳入患者的连贯性	所有具有潜在可能性的患者（满足纳入标准）都在研究期间被纳入了（无排除或给出了排除的理由）
3	预期数据的收集	收集了根据研究开始前制订的研究方案中设定的数据
4	终点指标能恰当地反映研究目的	明确地解释用来评价与所定义的问题一致的结局指标的标准。同时，应在意向性治疗分析的基础上对终点指标进行评估
5	终点指标评价的客观性	对客观终点指标的评价采用评价者单盲法，对主观终点指标的评价采用评价者双盲法。否则，应给出未行盲法评价的理由
6	随访时间是否充足	随访时间应足够长，以使得能对终点指标及可能的不良事件进行评估
7	失访率低于5%	应对所有的患者进行随访。否则，失访的比例不能超过反映主要终点指标的患者比例
8	是否估算了样本量	根据预期结局事件的发生率，计算了可检测出不同研究结局的样本量及其95%可信区间；且提供的信息能够从显著统计学差异及估算把握度水平对预期结果与实际结果进行比较
	9~12 条适用于评价有对照组的研究的附加标准	
9	对照组的选择是否恰当	对于诊断性试验，应为诊断的"金标准"；对于治疗干预性试验，应是能从已发表研究中获取的最佳干预措施
10	对照组是否同步	对照组与试验组应该是同期进行的（非历史对照）
11	组间基线是否可比	不同于研究终点，对照组与试验组起点的基线标准应该具有相似性。没有可能导致使结果解释产生偏倚的混杂因素
12	统计分析是否恰当	用于计算可信区间或相对危险度（RR）的统计资料是否与研究类型相匹配

注：评价指标共12条，每一条分为0~2分。前8条针对无对照组的研究，最高分为16分；后4条与前8条一起针对有对照组的研究，最高分共24分。0分表示未报道；1分表示报道了但信息不充分；2分表示报道了且提供了充分的信息

附录 D
（资料性附录）
AMSTAR 评价条目

序号	条目	提 示
1	是否提供了前期设计方案	在系统评价开展以前，应该确定研究问题及纳入排除标准
2	纳入研究的选择和数据提取是否具有可重复性	至少要有两名独立的数据提取员，而且采用合理的不同意见达成一致的方法过程
3	是否实施广泛全面的文献检索	• 至少检索 2 种电子数据库。检索报告必须包括年份以及数据库，如 Central、EMbase 和 MEDLINE。必须说明采用的关键词/主题词，如果可能应提供检索策略 • 应咨询最新信息的目录、综述、教科书、专业注册库，或特定领域的专家，进行额外检索，同时还可检索文献后的参考文献
4	发表情况是否已考虑在纳入标准中如灰色文献	• 应该说明评价者的检索是不受发表类型的限制 • 应该说明评价者是否根据文献的发表情况排除文献，如语言
5	是否提供了纳入和排除的研究文献清单？	应该提供纳入和排除的研究文献清单
6	是否描述纳入研究的特征	原始研究提取的数据应包括受试者、干预措施和结局指标等信息，并以诸如表格的形成进行总结 • 应该报告纳入研究的一系列特征，如年龄、种族、性别、相关社会经济学数据、疾病情况、病程、严重程度等
7	是否评价和报道纳入研究的科学性	应提供预先设计的评价方法，如治疗性研究，评价者是否把随机、双盲、安慰剂对照、分配隐藏作为评价标准，其它类型研究的相关标准条目一样要交代
8	纳入研究的科学性是否恰当地运用在结论的推导上	在分析结果和推导结论中，应考虑方法学的严格性和科学性。在形成推荐意见时，同样需要明确说明
9	合成纳入研究结果的方法是否恰当	对于合成结果，应采用一定的统计检验方法确定纳入研究是可合并的，以及评估它们的异质性（如 Chi-squared test）。如果存在异质性，应采用随机效应模型，和/或考虑合成结果的临床适宜程度，如合并结果是否敏感
10	是否评估了发表偏倚的可能性	发表偏倚评估应含有某一种图表的辅助，如漏斗图、以及其他可行的检测方法和/或统计学检验方法，如 Egger 回归
11	是否说明相关利益冲突	应清楚交待系统评价及纳入研究中潜在的资助来源

参 考 文 献

[1] 中华医学会．临床诊疗指南：眼科学分册 ［M］．北京：人民卫生出版社，2006：267.

[2] 杜元灏，董勤．针灸治疗学 ［M］．北京：人民卫生出版社，2012：304.

[3] 赵堪兴，杨培增．眼科学 ［M］．北京：人民卫生出版社，2013：278.

[4] 贾建平．神经病学 ［M］．北京：人民卫生出版社，2008：36.

[5] 杜元灏，循证针灸治疗学 ［M］．北京：人民卫生出版社，2014：585.

[6] 刘家琦，李凤鸣．实用眼科学 ［M］．2 版．北京：人民卫生出版社，1999：668.

[7] 刘敏，刘迈兰，于美玲，等．针灸治疗麻痹性斜视系统评价 ［J］．辽宁中医药大学学报，2012，14 （6）：18 – 20.

[8] 王海萍，阎文静，刘风林，等．孤立性眼肌麻痹病因分析 （附 2660 例报告） ［J］．临床研究，2003，43 （23）：13 – 15.

[9] 张自茹，杜晨，文欣如．针刺治疗动眼神经麻痹进展 ［J］．针灸临床杂志，2012，28 （6）：89 – 90.

[10] 杨薇，童绎．单侧动眼神经麻痹 75 例病因分析 ［J］．中国中医眼科杂志，2008，18 （4）：221 – 222.

[11] 刘斌，张艳玲．动眼神经麻痹的病因分析和诊断进展 ［J］．局解手术学杂志，2010，19 （3）：240 – 241.

[12] 罗建国．上睑下垂的病因、病理及分类 ［J］．实用美容整形外科杂志，1997，8 （2）：104 – 106.

[13] 韩冰．中医病证诊疗全书 ［M］．天津：天津科学技术出版社，1999：299.

[14] 中华人民共和国中医药行业标准中医内科病证诊断疗效标准 （ZY/T001.1—94） ［S］：70.

[15] 中华人民共和国中医药行业标准《中医内科病证诊断疗效标准》（ZY/T001.1—94） ［S］：95.

[16] 国家中医药管理局．目偏视 （眼肌麻痹） 中医诊疗方案 （试行）：24 个专业 104 个病种中医诊疗方案 （试行）》 ［S］，2012：22 – 28.

[17] 中华人民共和国国家标准《中医临床诊疗术语疾病部分》GB/T16751.1 – 1997.

[18] 谢瑞满，实用神经眼科学 ［M］．北京：科学技术文献出版社，2004：316 – 320.

[19] 尹勇，欧阳应颐，张锡芳．针刺治疗动眼神经麻痹的临床研究 ［J］．上海针灸杂志，2002，21 （5）：27 – 28.

[20] 陈秋欣，邹伟，鞠丹，等．针刺治疗动眼神经麻痹 20 例 ［J］．针灸临床杂志，2014，30 （10）：31 – 33.

[21] 童毅．针药并用治疗麻痹性斜视 60 例临床观察 ［D］．天津：天津中医学院，2004：304 – 305.

[22] 张彬．庞赞襄．辨证治疗麻痹性斜视经验 ［J］．疑难病杂志，2002，1 （1）：45 – 46.

[23] 李冀．方剂学 ［M］．北京：中国中医药出版社，2012：214 – 215.

[24] 王建平，谭清．辨证治疗后天性麻痹性斜视的疗效观察 ［J］，2007 （11）：1027 – 1028.

[25] 张晓．正斜丸治疗后天性麻痹性斜视风痰阻络证临床观察 ［D］．长沙：湖南中医药大学，2009：02.

[26] 张彬，庞荣，贾海波，等．培土健肌汤配合针刺"四穴八针"治疗麻痹性斜视的体会 ［J］．中

国全科医学, 2011, 14 (5C): 1726 – 1727.

[27] 俞大雄, 马睿杰. 近 10 年针灸治疗动眼神经麻痹临床研究进展 [J]. 上海针灸杂志, 2015, 2 (34): 184 – 187.

[28] 王明芳. 中医眼科学 [M]. 北京: 中国中医药出版社, 2004: 673 – 685.

[29] 唐由之, 肖国士. 中医眼科全书: 眼科治法指南 [M]. 北京: 人民卫生出版社, 2011: 86 – 89.

[30] 张淑杰, 李淑荣, 李俊松, 等. 针刺治疗麻痹性斜视疗效观察 [J]. 中国针灸, 2009, 10 (29): 799 – 802.

[31] 左芳, 包尔宁, 楼婷. 动眼神经麻痹循证针灸治疗方案的研究 [J]. 中华中医药杂志 (原中国医药学报), 2008, 23 (5): 376 – 378.

[32] 王玉钰, 曾芳, 李政杰, 等. 睛明及其常见配伍的针刺病谱研究 [J]. 陕西中医, 2014, 35 (8): 1058 – 1061.

[33] 周尚昆, 钟舒阳, 王慧娟, 等. 唐由之研究员治疗风牵偏视的临床经验 [J]. 中国中医眼科杂志, 2014, 20 (2): 94 – 95.

[34] 詹海兰, 蒋再轶, 汤清平, 等. 电针配合康复训练治疗动眼神经麻痹的临床观察 [J]. 湖南中医药大学学报, 2012, 32 (3): 68 – 70.

[35] 罗玉华. 针刺辅助康复训练治疗动眼神经麻痹 32 例 [J]. 长江大学学报, 2014, 11 (33): 84 – 85.

[36] 王成文, 周达岸. 针刺配合康复训练治疗动眼神经麻痹的疗效研究 [J]. 国际眼科杂志, 2014, 14 (6): 1165 – 1167.

[37] 霍永军, 刘金竹. 针刺结合推拿治疗动眼神经损伤 43 例 [J]. 河南中医, 2013, 33 (7): 1140.

[38] 刘亚东. 基于眼三针对动眼神经麻痹时效关系的临床研究 [D]. 黑龙江中医药大学硕士研究生毕业论文, 2013.

[39] 周凌云, 赵婧, 张晓梅, 等. 电针眼外肌穴对动眼神经全麻痹的康复治疗作用 [J]. 哈尔滨医科大学学报, 2007, 41 (3): 263 – 264.

[40] 纪晓杰, 周凌云, 司承庆, 等. 电针治疗动眼神经损伤所致眼球运动障碍疗效观察 [J]. 中国针灸, 2013, 33 (11): 975 – 979.

[41] 周凌云, 张晓梅, 李志坚, 等. 眼部内刺法与药物结合治疗眼运动神经麻痹症疗效观察 [J]. 中国针灸, 2007, 27 (3): 165 – 168.

[42] 秦红霞, 赵军. 头针结合眼周穴治疗动眼神经麻痹的临床研究 [J]. 针灸临床杂志, 2012, 28 (12): 3 – 4.

[43] 李义, 张世忠, 汪元军, 等. 针刺不同穴位治疗动眼神经麻痹性复视临床对比分析 [J]. 遵义医学院学报, 2007, 30 (3): 292 – 294.

[44] 张继庆, 田晓芳. 针刺睛明穴治疗 86 例动眼神经麻痹疗效分析 [J]. 现代康复, 2001, 5 (13): 45.

[45] 刘杰, 龚丹, 张伯儒. 针刺鱼腰、上睛明穴为主治疗动眼神经麻痹 35 例 [J]. 中国针灸, 2015, 35 (2): 184.

［46］董敏．针刺眼部经筋治疗动眼神经麻痹的临床疗效观察［D］．黑龙江中医药大学硕士研究生毕业论文，2012.

［47］盛国斌，董敏．针刺眼部经筋治疗动眼神经麻痹临床疗效观察［J］．中医药信息，2011，28（6）：96 – 97.

［48］贺利，贺锐，马素英．按摩治疗斜视70例，甘肃中医学院学报，1998，15（4）：34 – 36.

［49］GUO Shu-qin，REN Hong，CAO Yan-xia，et al. 3Multicenter randomly controlled trial on acupoint injection therapy with Chinese herbal medicines for oculomotor paralysis. World Journal of Acupuncture-Moxibustion（WJAM），Vol. 23，No. 1，30th Mar. 2013：9 – 14.

［50］任红，陈强，马林．中药穴位注射治疗动眼神经麻痹228例临床观察［J］．中医杂志，2011，52（18）：1558 – 1561.

［51］任红，安丽敏．中药穴位注射治疗动眼神经麻痹的疗效评价及机理探讨研究［J］．按摩与康复医学，2011（1）：58 – 60.

［52］刘永萍，张红武，杨如意，等．丹参穴位注射治疗糖尿病动眼神经麻痹的临床观察［J］，2012（5）：39.

［53］任红．中药穴位注射治疗后天性动眼神经麻痹76例疗效观察［J］．中国中医基础医学杂志，2009（2）：150 – 151.

［54］翟名燕，张霆．复方樟柳碱穴位注射联合高压氧治疗动眼神经损伤疗效分析［J］．中华中医药学刊，2015，33（3）：738 – 739.

［55］温乃元，范志勇，李志彬，等．电针配合穴位注射治疗动眼神经麻痹52例临床观察［J］．广州中医药大学学报，2008，25（3）：213 – 235.

［56］张晓哲．电针加穴位注射治疗大脑后交通动脉瘤性动眼神经麻痹对照观察［J］．2008.（4）：248 – 250.

［57］郑士立．针刺配合弥可保穴位注射治疗动眼神经麻痹23例［J］．浙江中医杂志，2012，47（4）：285.

ICS 11.120
C 05

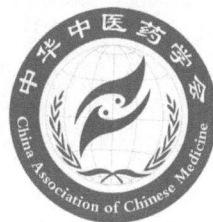

团 体 标 准

T/CACM 1315—2019
代替 ZYYXH/T134—2008

中医内科临床诊疗指南
阿尔茨海默病

Clinical guidelines for diagnosis and treatment of internal diseases in TCM
Alzheimer's disease

2019-01-30 发布

2020-01-01 实施

中华中医药学会 发布

前　言

本指南按照 GB/1.1—2009 给出的规则起草。

本指南代替了中医内科常见病诊疗指南 ZYYXH/T134—2008 中医内科临床诊疗指南·阿尔茨海默病，与 ZYYXH/T134—2008 相比主要的技术变化如下：

——增加了范围（见 1）；

——增加了术语与定义（见 2）；

——删除了西医诊断（见 2008 年版 1.4）；

——增加了西医诊断（见 3）；

——增加了体液检查（见 3.4.1）；

——修改理化检查为辅助检查的内容（见 3.4）；

——增加了基因检测（见 3.4.5）；

——修改了其他生物学指标检测（见 3.4.6）；

——增加了中医诊断（见 4）；

——增加了病名诊断（见 4.1）；

——增加了证候诊断（见 4.1.2）；

——增加了鉴别诊断（见 4.2）；

——增加了临床治疗与推荐建议中治疗原则（见 5）；

——修改了辨证论治证候及方药（见 6）；

——删除了安神补脑液（见 2008 年版 2.1）；

——增加了复方苁蓉益智胶囊（见 6.1）；

——增加了肉苁蓉总苷胶囊（见 6.1）；

——删除了六味地黄丸（见 2008 年版 2.2）；

——增加了银杏叶片、参枝苓口服液（见 6.5）；

——增加了补脾益肾汤（见 6.2）；

——增加了醒脑散（见 6.5）；

——增加了黄连解毒汤及天王补心丹（见 6.4）；

——增加了对症治疗内容（见 6.5）；

——修改了针刺治疗（见 7）；

——增加了西医学治疗（见 8）；

——增加了预防和调护内容（见 9）。

本指南由中华中医学会提出并归口。

本指南主要起草单位：新疆维吾尔自治区中医医院、中国中医科学研究院西苑医院、北京中医药大学附属东方医院、上海中医药大学曙光医院、长春中医药大学附属二院、辽宁中医药大学附属二院、广东省人民政府机关门诊部、广东省中医院、新疆克拉玛依市人民医院、新疆乌鲁木齐市中医院、新疆库尔勒人民医院。

本指南主要起草人：胡晓灵、张允岭、李跃华、赵翠霞、阿布都沙拉木·阿布都热衣木、金香兰、庞辉群、孙莉、苏显红、王健、张瑞萍、张翠松、陈红霞、党晓玲、省格丽、万智。

本指南于 2008 年 7 月首次发布，2019 年 1 月第一次修订。

引　言

　　本指南为国家中医药管理局立项的"2014 年中医药部门公共卫生服务补助资金中医药标准制修订项目"之一，项目负责部门为中华中医药学会，在中医临床诊疗指南制修订专家总指导组和老年病、神经内科专家指导组的指导、监督下实施。修订过程与任何单位、个人无利益关系。

　　本指南主要针对阿尔茨海默病，目前国内的 ZYYXH/T134—2008 中医内科常见病诊疗指南·阿尔茨海默病为中华中医药学会于 2008 年颁布。本指南修订旨在对中医阿尔茨海默病的诊断及治疗做一次梳理，明确阿尔茨海默病的病名诊断、证候诊断、鉴别诊断及治疗规范，提供中医药的诊断和治疗建议，为中医临床提供参考。其主要目的是推荐有循证医学证据的阿尔茨海默病的中医诊断与治疗，规范中医临床诊疗过程。

　　本指南由中华中医药学会组织，在中医临床诊疗指南制修订专家总指导、中医老年病、神经内科专家指导组的指导、监督下实施，文献评价小组确定筛选证据的标准，并通过检索 CNKI 数据库，筛选出符合纳入标准的文献 15 篇，并进行文献质量评价及证据分级，根据证据级别达成专家共识，对有一定质量的文献提出推荐意见，制订出针对阿尔茨海默病的中医临床实践指南。

　　本指南是根据中医对阿尔茨海默病的中医药临床研究成果并结合专家经验制订。针对的患者群体是表现以阿尔茨海默病为主症的患者，提供以中医药为主要内容的诊断、治疗及调护建议。

中医内科临床诊疗指南 阿尔茨海默病

1 范围

本指南提出了阿尔茨海默病诊断、辨证、治疗、预防和调护的建议。

本指南适用于 40 岁以上人群阿尔茨海默病的诊断和防治。

本指南适用于老年病科、脑病科、综合医院中医科等临床医师。

2 术语和定义

下列术语和定义适用于本指南。

2.1

阿尔茨海默病 Alzheimer's disease，AD

阿尔茨海默病[1]又称老年性痴呆，是一种病因不明的中枢神经系统进行性变性疾病。本病起病缓慢隐袭，呈进行性加重，主要表现为获得性认知功能障碍综合征。智能障碍包括记忆、语言、视空间功能不同程度受损，人格异常和认知（概括、计算、判断、综合和解决问题）能力降低，常伴行为和情感异常。患者日常生活、社交和工作能力明显减退，根据临床表现可分为早、中、晚期。本病发病率随年龄增长而增高，男性与女性经年龄校正的患病率相等。通常为散发，约 5% 有家族史，一般总病程为 2 ~ 12 年，多死于感染及衰竭，发病年龄越大存活时间越短，目前对本病尚无确切有效的治疗措施。

本病属于中医学的"痴呆病"［国家标准《中医病症分类及代码》（TCD 编码）：BNX100］范畴，现代中医称之为"老年性痴呆"[2]，多为年老心肝脾肾亏虚，运化精微无力，痰浊瘀血火毒内生，髓减脑消，神明失养，神机失用所致。

3 西医诊断：

3.1 诊断标准[3]

《中国痴呆与认知障碍诊治指南》（2015 年版）中 2014 年国际工作组 AD 诊断标准，即 IWG-2 诊断标准，符合 1，同时具有 2 中的一条以上。

3.1.1 特定的临床表现

存在早期显著的情景记忆损害（孤立存在或伴随其他认知行为改变，提示轻度认知功能障碍或痴呆综合征），具有以下临床特征。

——患者本人主诉或知情者报告的记忆障碍，缓慢起病，逐渐进展，持续 6 个月以上。

——基于对 AD 具有高度特异性的情景记忆检查，如在有效编码前提下的线索提示或再认，证实海马性遗忘综合征的客观证据。

3.1.2 体内阿尔茨海默病理证据

a）脑脊液内 Aβ1-42 降低合并 T-tau 或 P-tau 升高。

b）淀粉样蛋白 PET 示踪剂滞留常增加。

c）携带有 AD 常染色体显性遗传致病突变（PS1、PS2、PS3）。

3.2 病情程度[1]

3.2.1 早期症状（病期 1 ~ 3 年）

a）记忆障碍：以近事记忆力障碍为主。健忘出现于本病早期，是家属或同事发现的第一个症状，出现反复问同样的问题和重复回答，忘记东西放在哪里，难以学习新事物，即使一时记住的事，日后也回忆不起来。

b）其他的认知功能障碍：随着健忘的加重，其他的认知功能障碍也日渐明显。出现时空定向、图形定向障碍，判断力和解决问题的能力下降。语言也出现找词困难，口语词汇减少，命名困难，不能写文章。

c）人格改变：情感淡漠，变得被动，对事物丧失兴趣，闷居家里，有时易激惹，这也可作为最早出现的症状。日常生活能够自理，可以处理自己周围的事情。

d）精神状态：可有妄想等精神症状。

3.2.2 中期症状（病期 2～10 年）

a）远近记忆严重受损：很容易忘记新事物，出现远期记忆障碍，如弄错与亲属的关系，以及与其他人的关系。

b）其他的认知功能障碍逐渐进展：视空间定向障碍，在熟悉的地方也容易迷路。判断力和解决问题的能力明显下降。言语啰嗦，有流畅性失语，抽象词汇概念模糊。计算能力下降或不能计算，理解能力和阅读能力恶化。

c）人格明显改变：给别人添麻烦的行为明显，不稳重和易激惹，昼夜颠倒和睡眠障碍，有攻击性言语或行为，疑心重。生活自理困难，若无人帮助，洗碗和穿衣等简单活动也变得困难。

d）精神状态：烦躁不安，某些患者有妄想等精神症状。

3.2.3 晚期症状（病期 8～12 年）

a）记忆力严重衰退：只残留片断记忆，连亲近的家属也不认识。

b）其他的认知功能障碍：模仿及重复语言，只能反复重复简短的话和词语，仅能理解极其简单的口语，视觉、定向及运动功能障碍。可有失语、失认、失用，肢体强直，瘫痪或癫痫样发作，易跌倒。对外界刺激无反应，大小便失禁，基本的生活均依赖于护理人员。

3.3 神经心理学量表检测

简易精神状态检查（MMSE）、日常生活能力评定量表（ADL）、记忆障碍自评表（AD8）、蒙特利尔认知测验（MoCA）、汉密尔顿焦虑量表、汉密尔顿抑郁量表、临床痴呆评定量表（CDR）、阿尔茨海默病评价量表—认知分表（ADAS-Cog）、神经精神科问卷（NPI）等。

3.4 辅助检查[3]

3.4.1 CT 或 MRI 检查

结构影像 CT 或 MRI：是进行痴呆诊断和鉴别诊断的常规检查，对痴呆疾病随访检查，结构影像有助于判别疾病预后及药物疗效。

3.4.2 血液和尿液检查

对痴呆鉴别诊断需做甲状腺功能、甲状旁腺功能、HIV、梅毒螺旋体抗体、重金属、药物或毒物检测。

3.4.3 其他检查

有条件的医院进行脑脊液检查，对拟诊 AD 患者推荐进行 CSF T-tau、P-tau 和 Aβ1-42 检测，对快速进展的痴呆患者推荐进行 CSF14-3-3 蛋白、自身免疫性脑炎抗体、副肿瘤相关抗体检测；选用 SPECT 和 PET 检查，提高准确率；脑电图对于鉴别不同类型的痴呆有一定帮助；有明确痴呆家族史的痴呆患者应进行基因检测以帮助诊断。

4 中医诊断

4.1 病名诊断[2]

痴呆是髓减脑消，神机失用所导致的一种神智异常疾病，以呆傻愚笨、智能低下善忘等为主要临床表现，属于中医学的"痴呆病"。

4.1.2 证候诊断[1,4]

4.1.2.1 髓海不足证

老年渐呆，智能减退，或仅有遇事多忘，近记忆力减退，头晕耳鸣，齿枯发焦，腰酸腿软，懈惰思卧，步行艰难。舌瘦色淡，苔白，脉沉细弱。

4.1.2.2 脾肾阳虚证

记忆力减退，失认失算，表情呆滞，沉默寡言，口齿含糊，腰膝酸软，倦怠流涎，四肢欠温，纳呆乏力，腹胀便溏。舌淡体胖，苔白或白滑，脉沉细弱。

4.1.2.3 肝肾阴虚证

记忆力，理解力和计算力减退，神情呆滞，反应迟钝，沉默寡言，举动不灵，头晕目眩或耳鸣，或肢麻，腰膝酸软。舌质暗红，或舌体瘦小，苔薄白或少苔，脉沉细弱或沉细弦。

4.1.2.4 阴虚火旺证

健忘，失认，失算，心烦心悸，失眠多梦，潮热盗汗，五心烦热，口渴，颧红，或梦遗，腰痛，耳鸣，尿黄。舌红，少津，脉细数。

4.2 鉴别诊断[3]

本病为西医病名 AD，需与脑血管性痴呆、额颞叶变性、路易体痴呆、帕金森病痴呆、快速进展性痴呆、其他痴呆等病相鉴别。

4.2.1 脑血管性痴呆

血管性痴呆（VaD）最新更新标准包括我国 2011 年、ASA/AHA2011 年、DSM-V2013 年及 VAS-Cog2014 年发布的 VaD 或血管性认知疾病（vascular cognitive disease，VCD）的诊断标准。这些诊断标准基本涵盖了 3 个方面：符合痴呆标准；有脑血管病变的证据；痴呆和脑血管病之间有因果关系。

4.2.2 额颞叶变性

额颞叶变性（forntotemporal Lobar degeneration，FTLD）是一组以进行性精神行为异常、执行功能障碍和语言损害为主要特征的痴呆症候群，其病理特征为选择性的额叶和/或颞叶进行性萎缩。包括进行性非流利性失语、语义性痴呆、行为变异型额颞叶痴呆（bvFTD）。

4.2.3 路易体痴呆

路易体痴呆（dementia with Lewy body，DLB）主要依据 2005 年修订版本的 CLB 临床诊断标准，包括必备特征、核心特征、提示特征、支持特征和不支持特征。快速动眼相（rapid eye movement，REM）、睡眠异常行为（REM sleep behavior disorder RBD）、对神经安定药物反应敏感、PET、SPECT 显示基底神经节多巴胺转运蛋白减少被列为 DLB 临床诊断三大提示征。

4.2.4 帕金森病痴呆

帕金森病（Parkinson's diserse，PD）是仅次于阿尔茨海默病的常见神经变性类疾病，非运动症状常伴出现，认知功能障碍是最常见的非运动症状之一，帕金森病患者晚期进展为痴呆，即帕金森病痴呆（Parkinson's disease dementia，PDD）。

4.2.5 快速进展性痴呆

快速进展性痴呆（rapidly progressive dementia，RPD）是一类进展快速的痴呆综合征，是指痴呆症状出现后，在数周至数月内快速进展。病因主要为非神经变性类疾病，包括感染、自身免疫性、血管性、中毒、代谢性、肿瘤等。神经变性性疾病通常表现为慢性进展病程，极少数也可表现为急性、进展性或波动性病程，常在感染、内环境紊乱等诱因下发生。RPD 病因众多，临床表现复杂，不同的病因可对应截然不同的治疗效果和预后。

4.2.6 其他痴呆

包括特发性正常颅压脑积水、HIV 相关认知功能障碍、亨廷顿病、非典型帕金森症、脑外伤等。

4.2.7 痴呆精神行为症状的鉴别和诊断[1]

精神行为异常可以是痴呆患者的早期症状，也可以是疾病发展过程中的伴随症状。所有类型的痴呆都可以出现精神行为异常，通常称为痴呆的精神行为症状。

临床医师在关注痴呆认知障碍的同时，也应注意对出现的精神行为症状进行诊断和鉴别。不同类型痴呆所伴发的精神行为症状虽有差异，但并无特异性。而且精神行为症状不仅在痴呆患者中较为常见，在老年期的其他精神障碍中也比较常见，如谵妄、老年期抑郁、老年期焦虑障碍、老年期精神分裂症等，这些疾病也常常伴有认知功能损害。故当患者出现认知功能损害和精神行为症状时，仍需对这些常见精神障碍进行鉴别。

5 临床治疗与推荐建议

5.1 治疗原则[5]

AD 是疑难病，以综合治疗为好，总的治疗原则：早期以中药、针药结合为主；中、晚期中西并重；晚期需加强护理。

a）调理脾肾，补脾以益生化之源，补肾以益精充髓，同时以安心神、养心血、化瘀、祛湿、开窍、泻火、定志为大法。本病一般呈潜隐起病，进行性发展或阶梯样下滑，若新病或新近加重，病程较短者，多以虚证为主，重在补虚，治疗后症状改善较快，疗效较好；久病、病程长者，常以虚实夹杂证为主，重在祛痰化瘀，补益肝肾，疗效较差。同时，往往病久患者易出现心肝火旺，精神情志失常的症状，故需结合应用疏肝解郁，滋阴降火的方法。而老年之体气血阴阳渐虚，补益缓图，攻切不可逞一时之快。既忌妄补，也忌妄攻峻通。

b）选择虫类药以搜剔络邪，但务使通不伤正。

c）在药物治疗的同时，移情易性，心理疗法，智力和功能训练、护理亦不可轻视。

6 辨证论治

6.1 髓海不足证

病机：肾精亏虚，脑失所养。

治法：补肾养神，益精填髓。

推荐方药：补肾益髓汤[6]（证据等级：Ⅱ；推荐级别：C）。

药物组成：熟地黄、山萸肉、紫河车、龟板胶、续断、骨碎补、补骨脂、远志、石菖蒲。

推荐中成药1：复方苁蓉益智胶囊[7]，口服，1次4粒，每日3次（证据等级：Ⅱ；推荐级别：C）。

推荐中成药2：肉苁蓉总苷胶囊[8]，1次2粒，1天3次口服（证据等级：Ⅱ；推荐级别：C）。

6.2 脾肾阳虚证

病机：脾肾俱虚，气血衰少。

治法：温补脾肾，生精益智。

推荐方药：补脾益肾汤（《古今名方》）[9]（证据等级：Ⅲ；推荐级别：C）。

药物组成：熟地黄、山茱萸、何首乌、枸杞子、菟丝子、仙灵脾、人参、白术、茯苓、石菖蒲、川芎、当归。

6.3 肝肾阴虚证

病机：肝肾阴虚，神明失养。

治法：补益肝肾，滋阴潜阳。

推荐方药：左归饮（《景岳全书》）[1,10]（证据等级：Ⅲ；推荐级别：D）。

药物组成：熟地黄、枸杞子、山茱萸、山药、牛膝、天麻、钩藤（后下）、赤芍、白芍、郁金。

6.4 阴虚火旺证

病机：心阴亏虚，心神被扰。

治法：滋阴养血，清肝泻火。

推荐方药：黄连解毒汤（《外台秘要》）合天王补心丹（《校注妇人良方》）[11]（证据等级：Ⅱ；推荐级别：C）。

药物组成：酸枣仁、生地黄、人参、丹参、玄参、白茯苓、远志、桔梗、五味子、当归、天冬、麦冬、柏子仁、黄芩、黄柏、黄连、栀子。

6.5 对症治疗

a）年高智减痴呆，加海龙、海马、阿胶（烊化）、鹿角胶（烊化）；痰热便干，加黄芩、瓜蒌、胆南星、大黄（后下）等[5,12]（证据等级：Ⅲ；推荐级别：D）。

b）瘀血重者加姜黄、丹参、红花、桃仁、水蛭、郁金、石菖蒲、远志[5,12]（证据等级：Ⅲ；推荐级别：D），亦可运用血府逐瘀汤（《医林改错》）加减[1,13]（证据等级：Ⅲ；推荐级别：D）。

推荐中成药：银杏叶片[14]，每次2片，一日3次（证据等级：Ⅰ；推荐级别：B）。

c）伴有精神症状：

——心气亏虚，心神失养者，治以益气温阳、化痰安神。推荐中成药参枝苓口服液［党参、桂枝、白芍、甘草（炙）、茯苓、干姜、远志（制）、石菖蒲、龙骨、牡蛎］[15]，每日3次，每次1支（10毫升/支）（证据等级：Ⅰ；推荐级别：B）。

——心肝火旺，扰乱心神者，治以清肝泻火、安神定志。推荐方药黄连解毒汤（黄连、黄芩、黄柏、栀子）[16,17]（证据等级：Ⅰ；推荐级别：B）。

——痰浊闭阻，夹有浊毒，脑窍失灵，治以开通玄府、利水泄浊解毒。推荐方药醒脑散（附子、川芎、泽泻、栀子、白花蛇舌草、蔓荆子、夏枯草、决明子、石菖蒲、远志）[18]（证据等级：Ⅱ；推荐级别：C）。

7 针刺治疗

7.1 针刺处方（证据等级：Ⅲ；推荐级别：D）

常规针刺方法[1]：主穴取百会、四神聪、风池、内关、水沟、太溪、大钟、悬钟、足三里。肝肾阴虚者，加肝俞、三阴交；痰浊阻窍者，加丰隆、中脘；瘀血阻络者，加膈俞、血海、委中。实证针用泻法或平补平泻法，虚证针用补法。

7.2 项七针[19]（证据等级：Ⅲ；推荐级别：D）

取穴：风府及双侧风池、天柱、完骨、百会、四神聪、内关、血海、足三里、太溪。

功效：疏通经络，调整气血，清脑益髓。

操作：所有穴位均局部常规消毒后，取0.30mm×40mm（1.5寸）针灸针。百会穴，针尖向后斜刺0.5~1.0寸（15~25mm），施平补平泻手法使患者头皮有紧涩感或重胀感为度；四神聪穴，针尖向后斜刺0.5~0.8寸（15~20mm），施平补平泻手法，使患者头皮有紧涩感或重胀感为度；风府穴，向下颌方向刺入0.5~1.0寸（15~25mm）；风池穴，向鼻尖方向斜刺0.8~1.2寸（20~30mm）；天柱穴，直刺0.5~0.8寸（15~20mm）；完骨穴，直刺0.5~0.8寸（15~20mm）；内关穴，直刺0.5~1.0寸（15~25mm）；血海穴，直刺1.0~1.5寸（25~40mm）；足三里穴，直刺0.5~1.5寸（15~40mm）；太溪穴，直刺0.5~1.0寸（15~25mm）。以上穴位均在得气的基础上行平补平泻，留针30分钟。隔日1次，共计12周。

7.3 三焦针法[20]（证据等级：Ⅱ；推荐级别：C）

取穴：膻中、中脘、气海、血海（双）、足三里（双）、外关（双）。

功效：益气调血，扶正培元。

操作：选用1.5寸针灸针。膻中穴，针尖向上斜刺0.2~0.5寸，施小幅度高频率捻转补法30秒；中脘穴，直刺1.5寸，施小幅度高频率捻转补法30秒；气海穴，直刺0.8~1.0寸，施小幅度高频率捻转补法30秒；血海穴，直刺1.0~1.5寸，施大幅度低频率捻转泻法30秒；足三里穴，直刺0.5~1.0寸，施小幅度高频率捻转补法30秒；外关穴，直刺0.5~1寸，施平补平泻捻转手法30秒。治疗24周。

7.4 穴位埋线[21]（证据等级：Ⅱ；推荐级别：C）

取穴：神门、丰隆、太溪、足三里。

功效：益肾健脾，化痰降浊，开窍醒神，标本兼治。

操作：常规消毒，1%利多卡因在穴位处分别做局部麻醉，每穴约注射0.3mL，将2－0号铬制羊肠线穿入腰穿针，用一手拇指和食指固定拟进针穴位，另一只手持针刺入穴位，达到所需的深度（太溪直埋1.5cm，丰隆、足三里直埋3cm，神门向上斜埋1cm）。各穴均行提插得气后，边推针芯边退针管，使羊肠线埋入穴位皮下，拔针后用无菌干棉球（签）按压针孔止血。创可贴贴24小时。每月治疗1次。

8 西医学治疗阿尔茨海默病[3]

a）中晚期患者应联合应用一线抗痴呆药物：胆碱酯酶抑制剂（多奈哌齐、卡巴拉汀、加兰他敏、石杉碱甲）和兴奋性氨基酸受体拮抗剂（美金刚）。

b）对AD精神行为症状患者，如抑郁、淡漠、焦虑、烦躁、退缩等应用选择性5-羟色胺（5-HT）重摄取抑制剂药物，对在应用一线治疗及选择性5-羟色胺（5-HT）重摄取抑制剂基础上，仍出现精神症状带来痛苦者，可短期、小剂量应用抗精神病药，效果差者可试用卡马西平，对在此基础上仍有睡眠障碍者可应用非苯二氮卓类睡眠药物或短期应用苯二氮卓类。

c）控制危险因素：包括血压（高/低）、血脂、血糖、脑缺血及营养状态等。

9 预防和调护

9.1 预防[5]（推荐级别：D）

未病先防需注意预防外伤、中毒等，积极治疗各种慢性病；避免不合理使用镇静安眠药、麻醉制剂；为预防机体过早衰老，适当参加劳动，锻炼身体，生活有规律，合理膳食，保持心情舒畅，多参加社会活动，加强心理卫生教育；对于有家族病史者应该及早排查基因学检测，早发现，早防治，对于65岁以上人群应定期筛查。

9.2 调护[22-26]（推荐级别：D）

既病防变，病后防复的调护。

9.2.1 心理疗法

加强心理卫生教育，是对药物治疗的补充。同时，还应当与其家属充分交流，争取家属给予患者更多的谅解、安慰；早期AD患者自知力存在时，注意调节情志，保持心情舒畅，避免情志内伤，应鼓励其参加各种社会活动和日常活动，鼓励患者间相互交流，提高其沟通、社交及语言表达能力，以延缓衰退速度；有条件者和家人、亲属在一起生活，有安全感，缓解其孤独、恐惧感，能延缓病情的进展。

9.2.2 行为疗法

适当参加活动锻炼，如走步、太极拳，手指操、舌头操、头部按摩等，力求延缓痴呆的进程。若患者有视空间功能障碍、行动困难，应为其提供必要的照顾，以防意外的发生。

9.2.3 认知训练

对认知功能有障碍者，尤其在中晚期，在专业的康复人员指导下进行认知功能的训练，可学习一些新的知识和技能，锻炼手工活动能力，时常阅读报纸和期刊，坚持学习和坚持用脑、培养兴趣爱好。

9.2.4 生活指导

耐心训练患者的生活能力，给予充分的照顾，不要全部代替患者，且要防止其自伤、伤人、毁物等意外事故；对于中重度患者外出活动时，应佩戴定位手表或黄袖带，以防走失，保障患者活动安全；对于全部丧失生活能力的患者，要预防躯体疾病的发生。卧床的痴呆患者，注意大小便保持通畅，防止大小便失禁，定时变换体位，翻身拍背，防止各种并发症的发生如褥疮、呼吸系统感染、泌尿系感染的发生；卧床久的患者应每天更换床单被褥。

应当保持病室整洁、舒适，定时通风，室内阳光应充足，同时注意病室安静，以确保患者有足够睡眠时间；条件允许的应安置座便器、防滑地板，外出专人陪护，患者如外出活动无人陪同时需随身携带身份证明或联系方式，做到防跌倒、防走失、防独居。

9.2.5 睡眠障碍护理

因定向力损害，AD患者常混淆白天、夜晚，出现睡眠障碍，导致白天安静嗜睡，晚间躁动；针对此种情况，应保证病室安静，避免各种刺激因素；睡前尽量不观看刺激性节目，不饮用提神饮品，必要时可使用药物帮助睡眠。

9.2.6 药物服用护理

应当注意患者服药情况，尽量做到口服药亲手送服。精神症状严重的患者，服药后应检查其口腔，确保药物已经吞下。对已患病者医护人员应定期评估、随访、调整治疗方案，延缓疾病发展，提高生活质量。

9.3 食疗[27]（证据等级：Ⅲ；推荐级别：D）

合理安排其饮食起居，应加强营养，以蛋白质丰富，低盐、低脂、多纤维素及易消化食物为主。对于吞咽困难或活动不便患者，应减少进食速度，延长进食时间，避免噎呛。严格定时定量饮食，注意饮食卫生。

本类患者虽以肾虚为本，但应注意不可盲目进补，饮食以清淡为宜，主张八分饱，防止过于油腻，影响脾胃功能。选用补品时不可过于温燥，以防伤阴助热，加重病情。中医的药膳食疗方法十分丰富，应注意辨证选择应用，如：肾虚血瘀者，可选用山楂枸杞饮泡水代茶，频频饮服；肝肾亏虚者，可选用桂圆枸杞桑椹汤或山萸肉粥；阴虚津亏者，可选用黄精粥或玉竹粥等养阴生津之品；血虚者，可选用龙眼肉粥；气虚者，选用人参粥、黄芪粥；脾虚明显者，选用长寿粉（芡实、薏苡仁、山药、粳米、人参、茯苓、莲子、核桃、白糖适量）。

附录 A

（资料性附录）

指南质量方法学策略

A.1 临床症状检索策略

以篇名为"阿尔茨海默病""老年痴呆症""老年呆证"为检索词，检索 MEDLINE、CO-CHRANE 图书馆、Clinical Trial、美国国立指挥库（The National Guideline Clearinghouse，NGC）、中国期刊全文数据库（CNKI）、中文科技期刊数据库（维普）、中国生物医学文献数据库（CBM）、中国中医药文献数据库、万方全文数据库、中国优秀博硕士学位论文全文数据库等。手工检索时，主要检索教科书、重要的过期期刊、中药的学术会议论文集以及发布的标准化文件和出版的相关专著等，及现代文献与指南相关的临床研究成果、重点学科建设成果制订的实施方案。检索期限从 2007 年 1 月 1 日到 2016 年 12 月 31 日。检索近十年内，选择中医及中西医结合治疗性文献为评价对象，同时选择检索中医病名以"痴呆、呆症、健忘、善忘"等为检索词的古代经典医籍及本领域或本行业造诣深厚的知名专家如王永炎、颜德馨、朱良春、沈宝藩等中医专家的经验集、医案医话等文献的检索。对来自同一单位，同一时间段的研究和报道以及署名为同一作者的实质内容重复的研究和报道，则选择其中一篇作为目标文章。

根据以上检索策略，项目工作组在文献检索阶段共检索出 324 个现代文献的内容，查阅 700 部古代文献，共检索出 50 部书籍的内容。

A.2 质量评价和证据强度

A.2.1 文献质量评价

对于检索到的每篇临床文献均按以下方法分别做出文献评价。

a）随机临床试验的评价：结合 Cochrane 偏倚风险评价工具评价，选出采用改良 Jadad 量表评分（附录 B）大于等于 1~3 分的文献作为指南的证据。文献总体质量较差，改良 Jadad 量表评分大于 3 分的有 2 篇。

b）非随机临床试验的评价：采用 MINORS 条目评分（附录 C）。评分指标共 12 条，每一条分为 0~2 分，前 8 条针对无对照组的研究，最高分为 16 分；后 4 条一起针对有对照组的研究，最高分共 24 分。0 分表示未报道；1 分表示报道了但信息不充分；2 分表示报道了且提供了充分的信息。选择总分大于等于 13 分的文献作为治疗性建议证据。文献总体质量较差，MINORS 评分大于 13 分的有 0 篇。

非随机临床试验的判定标准：指受试对象以非随机的方式进行了分组或者施以某种干预过程。对于分组方式为交替分组，即以生日、住院日、住院号等的末尾数字为奇数或偶数等情况进行分组的情况，定义为半随机。

c）未检索出队列研究、Meta 分析及病例系列的评价。

A.2.2 证据评价分级

符合前述质量要求的临床研究，可成为指南的证据：大样本的随机对照试验成果成为高等级推荐的证据，小样本的随机对照试验以及非随机对照试验的成果成为次级或低强度推荐的证据（表 A.1）。

表 A.1 文献依据分级及推荐级别

中医文献依据分级	推荐级别
Ⅰ 大样本，随机研究，结果清晰，假阳性或假阴性的错误很低	A 至少有 2 项Ⅰ级研究结果支持
Ⅱ 小样本，随机研究，结果不确定，假阳性和/或假阴性的错误较高	B 仅有 1 项Ⅰ级研究结果支持
Ⅲ 非随机，同期对照研究和基于古代文献的专家共识	C 仅有Ⅱ级研究结果支持
Ⅳ 非随机，同期对照研究和基于古代文献的专家共识	D 至少有 1 项Ⅲ级研究结果支持
Ⅴ 病例报道，非对照研究和专家意见	E 仅有Ⅳ级或Ⅴ级研究结果支持

文献依据分级标准的有关说明：

a）中医临床诊疗指南修订的文献分级方法按 ZYYXH/T 中华人民共和国中医药行业标准《中医临床诊疗指南编制通则》"证据分级及推荐强度参考依据"提出的"中医文献依据分级标准"实施（中华中医药学会编，中国中医药出版社 2015 年 12 月出版，ISBN 9787513228824）。

b）推荐级别（或推荐强度）分为 A、B、C、D、E 五级。强度以 A 级为最高，并依次递减。

c）该标准的"研究课题分级"中，大样本、小样本定义：

大样本：≥100 例的高质量的单篇随机对照试验报道或系统综述报告。

小样本：<100 例的高质量的单篇随机对照试验报道或系统综述报告。

d）Ⅲ级中"基于古代文献的专家共识"是指古代医籍记载、历代沿用至今、当代专家意见达成共识者。Ⅳ级中"当代专家调查意见达成共识者。Ⅴ级中的"专家意见"仅指个别专家意见。

根据以上结果总结出各级别文献数量见表 A.2。

表 A.2 各级别文献数量

Jaded 评分（分）	文献数量（篇）	中医文献依据分级	文献数量（篇）
1	6	Ⅰ	4
2	4	Ⅱ	9
3	1	Ⅲ	2
4	1	Ⅳ	0
		Ⅴ	0

A.3 推荐等级

参照证据分级工作组提出的推荐分级：

a）推荐使用：有充分的证据支持其治疗，应当使用（基于Ⅰ级证据），有以下 4 条。

①参枝苓口服液[15]（证据等级：Ⅰ级，B 级推荐）；

②黄连解毒汤[13]（证据等级：Ⅰ级，B 级推荐）；

③伴有瘀血阻滞者，推荐中成药：银杏叶片[14]（证据等级：Ⅰ级，B 级推荐）；

④调护[25,26]（证据等级：Ⅰ级，B 级推荐）。

有选择性地推荐：有一定的证据支持，但不够充分，在一定条件下可以使用（基于Ⅱ、Ⅲ级证据），有以下 11 条。

①补肾益髓汤[6]（证据等级：Ⅱ级，C 级推荐）；

②复方苁蓉益智胶囊[7]（证据等级：Ⅱ级，C 级推荐）；

③肉苁蓉总苷胶囊[8]（证据等级：Ⅱ级，C 级推荐）；

④补脾益肾汤[9]（证据等级：Ⅱ级，C 级推荐）；

⑤黄连解毒汤联合天王补心丹[11]（证据等级：Ⅱ级，C级推荐）；

⑥黄连解毒汤[17]（证据等级：Ⅱ级，C级推荐）；

⑦醒脑散[18]（证据等级：Ⅱ级，C级推荐）；

⑧项七针[19]（证据等级：Ⅲ级，D级推荐）；

⑨三焦针法[20]（证据等级：Ⅲ级，C级推荐）；

⑩穴位埋线[21]（证据等级：Ⅱ级，C级推荐）；

⑪调护[22]（证据等级：Ⅱ级，C级推荐）。

A.4 指南工具的评价

AGREE评测结果：包括临床领域和方法学方面的专家共计4位评估员，运用AGREE对本指南进行评价。4位专家对指南总体评价平均分为5.5分，并愿意推荐使用该指南。

附录 B
（资料性附录）
改良的 Jadad 评分量表

项目（item）	评分（score）	依据（reasons）
随机序列的产生（random squence production）		
恰当（adequate）	2	计算机产生的随机数字或类似方法
不清楚（unclear）	1	随机试验但未描述随机分配的方法
不恰当（inadequate）	0	采用交替分配的方法如单双号
分配隐藏（allocation concealment）		
恰当（adequate）	2	中心或药房控制分配方案、或用序列编号一致的容器、现场计算机控制、密封不透光的信封或其他使临床医生和受试者无法预知分配序列的方法
不清楚（unclear）	1	只表明使用随机数字表或其他随机分配方案
不恰当（inadequate）	0	交替分配、病例号、星期日数、开放式随机号码表、系列编码信封以及任何不能防止分组的可预测性的措施
盲法（blind method）		
恰当（adequate）	2	采用了完全一致的安慰剂片或类似方法
不清楚（unclear）	1	试验陈述为盲法，但未描述方法
不恰当（inadequate）	0	未采用双盲或盲的方法不恰当，如片剂和注射剂比较
撤出或退出（withdrawal）		
描述了（description）	1	描述了撤出或退出的数目和理由
未描述（undescribed）	0	未描述撤出或退出的数目或理由

注：改良后 Jadad 量表（1～3 分视为低质量，4～7 分视为高质量）

附录 C
（资料性附录）
MINORS 评价条目（适用于非随机对照试验）

序号	条目	提示
1	明确地给出了研究目的	所定义的问题应该是精确的且与可获得文献有关
2	纳入患者的连贯性	所有具有潜在可能性的患者（满足纳入标准）都在研究期间被纳入了（无排除或给出了排除的理由）
3	预期数据的收集	收集了根据研究开始前制订的研究方案中设定的数据
4	终点指标能恰当地反映研究目的	明确地解释用来评价与所定义的问题一致的结局指标的标准。同时，应在意向性治疗分析的基础上对终点指标进行评估
5	终点指标评价的客观性	对客观终点指标的评价采用评价者单盲法，对主观终点指标的评价采用评价者双盲法。否则，应给出未行盲法评价的理由
6	随访时间是否充足	随访时间应足够长，以使得能对终点指标及可能的不良事件进行评估
7	失访率低于 5%	应对所有的患者进行随访。否则，失访的比例不能超过反映主要终点指标的患者比例
8	是否估算了样本量	根据预期结局事件的发生率，计算了可检测出不同研究结局的样本量及其 95% 可信区间；且提供的信息能够从显著统计学差异及估算把握度水平对预期结果与实际结果进行比较
	9～12 条适用于评价有对照组的研究的附加标准	
9	对照组的选择是否恰当	对于诊断性试验，应为诊断的"金标准"；对于治疗干预性试验，应是能从已发表研究中获取的最佳干预措施
10	对照组是否同步	对照组与试验组应该是同期进行的（非历史对照）
11	组间基线是否可比	不同于研究终点，对照组与试验组起点的基线标准应该具有相似性。没有可能导致使结果解释产生偏倚的混杂因素
12	统计分析是否恰当	用于计算可信区间或相对危险度（RR）的统计资料是否与研究类型相匹配

注：评价指标共 12 条，每一条分为 0～2 分。前 8 条针对无对照组的研究，最高分为 16 分；后 4 条与前 8 条一起针对有对照组的研究，最高分共 24 分。0 分表示未报道；1 分表示报道了但信息不充分；2 分表示报道了且提供了充分的信息

参 考 文 献

[1] 中华中医药学会. ZYYXH/T50~135—2008 中医内科常见病诊疗指南西医疾病部分 [M]. 北京：中国中医药出版社，2008.

[2] 国家中医药管理局. 国家标准《中医病症分类及代码》[M]. 北京：中国标准出版社，2004.10

[3] 贾建平. 中国痴呆与认知功能障碍诊治指南（2015年版）[M]. 北京：人民卫生出版社，2015.

[4] 国家技术监督局.：GB/T16751.2—1997 中医临床诊疗术语证候部分 [M]. 北京：人民卫生出版社，1997.

[5] 周仲英. 中医内科学 [M]. 北京：中国中医药出版社，2012.

[6] 韩素静，顾耘，黄凯，等. 补肾益髓法治疗肾虚髓亏型老年性痴呆的临床研究 [J]. 中西医结合心脑血管病杂志，2016，14（5）：547-548.（证据等级：Ⅱ级；MINORS 条目评价：2分）

[7] 王水洪. 复方苁蓉益智胶囊治疗阿尔茨海默病34例临床观察 [J]. 浙江中医杂志，2015，50（5）：386-387.（证据等级：Ⅱ级；Jadad 量表评分：2分）

[8] 王恩，黄勤，黄米武，等. 肉苁蓉总苷对阿尔茨海默病疗效观察 [J]. 浙江中西医结合杂志，2011，21（10）：699-701.（证据等级：Ⅱ级；Jadad 量表评分：3分）

[9] 李虹. 补脾益肾汤治疗阿尔茨海默病35例 [J]. 中国实验方剂学杂志，2015，21（5）：193-196.（证据等级：Ⅱ级；Jadad 量表评分：2分）

[10] 张景岳. 景岳全书 [M]. 北京：中国医药科技出版社，2011.

[11] 刘娜. 黄连解毒汤联合天王补心丹治疗心肝阴虚型老年性痴呆疗效观察 [J]. 现代中西医结合杂志，2016，25（3）：1271-1273.（证据等级：Ⅱ级；Jadad 量表评分：2分）

[12] 王永炎，李明富，戴锡孟. 中医内科学 [M]. 上海：上海科学技术出版社，1997.

[13] 王清任. 医林改错 [M]. 北京：人民军医出版社，2005.

[14] 赵明星，董振华，余忠海，等. 银杏叶片G改善轻度认知障碍患者情节记忆功能的随机对照研究明 [J]. 中西医结合学报，2012，10（6）：630-634.（证据等级：Ⅰ级；Jadad 量表评分：2分）

[15] 李毛，王恒，宋玉，等. 参枝苓口服液对阿尔茨海默病患者精神行为症状的影响 [J]. 上海中医药大学学报，2014.28（6）：20-25.（证据等级：Ⅰ级；Jadad 量表评分：4分）

[16] 陈国华，单萍，邱昕. 黄连解毒汤治疗老年性痴呆（心肝火旺型）临床研究 [J]. 中国中医急症，2007，16（4）：386-387.（证据等级：Ⅰ级；Jadad 量表评分：1分）

[17] 陈亚丽. 黄连解毒汤治疗老年性痴呆的临床疗效分析 [J]. 临床研究，2017，25（3）：27-28.（证据等级：Ⅱ级；Jadad 量表评分：1分）

[18] 常富业，张允岭. 中医药醒脑散治疗老年性痴呆的临床研究 [J]. 天津中医药，2008，25（2）：368-369.（证据等级：Ⅱ级；Jadad 量表评分：1分）

[19] 韩乐鹏，杨佃会. 项七针为主治疗阿尔茨海默病20例临床观察 [D]. 济南：山东中医药大学，2011.（证据等级：Ⅲ级；MINORS 条目评价：8分）

[20] 胡起超，孙兆元. 益气调血、扶本培元针法治疗老年性痴呆40例 [J]. 陕西中医，2010，31（3）：343-344.（证据等级：Ⅲ级；Jadad 量表评分：1分）

[21] 周友龙，贾建平．穴位埋线治疗阿尔茨海默病临床观察［J］．中国针灸，2008，28（1）：37 -
40.（证据等级：Ⅱ级；Jadad 量表评分：1 分）

[22] 邹家莉，徐欢．中医康复护理对老年痴呆患者生活自理能力和精神状况影响的临床观察［J］．
贵阳中医学院学报，2015，37（5）：70 - 71.（证据等级：Ⅱ级；Jadad 量表评分：1 分）

[23] 王永炎，张天，李迪臣，等．临床中医内科学［M］．北京：北京出版社，1994.

[24] 王永炎，田金洲．阿尔茨海默病的诊断与治疗［M］北京：人民卫生出版社，2009.

[25] 崔进巧．老年痴呆症 126 例患者的临床护理分析［J］．中外医学研究，2012，10（9）：88 - 89.
（证据等级：Ⅰ级；Jadad 量表评分：1 分）

[26] 陈川．守护大脑，远离老年痴呆［M］．上海：上海科学技术出版社，2016.

[27] 高颖．阿尔茨海默病的中医治疗及食疗［J］，中国全科医学，2001，4（12）：943 - 944.